21世纪复旦大学研究生教学用书

遗传医学进展

■ 主　编　左　伋　刘晓宇
　　编　委（以姓氏笔画为序）
　　　　　左　伋（复旦大学基础医学院）
　　　　　刘　雯（复旦大学基础医学院）
　　　　　刘晓宇（复旦大学上海医学院）
　　　　　杨　玲（复旦大学基础医学院）
　　　　　杨宇杰（复旦大学基础医学院）
　　　　　杨保胜（河南省新乡医学院）
　　　　　宋晓冬（山东省滨州医学院）
　　　　　陈　莉（复旦大学基础医学院）
　　　　　陈　辉（郑州大学基础医学院）
　　　　　郭　锋（复旦大学基础医学院）
　　　　　郭玮玮（中国科学院上海生命科学研究院）
　　　　　程晓丽（郑州大学基础医学院）

 复旦大学 出版社
www.fudanpress.com.cn

内容提要

随着人类基因组计划的完成，掀开了生命科学和医学研究新的一页，从基础到临床的转化医学正在迅速成长。人类遗传学和医学遗传学正不断转化成临床医学的重要组成部分，遗传医学（或临床遗传学）也正逐步发展到临床独立科室或临床科室的一部分。

本书以专题的形式从理论、技术到临床应用等多个方面阐述了遗传医学领域的新进展。在基础理论方面，介绍了遗传医学的基本概念、基因组学、蛋白质组学、药物基因组学的来龙去脉，以及非编码RNA理论、表观遗传学理论等；在实践方面，重点介绍了基因组学、蛋白质组学技术、生物芯片技术与应用、非编码RNA技术与应用、多态性研究方法等；在应用方面，侧重介绍了肿瘤遗传学进展、出生缺陷研究进展、线粒体医学研究进展、疾病遗传学诊断与治疗进展。可供有兴趣的相关专业本科生、研究生和临床医生参考阅读。

编辑出版说明

　　21世纪,随着科学技术的突飞猛进和知识经济的迅速发展,世界将发生深刻变化,国际间的竞争日趋激烈,高层次人才的教育正面临空前的发展机遇与巨大挑战。

　　研究生教育是教育结构中高层次的教育,肩负着为国家现代化建设培养高素质、高层次创造性人才的重任,是我国增强综合国力、增强国际竞争力的重要支撑。为了提高研究生的培养质量和研究生教学的整体水平,必须加强研究生的教材建设,更新教学内容,把创新能力和创新精神的培养放到突出位置上,必须建立适应新的教学和科研要求的有复旦特色的研究生教学用书。

　　"21世纪复旦大学研究生教学用书"正是为适应这一新形势而编辑出版的。"21世纪复旦大学研究生教学用书"分文科、理科和医科三大类,主要出版硕士研究生学位基础课和学位专业课的教材,同时酌情出版一些使用面广、质量较高的选修课及博士研究生学位基础课教材。这些教材除可作为相关学科的研究生教学用书外,还可以供有关学者和人员参考。

　　收入"21世纪复旦大学研究生教学用书"的教材,大都是作者在编写成讲义后,经过多年教学实践、反复修改后才定稿的。这些作者大都治学严谨,教学实践经验丰富,教学效果也比较显著。由于我们对编辑工作尚缺乏经验,不足之处,敬请读者指正,以便我们在将来再版时加以更正和提高。

复旦大学研究生院

Preface

前　言

　　随着生命科学的不断发展,从基础到临床的转化医学正在迅速成长。人类遗传学和医学遗传学正不断成为转化临床医学的重要组成部分,遗传医学(或临床遗传学)也正逐步发展成为临床独立科室或临床科室的一部分。很多临床学科的研究工作与遗传医学密切相关,因此,不少从事这一研究的研究生希望对这一领域有更深入的了解。复旦大学基础医学院从 2000 年前后为研究生开设了"遗传医学进展"这一课程,讲课内容动态地结合遗传学的发展,受到了许多研究生的欢迎,但由于各种原因,一直没有特定的教材或教学用书。2012 年,复旦大学研究生院和复旦大学出版社选择了一批研究生课程,资助出版相应的研究生教学用书,《遗传医学进展》就是其中的一本。

　　为了做好教学用书的编写工作,我们邀请了郑州大学基础医学院、河南省新乡医学院、山东省滨州医学院、中国科学院上海生命科学研究院等部分从事研究生遗传学教学的教授、专家,结合遗传医学学科发展特点,以及我国本科生和研究生"医学遗传学"课程的现状,确定了编写的基本原则,并在编写过程中贯彻了这些原则,如研究生的教学以专题为主的原则;兼顾我国本科教育中医学遗传学教学尚不平衡,所以还需要一些基本内容介绍的原则;兼顾理论教学和实验教学的原则等。

　　由于人类遗传、医学遗传学、遗传医学等正处于飞速发展的时期,因此所编写的内容一定有其局限性,希望本书能起到引导教学的作用。

左　伋

于复旦大学基础医学院

2014 年 2 月

Contents

目　录

第一章　遗传医学绪论 ……………… 1

一、遗传医学及其研究和应用领域 …… 1

二、遗传医学发展简史 ……………… 3

三、遗传医学在现代医学发展中
的意义 …………………… 8

四、遗传医学和 Internet 网 ……… 9

第二章　基因组学 …………………… 12

一、概述 …………………………… 12

二、人类基因组计划 ……………… 17

三、后基因组时代的研究 ………… 19

第三章　表观遗传学 ………………… 23

第一节　表观遗传学概述 …………… 23

一、表观遗传现象及概念 ………… 23

二、表观遗传学的研究内容 ……… 24

第二节　表观遗传变异的分子机制 … 24

一、DNA 甲基化 ………………… 24

二、组蛋白修饰 …………………… 26

三、染色质重塑 …………………… 28

四、遗传印记 ……………………… 29

五、X 染色体失活 ………………… 30

六、非编码 RNA …………………… 31

七、RNA 编辑 …………………… 31

第三节　表观遗传疾病 ……………… 32

一、DNA 甲基化与疾病 …………… 32

二、组蛋白修饰、染色质重塑
与疾病 …………………… 33

三、遗传印记与疾病 ……………… 35

四、染色质失活与疾病 …………… 37

五、非编码 RNA 与疾病 ………… 37

第四节　表观遗传疾病的诊断技术与
治疗 ……………………… 38

一、表观遗传与疾病的诊断技术 … 38

二、表观遗传与疾病治疗 ………… 40

第四章　肿瘤遗传学研究进展 ……… 44

第一节　肿瘤与遗传 ………………… 44

一、常染色体显性遗传性肿瘤 …… 45

二、常染色体隐性遗传性肿瘤 …… 48

第二节　肿瘤相关基因 ……………… 51

一、癌基因的发现 ………………… 51

二、原癌基因的激活 ……………… 52

三、原癌基因的分类及功能 ……… 55

四、肿瘤抑制基因 ………………… 56

第三节　肿瘤的发生、预防及诊断治疗 … 59

一、致瘤因素 ……………………… 59

二、肿瘤的预防及治疗 …………… 61

第五章　出生缺陷研究进展 ………… 64

第一节　出生缺陷的发病率 ………… 64

一、先天畸形和围产期死亡率 …… 64

二、新生儿发病率 ………………… 64

三、儿童死亡率 …………………… 65

第二节　出生缺陷的分类与临床诊断 … 66

一、出生缺陷的定义和分类 ……… 66

二、出生缺陷的诊断 ……………… 67

第三节　出生缺陷的遗传基础 ……… 68

一、染色体畸变 …………………… 68

二、单基因缺陷 …………………… 68

三、多基因遗传 …………………… 70

第四节　出生缺陷的病理生理学 …… 73

一、出生缺陷的发生因素 …………… 73
二、影响致畸发生的因素 …………… 77
三、发育异常的机制 ……………… 78

第六章　药物基因组学及个体化治疗 ……… 80
第一节　药物基因组学概述 …………… 80
一、药物基因组学概念 …………… 80
二、单核苷酸多态性与国际人类基因
组单体型图计划 ……………… 81
三、药物基因组学的研究方法 ……… 82
第二节　药物基因组学与临床个体化
医疗实践 ……………… 82
一、遗传变异与药物应答 ………… 82
二、基因分型指导临床用药 ……… 85
第三节　药物基因组学与新药研发 …… 90
一、新药研发面临的挑战 ………… 90
二、药物基因组学与药物研发
新模式 ……………… 90

第七章　遗传多态性及其与疾病的关系 … 95
第一节　遗传多态性概述 …………… 95
一、DNA 限制性位点多态性 ……… 95
二、DNA 重复序列的多态性 ……… 96
三、单核苷酸多态性 ……………… 96
第二节　单核苷酸多态性 …………… 97
一、SNP 的形成及生物学效应 …… 97
二、SNP 的检测与分析 …………… 98
三、SNP 与疾病的关系 …………… 99
第三节　拷贝数变异 ……………… 100
第四节　遗传多态性在疾病中的研究与
分析方法 ……………… 103
第五节　遗传多态性在全基因组和疾病
研究中的应用 …………… 105
一、人类基因组计划 …………… 105
二、国际人类基因组单体型图计划
……………… 107
三、全基因组关联分析（GWAS） … 108
四、下一代测序\重测序（resequencing）
与千人基因组计划 ………… 109
五、人类基因组 DNA 原件百科全书
计划 ……………… 112

第六节　常见疾病常见变异假说和常见
疾病罕见变异假说 ………… 113
第七节　调控遗传变异和等位基因表达
不平衡 ……………… 115

**第八章　线粒体、线粒体遗传与线粒体
疾病** ……………… 119
第一节　线粒体的形态 …………… 119
一、线粒体的结构 ……………… 119
二、线粒体的数目与组织分布 …… 120
第二节　线粒体遗传 ……………… 120
一、人类线粒体基因组 ………… 121
二、线粒体基因的突变 ………… 123
三、线粒体疾病的遗传特点 …… 124
第三节　线粒体疾病 ……………… 126
一、疾病过程中的线粒体变化 …… 127
二、主要的线粒体疾病 ………… 127
三、线粒体疾病的诊断 ………… 132
四、线粒体疾病的实验模型 …… 133
五、线粒体疾病的治疗 ………… 133
第四节　线粒体自噬 ……………… 134
一、酵母细胞内的线粒体自噬 …… 135
二、哺乳动物细胞内的线粒体自噬
……………… 135

第九章　非编码 RNA ……………… 138
第一节　小干扰 RNA ……………… 139
一、RNAi 的历史 ……………… 139
二、RNAi 的机制和 siRNA ……… 139
三、siRNA 及 RNAi 的应用 ……… 140
第二节　MicroRNA ……………… 143
一、MicroRNA 的发现 ………… 143
二、MicroRNA 的基因结构 …… 143
三、MicroRNA 的形成 ………… 144
四、MicroRNA 的作用机制 …… 145
五、miRNA 异构体 …………… 146
六、miRNA 与 siRNA 的异同点 … 147
七、MicroRNA 与疾病 ………… 147
八、展望 ……………… 149
第三节　长链非编码 RNA ………… 149
一、lncRNA 的来源 …………… 150

二、lncRNA 的功能 ……… 150

三、lncRNA 与疾病 ……… 152

四、展望 ……… 154

第十章　生物芯片技术及其应用 ……… **155**

第一节　生物芯片技术及其发展简介 ……… 155

一、生物芯片技术简介 ……… 155

二、生物芯片技术的发展概况 ……… 156

三、生物芯片的分类 ……… 157

第二节　生物芯片的操作流程及其分析

……… 159

一、待测样品制备 ……… 159

二、杂交 ……… 160

三、图像的采集和分析 ……… 160

四、微阵列数据分析 ……… 161

第三节　生物芯片在遗传病中的应用 ……… 162

一、遗传病基因芯片阵列的设计 ……… 162

二、目前检测遗传病的主要芯片

种类 ……… 163

三、遗传病基因芯片的应用 ……… 165

第四节　生物芯片技术在基因组功能

研究中的应用 ……… 167

一、基因表达分析 ……… 167

二、寻找和发现新基因 ……… 169

三、DNA 序列测定与序列间比较 … 169

四、突变体和多态性的检测 ……… 170

第五节　生物芯片的未来与展望 ……… 171

第十一章　细胞蛋白质组学技术及其应用

……… **173**

第一节　蛋白质研究的简要历史 ……… 174

第二节　蛋白质组学的研究内容与前沿

研究方向 ……… 175

一、蛋白质鉴定 ……… 175

二、翻译后修饰 ……… 175

三、蛋白质功能确定 ……… 175

四、寻找药物的靶分子 ……… 175

五、蛋白质组学的前沿研究方向 ……… 175

第三节　蛋白质组研究系统构成 ……… 175

第四节　蛋白质组研究技术与方法 ……… 176

一、蛋白质组研究中的样品制备 ……… 176

二、蛋白质组研究中的样品分离

和分析 ……… 177

三、蛋白质组研究的新技术 ……… 177

第五节　人类疾病的蛋白质组研究 ……… 183

一、肿瘤的蛋白质组研究 ……… 183

二、扩张型心肌病 ……… 184

三、其他 ……… 184

四、致病微生物的蛋白质组研究 ……… 184

第六节　蛋白质组学发展趋势 ……… 185

第十二章　基因诊断 ……… **187**

第一节　基因诊断的基本类型 ……… 187

一、临症基因诊断 ……… 187

二、症状前基因诊断 ……… 187

三、产前基因诊断 ……… 188

四、胚胎植入前遗传学诊断 ……… 188

第二节　基因诊断的基本技术 ……… 188

一、核酸分子杂交 ……… 189

二、限制性片段长度多态性 ……… 190

三、聚合酶链反应 ……… 190

四、DNA 测序(DNA sequencing)

……… 194

五、DHPLC ……… 194

六、MLPA 与 MLPA 一微阵列

芯片技术 ……… 195

七、高分辨率熔解曲线 ……… 196

八、基因芯片 ……… 196

九、应用全基因组关联分析(GWAS)

定位及诊断多基因遗传病易感

基因 ……… 197

第三节　基因诊断的常用策略 ……… 197

一、直接基因诊断 ……… 197

二、间接基因诊断 ……… 198

第四节　基因诊断技术的应用 ……… 200

一、基因诊断在遗传病检测中

的应用 ……… 200

二、基因诊断在感染性疾病检测中

的应用 ……… 200

三、基因诊断在肿瘤检测中的应用

……… 201

第五节　基因诊断过程中涉及的伦理学
　　　……………………………… 201
第六节　基因诊断面临的问题和展望…… 202

第十三章　基因治疗………………… **203**
第一节　基因治疗简史……………… 203
第二节　基因治疗分类……………… 204
　　一、体细胞基因治疗 …………… 204
　　二、生殖细胞基因治疗………… 205
第三节　基因治疗原理 ……………… 205
第四节　基因治疗策略……………… 206
　　一、基因置换 …………………… 206
　　二、基因增补 …………………… 206
　　三、基因矫正 …………………… 206
　　四、基因抑制 …………………… 206

　　五、自杀基因的应用 …………… 207
　　六、免疫基因治疗 ……………… 208
　　七、耐药基因治疗 ……………… 208
第五节　治疗基因的载体和载体投递
　　　系统 ………………………… 208
　　一、基因转移的病毒载体 ……… 208
　　二、基因转移的非病毒载体 …… 209
　　三、载体投递系统 ……………… 210
第六节　基因治疗靶细胞选择策略 …… 211
第七节　基因治疗的应用 …………… 212
　　一、单基因遗传性疾病的治疗 … 212
　　二、多基因遗传病的治疗 ……… 213
　　三、体细胞遗传病的治疗 ……… 213
　　四、线粒体遗传病的治疗 ……… 214
第八节　基因治疗研究的现状与未来…… 214

第一章

遗传医学绪论

在传统的观念上,把遗传因素作为唯一或主要病因的疾病称为遗传病(genetic disorder)。相应地,医学遗传学就是用人类遗传学(human genetics)的理论和方法来研究这些"遗传病"从亲代传递至子代的特点和规律、起源和发生、病理机制、病变过程及其与临床关系(包括诊断、治疗和预防)的一门综合性学科。有的学者将侧重于遗传病的预防、诊断和治疗等内容划归临床遗传学(clinical genetics)或遗传医学(genetic medicine)的范畴,而医学遗传学则侧重于遗传病的病因学、病理生理学的研究。所以,从一定角度上说,遗传医学是临床医学的一个分支,侧重于从综合的角度比较全面地探讨和分析内在(遗传)因素与外在(环境)因素在疾病发生、发展和转归过程中的作用,探讨疾病的诊断、治疗和预防。

一、遗传医学及其研究和应用领域

(一)遗传医学与传统医学

遗传医学是随着分子生物学理论和技术的飞速发展及向医学研究和应用领域的广泛渗透而发展的。现代遗传医学是从蛋白质及蛋白质组、基因及基因组的水平研究疾病发生、发展规律,以达到对疾病早期诊断和治疗的目的,通常涉及"遗传性疾病"及"遗传相关性疾病"的分子机制、分子诊断和分子治疗等领域。

现代遗传医学事实上已进入分子医学(molecular medicine)时代,以至于分子医学有时成了遗传医学的代名词。分子医学是涵盖医学分子生物学基础理论、医学分子生物学常用实验技术及其在医学研究中的应用等的综合性学科。遗传医学(分子医学)与传统医学最根本的区别在于前者可在基因和基因组水平上对疾病进行操作,所以分子医学技术已成为推动遗传医学(分子医学)发展的重要工具。遗传医学(分子医学)的发展将逐渐改变目前以经验医学为主导的局面,分子医学技术将成为医学工作者必须掌握的基本技能,使基础研究和临床应用更紧密地相互联系,使科研成果更快速地向临床转化,使实验医学和经验医学有机地融合起来,这将是未来医学发展的方向。

遗传医学(分子医学)的诞生从根本上改变了传统技术对疾病诊断和治疗的方法。遗传医学(分子医学)在临床上的重点是提高对疾病诊断的特异性,达到治疗个性化。随着人们对基因组和蛋白质组研究的不断深入,遗传医学(分子医学)已经进入一个崭新的历史阶段,并对疾病的诊断和治疗发挥着重要的作用。

(二)遗传医学的研究与应用领域

现代遗传医学是在分子水平上研究人类疾病的发生、发展、诊断和治疗,从本质上掌握疾病的规律及其根本性的防治策略。现代遗传医学是联系基础科学、临床医学和人群相关科学的桥梁。遗传医学的发展将引导人类攻克当今一些致命性疾病的诊断、预防、干预与治疗难题。

1. 疾病的分子机制 分子生物学迅猛发展及向医学广泛渗透首先是在基础研究方面,搞清了一些调节细胞行为的分子系统,如细胞信号传导的分子基础,一些重要的酶和蛋白质分子的结构、功能及其编码的基因,癌蛋白、抑癌蛋白及其基因,细胞信息分子如细胞因子和神经肽等。这些知识的积累使人们对疾病发生的分子机制有了更深入的了解。

2. 疾病的基因诊断　分子水平的基因诊断主要可分为3类:① 单基因疾病的诊断:一般可进行产前诊断或在临床症状出现之前作出诊断,不依赖临床表型;②有遗传倾向的复杂疾病(多基因病)易感基因的筛查,如高血压、冠心病、肥胖和有些肿瘤等;③传染病的基因诊断:一些外源性病原体,如病毒、细菌和寄生虫等引起的传染病,用聚合酶链反应(PCR)等分子生物学的技术在感染的早期即可用少量标本(有时只需一个细胞)便可迅速准确地确定病原体的存在。目前已可对几十种传染病进行基因诊断。

从广义上讲,大多数疾病都可以从遗传物质的变化中寻找出原因。而从技术上看,只要找到了与疾病相关的基因,基因诊断便立即可以实现。已经完成的"人类基因组计划"和正在实施的后基因组计划,将大大加快疾病相关基因的发现与克隆。可以预料,21世纪基因诊断将成为疾病诊断的常规方法。

3. 疾病的基因治疗　基因治疗包括体细胞基因治疗和生殖细胞基因治疗。生殖细胞的基因治疗以校正生殖细胞中的缺陷基因为目标,因而是一种更彻底的基因治疗。生殖细胞的基因治疗在基础理论、技术水平,以及社会公众的接受程度上尚不成熟,在近期内还没有进入临床治疗的可能。体细胞基因治疗主要是对病变细胞进行基因修饰或替代,因此一般不会影响后代的遗传性状。经过20多年在社会伦理学方面的讨论和技术上的不断改进后,目前已开始在临床实施。从理论上讲,最适合基因治疗的是单基因缺陷的遗传病。从目前的实践看,实施基因治疗的最多的是肿瘤患者。主要原因是肿瘤基因治疗的目的比较单纯,只要消灭靶细胞(肿瘤),因此不一定需要外源基因的持续表达。此外,肿瘤患者较多,也易于接受基因治疗。目前用于肿瘤基因治疗的基因种类很多,主要有:细胞因子和造血因子的基因、耐药基因、抑癌基因、黏附分子的基因、组织相容性抗原的基因、脱氧胸苷激酶(TK)基因和抗肿瘤抗体的基因、反义RNA等。这些基因导入肿瘤细胞后都不同程度地降低了成瘤性,增强了免疫原性,在实验动物研究中取得了一定的成功,但从临床治疗效果看,肿瘤基因治疗尚未见有令人印象深刻的成功报道。除遗传病和肿瘤外,艾滋病和心血管系统疾病也都是基因治疗可供选择的疾病。随着基础研究的进展和技术的进步,可供基因治疗的疾病范围将进一步扩大,基因治疗的重要性也将日显突出。

基因治疗得以实现,除了在基础理论研究方面的进展以外,在技术上主要得力于基因克隆技术的发展,使确定和分离与疾病相关的基因成为可能,基因载体系统的完善,尤其是反转录病毒载体系统的建立,使基因转移的效率大大提高。

4. 疾病的基因预防　1990年,沃尔夫(Woff)等发现,将带有外源基因的质粒直接注射到小鼠的肌肉中,可使这种"裸露的DNA"直接进入肌细胞,并表达相应的蛋白质。随后的研究进一步发现,将带有甲型流感病毒核蛋白编码基因的质粒注射到小鼠肌肉内,可使小鼠能经受致死剂量的甲型流感病毒的攻击。这种裸露的DNA通过滴鼻和肠道也可以进入细胞,并获得成功的保护性免疫。这种具有疫苗作用的裸露DNA称为"基因疫苗(gene vaccine)"。由于传统疫苗的制备是一个耗资费时的复杂过程,基因疫苗显然可以大大地简化这种制作过程,具有很大的社会效益和经济效益。科学家们认为,基因疫苗的出现"极大地改变了传统疫苗的概念",是"现代疫苗学中最激动人心的事件",它在艾滋病、肿瘤和多种传染病的预防上都可能有广阔的应用前景。

从广义上讲,疾病的基因预防还应包括对有遗传缺陷的胎儿进行人工流产。目前的技术已能对妊娠8周的胎儿进行基因诊断,甚至可进行植入前遗传学诊断(preimplantation genetic diagnosis, PGD),几千种单基因缺陷的遗传病和更多的多基因缺陷的遗传病,都有可能在胚胎时期获得诊断而被"消灭"在萌芽时期,从而将大大减少家庭和社会的沉重负担。

　　此外,在肿瘤的预防上,由于某些肿瘤有明显的家族遗传性,最近乳腺癌敏感基因已被分离出来,从理论上讲对这种乳腺癌的后代预先进行基因替代,就可预防乳腺癌的发生。某些高胆固醇血症是由于低密度脂蛋白受体表达低下引起的,用基因导入提高这种受体的表达,就可以降低胆固醇的水平,减少心脏病的发生率。随着越来越多疾病的分子基础被阐明,基因预防将会成为预防医学中的一种重要手段。

　　5. 遗传医学的社会、伦理问题　　遗传医学与传统医学最根本的区别在于前者可在基因水平上对疾病进行操作。对遗传物质的操作可能引发的后果一开始就是科学界和公众关注的问题。早在20世纪70年代初,基因重组技术刚开始出现的时候,以美国著名分子生物学家伯格(Berg)为首的11名科学家共同呼吁禁止开展基因工程的研究,并得到了美国国立卫生研究院的赞同。

　　科学家们对自己的研究工作可能产生的严重后果公开唤起公众的注意,这在科学史上还是第一次,说明科学家对遗传物质的操作所持的态度是极其谨慎的。在那以后,利用基因工程技术在大肠埃希菌中生产预定的蛋白质分子被证明是无害可行的,因而在20世纪80年代以来得到了迅速发展,但将基因操作直接应用于人类疾病的治疗则与一般的基因工程不同。对体细胞基因治疗,人们主要关心以下两个问题:①是否会引起插入突变。因为外源基因随机插入缺陷细胞的基因组可能会破坏调节细胞生长的基因,从而导致不可预料的后果。此外,外源基因的插入也有可能导致细胞癌基因的激活,而出现肿瘤的危险。②是否会导致复制型病毒的产生。外源基因一般由病毒载体导入细胞,而这些病毒载体有可能通过同源重组产生新的复制型病毒。这种新病毒如果像艾滋病病毒那样不可控制,后果将不堪设想。通过大量的动物实验研究以及载体构建的不断完善,目前体细胞基因治疗已为公众理解和接受。从目前临床治疗的结果看,尚未发生上述预料可能会发生的问题,但其远期效果尚待观察。

　　生殖细胞基因治疗的社会伦理问题是一个不可避免,而又值得严重关注的问题。因为从医学的角度看,生殖细胞基因治疗可以从根本上纠正缺陷基因,切断其向后代传播的可能性,因而在实践上有其实施的必要性。此外,从分子生物学目前的发展速度看,生殖细胞基因治疗的理论和技术问题在不远的将来都会得到解决,因此在实践上将具有可能性。但它确实又是一把"双刃剑"。对生殖细胞的遗传操作一旦可以实现,它的潜力肯定将不只是限定在基因治疗这一小范围内,它将给人类提供改变人类本身的无限可能性,以至于可以达到"随心所欲"地进行"改造人种"的程度。很显然,生殖细胞的基因操作一旦被滥用,其后果将会是极其严重的,因此必须进行充分的社会、伦理方面的讨论,并在进行大量严格的动物实验研究,证明其在安全可靠的基础上,根据严格制定的程序,有控制地进行。美国的重组DNA顾问委员会已成立了一个专门小组,负责组织讨论生殖细胞基因治疗的问题,说明这个问题已经提到议事日程上来了。

　　生物技术全面应用于医学,必将大幅度地提高医疗费用。这已引起人们的关注,对此应进行必要的价格-效果分析。目前生物治疗的价格十分昂贵,但有的效果并不理想,这种状况显然难以被社会接受。进一步提高治疗效果和尽可能地降低价格是遗传医学面临的一个十分现实的问题。

二、遗传医学发展简史

　　自从1953年DNA双螺旋结构被阐明之后,人类真正进入了解码生命的时代,分子生物学的学科体系逐步形成和完善,相关的理论和技术推动了整个生命科学的发展。

　　历数遗传医学领域的里程碑式成就(表1-1)主要包括:1944年,Aver等证明DNA携带遗传信息,1953年,DNA双螺旋结构模型的建立,1956年,Ingram第一次将镰状细胞贫血的原因确认为是一个蛋白分子中的一个氨基酸发生了改变;1976年,癌基因的发现开创了肿瘤治疗的新纪元;1978年,美籍华裔科学家简悦威(Kan)第一次成功地对镰状细胞贫血进行了产前诊断,开创了基因诊断新时代;1982年,世界上第1个基因重组产品(人胰岛素)问世;1990年,第1例真正意义上的基因治疗实施。此后目不暇接的成就数不胜数。

进入 21 世纪，遗传医学面临着更多的机遇和挑战。例如，人们最看重的抗肿瘤药物市场正在发生着重大变化。全球 15 个重大抗肿瘤药物的销售在 2005 年达到 218 亿美元，其中 4 个分子靶向治疗药物已经与 7 个细胞毒药物的销售额平分秋色。2006 年，美国食品与药物管理局(FDA)批准的 3 个抗肿瘤新药均为靶向治疗药物，标志着分子靶向药物时代的来临。

表 1-1　遗传医学发展史上的重大事件

年份	研究者	发现
1944	Avery,Macleod,Mccarty	DNA 携带遗传信息
1947	Moclintock	转位遗传因子
1949	Pauling Barr,Bertram	分子病概念，性染色质
1953	Watson,Crick	DNA 双螺旋结构模型的建立
1956	Ingram	HbA 与 HbS 的差异在于单个氨基酸替换
1960	Guthrie	生化筛查
1961	Lyon	X 染色体失活
	Russell,Niererberg	遗传密码
	Jacob,Monod	操纵子学说
	Marmur,Doty	发现 DNA 复性，核酸杂交反应的特异性和可行性
1962	Arber	首次证明存在 DNA 限制性内切酶
1966	Mckusick	编写《人类孟德尔遗传》，被誉为医学遗传学的"圣经"
1967	Jacobson,Barter,Vadle	羊膜穿刺术作产前诊断
	Weiss,Grnee	体细胞杂交法将 TK 基因定位于 17 号染色体上
	Gellert	发现 DNA 连接酶
1968	Donahue	家系分析法将 Duff 血型基因定位于 1 号染色体上
1969	Call	建立原位杂交技术
	Lubs	描述人 X 染色体上的一个脆性位点
	Huebner,Jodaro	提出致癌基因学说
1970	Khorana	体外合成第一个基因
1972	Brock	AFP 筛查
1972	Boyer,Cohen,Berg	DNA 克隆技术
1974	Ames	检查诱变及可能致癌物的快速筛选试验法
1975	Sanger,Barrell,Maxam,Gilbert	快速 DNA 测序技术
1977	Itakura	由基因工程生产生长激素释放抑制因子
	Shine	首例人类基因克隆
1978	Gibert	提出外显子和内含子两词
	Kan(简悦威),Dozy	首次 DNA 水平诊断，利用限制性片段长度多态性(RFLP)作 HbS 产前诊断

年份	研究者	发现
1978	Edwards,Steptoe	世界上第一个"试管婴儿"在英国诞生
1979	Goeddel	基因工程生产胰岛素
1981	Edge	体外合成干扰素基因
	Anderson	人类线粒体 DNA 测序
1982	Eli Lilly 跨国公司	首次销售重组 DNA 技术制造的药物
1985	Jeffreys	DNA 多态性(小卫星)
	Mullis	聚合酶链反应(PCR)
1986	Dulbecco	提出肿瘤问题有待人类基因组测序
	S Orkin	分离出慢性肉芽肿相关基因
1987	Doms-Keller	400 多个遗传标记间的第一张人的基因组图谱
	L Kunkel	分离出 DMD 相关基因
1990	Anderson	基因治疗(ADA 缺乏症)
1991	Dechiara	遗传印迹
1991	Waston,Collins	人类基因组研究 15 年规划启动
1994	Murray,Weissenbach,White,Ward,Dausset	人类基因组连锁图
1995	Zimmerly	发现Ⅱ类内含子的结构及剪接
1997	Wilmut	利用绵羊的乳腺细胞克隆了一只小羊
1998	Deloukas,Schuler,Gyapay,Beasley	人类基因组物理图
2001	美、英、日、法、德、中六国	人类基因组 94%序列草图初步分析 国际人类基因组测序联合体
2003	国际人类基因组测序联合体等	完成"人类基因组草图"绘制,破译人类第 14、7、6 号和 Y 染色体的遗传密码
2006	Bowles,Koopman	发现视黄酸可以引起减数分裂,而减数分裂开始的时间会决定发育中的生殖细胞是朝雄性还是雌性方向发展
2007	深圳华大基因研究院、生物信息系统国家工程研究中心,中国科学院北京基因研究所	第一个中国人(汉族,炎黄一号)的基因组序列图谱的测序工作完成

人类基因组计划(human genome project,HGP)是人类科学史上最伟大的工程之一。1986 年,诺贝尔奖获得者 Dulbecco 首先提出,1990 年,美国国会批准 15 年(1991～2005 年)拨款 30 亿美元开展的 HGP,计划通过三部曲,即连锁图、物理图和基因组测序,揭示人类基因组 DNA 30 亿碱基对的全序列。以后又增加了人类基因的鉴定、分离内容和基因组多样性研究的内容,强化了功能基因组研究技术平台系。由于 HGP 意义重大而影响深远,引起了各国政府的高度重视,纷纷投入大量资金开展 HGP 的研究,使其研究工作进展一再超前。1999 年,中国作为唯一的发展中国家加入了国际人类基因组研究组织(human genome organization,HUGO),承担了 1%测序计划和人类基因全长 DNA 克隆 1%的项目,完成了 3pter-D3S3610 的 3Mb 区域的测序任务。2000 年,宣布了人类基因组序列工作草图诞生。2001 年,美、英、日、法、德、中 6 国国际人类基因组测序联合体发表了根据

人类基因组 94％序列草图作出的初步分析。2003 年 4 月,HGP 绘制完成"人类基因组草图"以及第 20、21、22、7、14、Y 和 6 号染色体的遗传密码的成功破译。2006 年,人类最后一个染色体即 1 号染色体的基因测序,解读人体基因密码的"生命之书"宣告完成。这个人类分子遗传学的登峰之作,揭开了决定人类生、老、病、死的所有遗传信息(基因组)之谜,将成为人类认识自我用之不竭的知识源泉,必将引导 21 世纪的生物医学科学结出丰硕成果,进一步造福于人类。

HGP 完成后,人们用后基因组这个词来称呼一些基于基因组的研究工作。但这个词似乎不准确。因为 HGP 能提供许多有用的技术方法,人们进入的恰恰是基因组时代。今天,基因组学(gemomics)这个词的使用要比遗传学广泛得多。遗传学主要涉及的是对单个基因的研究。基因组学则是在一个更加广阔的层面上对全部遗传物质进行研究,有时还涉及遗传物质与环境的相互作用。在分子遗传学时代,人们能更好地了解单个基因的突变及其对个体与家庭的影响。HGP 完成后,大量的数据(即开发出某些新技术)促进了从分子遗传学到基因组学的转变,并使得一些诸如基因芯片的技术能同时对几百至几千个基因(基因组)和 mRNA(转录组)进行分析。随着基因组学的发展,人们在大量数据的分类、处理及分析上对生物信息学有着越来越高的要求。表观遗传学(更准确地应称之为表观基因组学)是另一个有趣的发展。该学科研究在 DNA 序列没有发生变化的情况下基因的表达是怎样受到影响的。现在,人们还不能确定表观遗传效应对基因功能的影响有多大,尽管已经出现了一些有趣的观点及看法。

HGP 完成后,大约 30 000 个人类基因的序列被存储在各大数据库中。剩下的一项繁重的工作是找出这些基因在序列上的位置并确定其功能,即需要为这些 DNA 序列加上注释,这就要求生物信息学有进一步的发展。因此,后基因组学时代也被称为功能基因组学时代,其中也包括蛋白质组学。这项任务该怎么去完成还不得而知,但至少一些新技术是必需的。微阵列技术(一种在芯片上迅速鉴定成千上万个基因表达情况的技术)是一项在早期即对功能基因组学研究有重要价值的技术,生物信息学也是不可缺少的。在"硅芯片"上(即计算机中)进行定位克隆以找出新基因并对其进行功能分析的技术正在不断地发展,并很可能在未来取代实验室中进行分子生物学实验的传统研究策略。

一些针对人类基因组研究的新方法正不断地被发明出来。国际单倍型图谱计划(International Haplotype Mapping Project,HapMap Project)即是其中的一例。这项计划在世界各国的多个实验室中同时进行,其目的是通过确定染色体上紧密连锁在一起的一套等位基因的特定位置来缩小人类基因组的规模。该计划不需要大量的 DNA 多态性信息,仅需要少量单核苷酸多态性(single nucleotide polymorphism,SNP)来确定特定的区域。除了单倍型区紧密连锁外,另一个假设是位置相近的 SNP 也是连锁遗传的,即它们是连锁非平衡的。通常研究一个复杂性状会涉及 1 000 万个 SNP,单倍型图谱技术能将这个数目降低到一个可操作值,如 50 万个 SNP。

全外显子组测序(whole exome sequencing,WES)是目前最先进的测序分析方法,外显子组(exome)即一个个体的基因组 DNA 上所有蛋白质编码序列(即外显子 exon)的总和。人类外显子组序列仅占人类整个基因组序列的 1％,约为 30 Mb,包括 18 万个左右的外显子,估计 85％的人类致病突变都位于这 1％的蛋白质编码序列上。因此,对各种疾病患者的外显子组进行测序分析,所针对的是与疾病最相关的"编码序列"即区域 exome,捕捉的是疾病的大部分致病突变信息。

传统遗传医学的概念是对单个基因或遗传疾病进行从 DNA 到 DNA,再到 RNA,最后到蛋白质的研究。现在的研究则涉及某个特定细胞中的多个基因、RNA 及蛋白质。同时《遗传医学字典》中也出现了一个新名词:表型组(phenome)。表型组是一个有机体所有表型性状的集合,反映了整个基因组与环境的相互作用,即由基因组→转录组→蛋白质组→表型组。以单个基因为研究对象的分子遗传学现在已经转变成以大量基因同时为研究对象的基因组学。基因组学还包括对转录组(在一个确定的时间上一个细胞中存在所有种类的 mRNA)及蛋白质组(在一个给定的时间上细胞中存在的全部蛋白质)两个层次。而最终,研究将进行到表型组这个层次,即基因组与环境的相互作用下一个有机体的所有表型特征。

为了清晰地描绘基因组学研究的未来,NIH 通过由 Collins 领导的国家人类基因组研究中心(National Center for Human Genome Research, NCHGR)在两年内组织科研人员及公众召开了多次会议及论坛。这些会议涉及 3 个方面的内容:①从基因组学到生物学;②从基因组学到人类健康;③基因组学与人类社会。进入基因组学时代后,人们将会在这 3 个方面遇到一系列的巨大挑战(表 1-2)。

2007 年 10 月,我国科学家成功绘制完成第一个完整中国人基因组图谱(又称"炎黄一号"),这也是第一个亚洲人全基因序列图谱。该项目是我国科学家在继承担国际 HGP 1%任务、国际人类单体型图谱 10%任务后,用新一代测序技术独立完成的 100%中国人基因组图谱。这项在基因组科学领域里程碑式的科学成果,对于中国乃至亚洲人的 DNA、隐性遗传病基因、流行病预测等领域的研究具有重要作用。

表 1-2 未来基因组学研究中将遇到的挑战及前景 (Collins 等, 2003)

主　题	挑　战
从基因组学到生物学	(1) 鉴定人类基因组的结构与功能; (2) 解析整个基因遗传网络和蛋白质互作网络的组织结构及两者与表型的关系; (3) 弄清人类基因组的可遗传变异; (4) 弄清种间进化变异及其机制; (5) 制定相应的方针政策,以促进基因组信息能广泛应用于基础研究及临床
从基因组学到人类健康	(1) 创建一些研究技术与方法,以弄清基因在疾病及药物反应中起的作用; (2) 创建一些研究技术与方法,以弄清与人类健康及疾病抗性相关基因的作用机制; (3) 创建一些基于基因组的技术,以估计各种疾病的发病风险、药物反应,及早发现疾病,以及对疾病状态进行分子分类; (4) 利用对基因及信号代谢途径的新认识来开发新的疾病治疗策略; (5) 弄清怎样将遗传风险信息运用于临床实践,遗传物质怎样影响人类的健康与行为,以及这些影响带来的最终后果; (6) 开发出以基因组为基础的增进全人类健康的技术
基因组学与人类社会	(1) 出台一些方针政策,以规范基因组学在医疗及非医疗领域的运用; (2) 弄清基因组与种属和种族划分的关系,以及了解这种关系后带来的后果; (3) 预期在弄清基因组与人类性状及行为的关系后可能产生的后果; (4) 为基因组学知识的运用建立一个明确的伦理学规范

一般而言,某一致病基因被发现后,数个月内即可用于诊断,而疾病相关基因可能也只需 2～3 年就可被用于评估患病风险。婴儿时期的基因筛查可识别出疾病基因或风险基因的携带者,将出现个体化的基因组医学。基因芯片进入临床服务,不仅可以高效进行分子诊断,而且可以鉴定每一个人的基因组密码,医生可根据每个人的基因组密码,断定个人特异的防治方案,避免药物的毒副作用。医生还可根据每个人的基因组密码判断多基因病的发病风险,通过遗传干预及改进生活方式,防止或延缓发病,使医疗服务从治病走向防病。随着更多致病基因和易感基因的发现,转基因技术及干细胞移植技术和动物克隆技术的广泛应用,基因诊断、产前诊断和基因治疗将成为临床的常规诊治方法。

现代遗传医学的新进展,使医学出现了一个新的面貌,基因诊断、基因治疗已成为现代医学的热门课题,必将对促进人类健康和生物医学的发展产生重大的影响。可以说:人们对遗传病已不是无能为力,运用重组 DNA 技术操纵人类基因、防治疾病、改善或改变人类自身的新时代已经开始。

遗传医学方兴未艾,仍然有众多的问题要探讨。2005 年,《科学》杂志在创刊 125 周年之际,面向全球科学家征集科学问题,在属于最重要的 25 个问题中,有 15 个属于生命科学,其中医学的重要问题有 4 个:遗传变异与人的健康的关联程度到底有多大? 器官再生的机制? 能否选择性关闭免疫反应? 有效的人类免疫缺陷病毒(HIV)疫苗是否可行? 这些问题都需要分子生物学家和医学家的联合攻关方能解决。

三、遗传医学在现代医学发展中的意义

自 20 世纪 60 年代以来,分子生物学的迅速崛起,使医学发展以前所未有的速度向前迈进,短短几十年间,人类医学知识库几乎全面翻新,当今的医学工作者所面临的压力和挑战也是前所未有的。如果说分子生物学彻底更新了生物医学的理论和概念,那么遗传医学则将改变传统医学,尤其是临床医学的模式。

遗传医学目前尚处于知识积累的早期,仍在不断地汲取其他相关学科,尤其是分子生物学理论和实践的最新成果,来逐步完善自身的学科体系。目前,推动遗传医学快速发展的主要是基础医学研究人员,临床医学工作者由于知识更新步伐的滞后还未对此引起足够的重视。这种落后对遗传医学乃至整个生命科学的发展都起着负面的制约作用,这是一个不容否认的事实和必须引起高度重视的问题。掌握遗传医学这门前沿学科的基本理论和技能,将是现代医学教育和现代医务工作者知识结构中不可缺少的组成部分。

(一)遗传医学使临床思维方式不断更新

临床医学教育和医疗管理历来提倡和强调临床医师应在"三个基本功"扎实的基础上,加强临床思维能力的培养,不断提高诊疗水平。然而,今天的临床医师们几乎被各种各样的辅助检查单淹没,看病似乎更简单了。遗传医学如同电脑硬件开发和软件设计,其本身是一门十分复杂和深奥的学问,但利用它的理论和技术成果来指导临床工作,的确使许多临床问题简单化。例如,PCR 技术一经问世,立即使基因诊断简单化。诊断水平一旦深及基因结构,如发现病原体的特异基因、发现突变的癌基因、发现遗传病的缺陷基因等,疾病的诊断也就随之简单化了。许多疑难病症的诊断,依靠厚实的临床功底、敏锐的思维判断能力,以及博采众长的专家会诊形式,也许不及一滴血标本乃至一个病变细胞的基因扩增结果来得可靠和迅速。用基因扩增技术检测患者血标本或痰标本中的结核分枝杆菌基因,以诊断痰菌阴性的结核病或初步确定肺部阴影的性质就是一个很好的例证。临床经验和传统临床思维方式在临床工作中的重要性是显而易见的,也许现在某些临床医师缺少的正是这些。但我们又不能不承认,一味强调经验,并盲目地去推理,而忽视先进尖端技术的应用也是不明智的。医师在疾病诊断上对辅助检查手段的高度依赖已成为医学发展的必然趋势。

(二)遗传医学促进实验医学和经验医学的融合

遗传医学的发展将逐渐改变目前以经验医学为主导的局面。详细地采集病史,认真地进行望触叩听,密切地观察病情发展,谨慎做手术、用药,永远是医师的必备素质。但仅具备上述人们称之为经验医学的本领远远不能适应现代医学对临床医师的更高要求。遗传医学是一类实验性研究要求很强的学科,对其学术原理和基本技能的掌握是必需的。所以,遗传医学的发展正逐步使基础研究和临床应用更紧密地相互联系,使科研成果更快速地向临床转化,使实验医学和经验医学有机地融合起来。

(三)遗传医学加快了医学教育的改革

分子生物学的诞生被认为是第三次技术革命的标志之一,而其派生学科——遗传医学又将生物医学,尤其是临床医学推向一个崭新阶段。医学教育应敏锐地把握当前医学发展的动态,适时地并具有远见地调整或补充教育内容,以崭新的姿态迎接新的遗传医学阶段的到来。

遗传医学的实验性要求很强,要真正成为遗传医学的内行,就必须把理论知识学习与实验技能培训有机结合,其实验课堂教育是现代医学教育中不可忽视的一项重要内容。未来的临床医师如果仅满足于胜任日常医疗工作,而缺乏必要的科研能力,缺乏起码的实验操作技能,在现代医学的激烈竞争中,必然面临着实力不足的危机。因此,随着遗传医学的快速发展,医学教育的改革也将不断深化。

遗传医学的时代已经到来,现代医学知识的迅速积累和扩展,不仅要求我们加快知识更新速度,而且要求我们不断地调整,更加积极地开拓医学教育新思路,并积极配合,相互推动,促进教育和被教育者知识结构的不断现代化和合理化。唯有如此,才能在不断发展的遗传医学中具备更大的适应力和竞争力。

四、遗传医学和 Internet 网

从 20 世纪末至今,对人类影响最大、发展最快的科学技术非 Internet 网莫属,它使人类进入了数字化和信息时代。互联网最大的特点是信息量庞大、获取方便、共享性高。与传统的信息资源相比,其优势在于:①信息量大,且不断更新,随时可以检索到最新的数据。如在基因序列研究中,经常性的工作是把个人得到的序列与基因数据库进行比较检索。过去数据库是以光盘的形式储存和使用的,但基因序列的数量不断增加,每天都有新的序列登录,光盘制作明显滞后,而且很快被淘汰。②对获取相同信息而言,网络的使用与传统的图书馆资料查阅或光盘检索相比成本低得多,共享性高。就期刊来说,目前没有一个图书馆的拥有量能与网络相比。而在网络上只要该期刊存在于某一服务器上,所有上网的人都能看得到,真正实现了信息共享。③纸质的期刊资料周期较长,失去时效性,而网络上则可做到在该期刊在出版同时甚至出版之前就能看到,具有较高的时效性。

(一)与医学遗传学相关的网站

国外的网络发展比较完善,相关站点非常多,资料极其丰富,并且各具特色,网页看似简单,但功能较齐全,进入搜索引擎,键入搜索词,便会给出丰富的链接,并含有简要介绍。

1.“在线《人类孟德尔遗传》” 为“Online Mendelian Inheritance in Man(OMIM)”的简称。由美国 Johns Hopkins 大学医学院 Victor A. McKusick 教授主编的《人类孟德尔遗传》(*Mendelian Inheritance in Man:Catologs of Human Genes and Genetic Disorders*,MIM)一书,一直是医学遗传学最权威的百科全书和数据库,被誉为医学遗传学界的“圣经”。MIM 包括所有已知的遗传病、遗传决定的性状及其基因,除了简略描述各种疾病的临床特征、诊断、鉴别诊断、治疗与预防外,还提供已知有关致病基因的连锁关系、染色体定位、组成结构和功能、动物模型等资料,并附有经缜密筛选的相关参考文献。MIM 制定的各种遗传病、性状、基因的编号,简称 MIM 号,为全世界所公认。有关疾病的报道必须冠以 MIM 号,以明确所讨论的是哪一种遗传病。MIM 自 1966 年初版以来,随着医学遗传学的迅猛发展,MIM 内容急剧扩增,至 1998 年已出至第 12 版。印刷版本的 MIM,尽管不断增厚,但在科学研究已进入数字化年代的当今,显然已很难跟上医学遗传学学科发展的步伐,有“力不从心”之感。鉴此,联机形式的“在线《人类孟德尔遗传》”于 1987 年应运而生,并且免费供全世界科学家浏览和下载。OMIM 的网址是:http://www.omim.org。

截至 2012 年 6 月 13 日的统计数据,OMIM 总条目数为 21 274 个,其中,常染色体遗传条目 19 979个,X 连锁遗传条目 1 171 个,Y 连锁遗传条目 59 个,线粒体遗传条目 65 个(其中基因 37,有分子基础的性状 28)。已经定位的人类基因数目(不包括 EST、拟基因、基因标志、cDNA)为 13 446 个(其中 1 号染色体 1 312;2 号 851;3 号 712;4 号 518;5 号 621;6 号 795;7 号 614;8 号 478;9 号 505;10 号 494;11 号 819;12 号 707;13 号 250;14 号 428;15 号 401;16 号 550;17 号 771;18 号 190;19 号 848;20 号 338;21 号 144;22 号 330;X 染色体 724;Y 染色体 46)。

description(介绍)、clinic features(临床特征)、biochemical features(生化特征)、inheritance(遗传

方式)、maping(遗传基因图)、molecular genetics(分子遗传学)、pathogenesis(致病机制)、diagnosis(诊断)、clinical management(临床治疗)、population genetics(群体遗传学)、animal model(动物模型)、see also(见其他相关链接)、references(参考文献,264 篇)、creation date(创建时间)、edit history(修订时间)等 20 项内容。而且,其中许多疾病的信息每个月都更新或补充。每种疾病的信息量不等,这与该病的研究进展有关,研究越多,包含的信息越多。少者几百到几千字,多者几十万字。

2. http://medgen.genetics.utah.edu 医学遗传学(medical genetics),该网站的最大特点是含有大量遗传病患者表型图片。点击某一个疾病名,便给出该病具体的描述和若干照片,每张照片还可以放大观看,有的还附有核型图。该网站还提供在线学习和测试。

3. http://www.hgmd.cf.ac.uk/ac/index.php 人类基因突变数据库(human gene mutation database,HGMD),该网站不仅有强大的搜索功能,还有新数据和功能介绍,以及与其他相关网站的链接和详尽的说明,对不熟悉使用者提供了极为实用的帮助。

(二)几种常用的软件和有代表性的数据库资源

近年来,随着 HGP 和网络的发展,出现了一些新的名词,如生物信息学(bioinformatics)、计算生物学(computational biology)和医学信息学(medical information)等,这些生物医学与软件的结合使人们有可能单纯应用计算机得到有重大意义的结论,现在人们能自由使用国外研究者所用的绝大多数数据库和软件。

1. Genbank 网址 http://www.ncbi.nlm.nih.gov/美国国家生物技术情报中心(National Center for Biotechnology Information,NCBI)基因序列数据库,是美国最主要的核酸序列数据库,世界两大核酸数据库之一,足以满足各方面的序列数据查询要求。可围绕某个基因查询核酸和蛋白质序列、蛋白质结构、基因图谱与基因和疾病的关系、基因的变异,以及最新的 Medline 文献;也可查询和分析各种模式生物,包括人类的基因组序列。Genbank 提供 BLAST 应用最广泛的对库同源搜索。

2. EMBL Database 网址 http://www.ebi.ac.uk/embl/ 欧洲分子生物学实验室(European Molecular Biology Laboratory,EMBL)核酸序列数据库,为欧洲最主要的核酸序列数据库,世界三大核酸数据库之一。目前此数据库由其分支机构——EBI(the European Bioinformatics Institute,欧洲生物情报研究所)维护。

3. ExPASy(SWISS-PROT) 网址 http://www.expasy.ch/ SWISS-PROT 蛋白序列数据库,由日内瓦大学医学生物化学系(the Department of Medical Biochemistry of the University of Geneva)与 EMBL 共同维护,是欧洲最主要的蛋白序列数据库,世界两大蛋白序列数据库之一。ExPASy 是蛋白质分析的专家系统,几乎所有蛋白质方面的分析均可在此完成。

(左 伋)

参考文献

[1] 杨保胜,石如玲,田中伟. 分子医学-基础与临床. 郑州:郑州大学出版社,2010.

[2] Haider S and Pal R Integrated analysis of transcriptomic and proteomic data. Curr Genomics, 2013,14(2):91~110.

[3] Voora D, Ginsburg GS. Clinical application of cardiovascular pharmacogenetics. J Am Coll Cardiol, 2012,60(1):9~20.

[4] Chan IS, Ginsburg GS. Personalized medicine:progress and promise. Annu Rev Genomics Hum Genet, 2011,12:217~244.

［5］Ginsburg GS，Willard HF. Genomic and personalized medicine：foundations and applications. Transl Res，2009，154(6)：277～287.

［6］Turnpenny P，Ellard S. Emery's elements of medical genetics. 14th ed. Elsevier Science，2012.

［7］Lewin B. Genes X. 10th ed. Oxford：Oxford University Press，2011.

［8］http：//www. omim. org

第二章

基 因 组 学

基因组学(genome)是由英文 gene 和 chromosome 组合而成。人类基因组计划(human genome project，HGP)起始于 1990 年,是由多个国家参与的一项科学工程,目前已基本确定了人类的所有基因。

一、概述

(一) 基因

遗传学的奠基人奥地利人孟德尔(Gregor Johann Mendel)在修道院的菜园里工作了 8 年后,发表了著名的《植物杂交试验》的论文。在这篇论文中,他提出了遗传学的两个基本规律——分离定律(law of segregation)和自由组合定律(law of independent assortment)。文中指出,生物每一个性状都是通过遗传因子来传递的,遗传因子是一些独立的遗传单位。这样把可观察的遗传性状和控制它的内在遗传因子区分开来,遗传因子作为基因的雏形名词诞生了。虽然孟德尔还不知道这种物质是以怎样的方式存在,也不知道它的结构是怎样的,但孟德尔提出的"遗传因子"一词,为现代基因概念的产生奠定了基础。

现代的生物学理论中,基因是指携带有遗传信息的 DNA 序列。根据是否转录和翻译功能,可以将基因分为 3 类:编码蛋白质的基因是第 1 类,具有转录和翻译功能,包括编码酶蛋白、结果蛋白和调节蛋白等;只有转录功能而没有翻译功能的基因是第 2 类,包括 rRNA 基因和 tRNA 基因;不转录的基因是第 3 类,通常具有调控基因表达的作用。例如,启动基因和操纵基因。

DNA 在细胞核中很早就被发现。1944 年,美国人 Oswald T. Avery 用实验明确证实:DNA 遗传信息的载体。1952 年,美国人 A.D. Hershey 和 M.M. Chase 进一步证明遗传物质是 DNA 而不是蛋白质。

1953 年,美国分子生物学家 J.D. Watson 和英国物理学家佛 F.H.C. Crick 根据 M. Wilkins 和 Rosalind Franklin 所进行的 X 线衍射分析,提出了著名的 DNA 双螺旋结构模型,进一步说明基因成分就是 DNA,它控制着蛋白质合成。进一步的研究证明,基因就是 DNA 分子的一个区段。每个基因由成百上千个脱氧核苷酸组成,一个 DNA 分子可以包含几个乃至几千个基因。基因的化学本质和分子结构的确定具有划时代的意义,它为基因的复制、转录、表达和调控等方面的研究奠定了基础,开创了分子遗传学的新纪元。

(二) 脱氧核糖核酸

1. 组成 脱氧核糖核酸(DNA)是一种由脱氧核糖核苷酸重复排列组成的长链聚合物。脱氧核糖核苷酸分子包括以下 3 个组分。

(1) 脱氧核糖(deoxyribose):又称去氧核糖、D-脱氧核糖、2-脱氧核糖或 D-2-脱氧核糖,是核糖的 2-位羟基被氢取代后形成的脱氧糖衍生物,是一个戊醛糖。它也是 D-2-脱氧阿拉伯糖。脱氧核糖是 DNA 的组分,因此在生物体内十分重要。

(2) 含氮碱基(nitrogenous base):通常简称为碱基(base),是在 DNA 和 RNA 中起配对作用的部分。碱基是一类杂环化合物,其氮原子位于环上或取代氨基上,其中一部分(取代氨基,以及嘌呤环的 1 位氮、嘧啶环的 3 位氮)直接参与碱基配对。常见的碱基共有 5 种:胞嘧啶(缩写 C)、鸟嘌呤(G)、腺嘌呤(A)、胸腺嘧啶(T,通常为 DNA 专有)和尿嘧啶(U,通常为 RNA 专有)。腺嘌呤和鸟嘌呤属于嘌呤族(缩写作 R),它们具有双环结构。胞嘧啶、尿嘧啶、胸腺嘧啶属于嘧啶族(Y),它们的环系是一个六元杂环。RNA 中,尿嘧啶取代了胸腺嘧啶的位置。胸腺嘧啶比尿嘧啶多一个 5 位甲基。

(3) 磷酸基团:分别接在五碳糖的 3′ 及 5′ 位点。据含有的磷酸基团数量的不同,生物体内的脱氧核糖核苷酸分为单磷酸脱氧核糖核苷酸、二磷酸脱氧核糖核苷酸和三磷酸脱氧核糖核苷酸。其中,三磷酸脱氧核糖核苷酸(dNTP)是合成 DNA 的底物。根据碱基种类不同,三磷酸脱氧核糖核苷酸包括:2′-脱氧腺嘌呤-5′-三磷酸(dATP)、2′-脱氧胞嘧啶-5′-三磷酸(dCTP)、2′-脱氧鸟嘌呤-5′-三磷酸(dGTP)和 2′-脱氧胸腺嘧啶-5′-三磷酸(dTTP),依次简写为 A、C、G 和 T。

通常在生物体内,DNA 由多聚脱氧核糖核苷酸链组成,DNA 链的骨架结构是由交替的脱氧戊糖及磷酸组成,一个碱基与核糖相连。戊糖环上的 5′-位点和另一个戊糖环的 3′-位点间的磷酸基团连接;磷酸基团上的两个氧原子分别接在五碳糖的 3 号及 5 号碳原子上,形成磷酸双酯键。DNA 链的骨架这种两侧不对称的共价键位置,使每一条 DNA 长链皆具方向性。双螺旋中的两股核苷酸互以相反方向排列,这种排列方式称为反平行。DNA 链上互不对称的两末端一边叫做 5′ 端,另一边则称 3′ 端。DNA 与 RNA 最主要的差异之一,在于组成糖分子的不同,DNA 为 2-脱氧核糖,RNA 则为核糖。

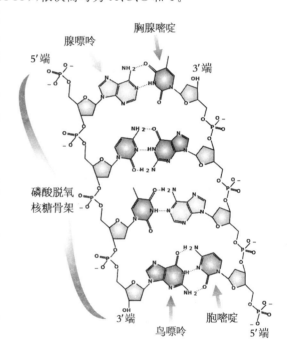

图 2-1 碱基配对

2. 结构 DNA 分子在体内不是无规则的线型结构,而是形成了高级的空间结构。DNA的结构,可以分为一级结构、二级结构和三级结构。

(1) 一级结构:DNA 的一级结构是指 DNA 分子中核苷酸的排列顺序。DNA 顺序(序列)是这一概念的简称。由于核苷酸之间的差异仅仅是碱基的不同,故又可称为碱基顺序。DNA 是巨大的生物大分子,如人的 DNA 就包含了 $3×10^9$ 碱基对。组成 DNA 的 4 种核苷酸的排列顺序是生物体遗传多样性的分子基础,形成了成千上万种基因,编码不同的遗传信息,控制着生物体多种性状的表达和变化;某一位点的单个核苷酸或单个核苷酸上某一基团的改变都会产生不同的生物学效应。

(2) 二级结构:DNA 的二级结构是由沃森和克里克提出的 DNA 双螺旋结构模型。DNA 双螺旋结构模型的建立是在前人的理论基础上完成的,即:①X 线衍射分析。威尔金斯和富兰克林所进行的 X 线分析研究表明,DNA 产生一个特异性的 X 线图谱,从而推测 DNA 是双螺旋分子,在长轴方向上两个碱基距离为 0.34 nm;②碱基组成的 Chargaff 规则。Chargaff 等人在 20 世纪 40 年代测定各种生物体 DNA 组成时发现,DNA 的碱基组成具有生物物种特异性,不同物种的 DNA 具有独特的碱基组成,且同一物种不同组织和器官的 DNA 组成相同,不受环境条件的影响。1950 年,Chargaff 提出了 DNA 碱基组成的规律,即 Chargaff 规则。根据这一规则:腺嘌呤碱基和胸腺嘧啶碱基的摩尔数相等,即 A＝T;鸟嘌呤和胞嘧啶的摩尔数相等,即 C＝G;含氨基的碱基总数等于含酮基的碱基总数,即 A＋C＝G＋T;嘌呤的总数等于嘧啶的总数,即 A＋G＝C＋T。

在这些理论基础之上,1953 年提出的 DNA 双螺旋结构模型,主要内容包括如下。

形成 3 个氢键。①在 DNA 分子中,两股 DNA 链围绕一假想的共同轴心形成一右手螺旋结构,双螺旋的螺距为 3.4 nm,直径为 2.0 nm。②链的骨架由交替出现的、亲水的脱氧核糖基和磷酸基构成,位于双螺旋的外侧。③碱基位于双螺旋的内侧,两股链中的嘌呤和嘧啶碱基以其疏水的、近于平面的环形结构彼此密切相近,平面与双螺旋的长轴相垂直。一股链中的嘌呤碱基与另一股链中位于同一平面的嘧啶碱基之间以氢链相连,称为碱基互补配对或碱基配对(base pairing),碱基对层间的距离为 0.34 nm。碱基互补配对总是出现于腺嘌呤与胸腺嘧啶之间(A＝T),形成两个氢键;或者出现于鸟嘌呤与胞嘧啶之间(G＝C),形成 3 个氢键。④DNA 双螺旋中的两股链走向是反平行的,一股链是 $5' \rightarrow 3'$ 走向,另一股链是 $3' \rightarrow 5'$ 走向。两股链之间在空间上形成一条大沟(major groove)和一条小沟(minor groove),这是蛋白质识别 DNA 的碱基序列,与其发生相互作用的基础。

DNA 双螺旋是核酸二级结构的重要形式。双螺旋结构理论支配了近代核酸结构功能的研究和发展。

(3) 三级结构:DNA 的三级结构是指双螺旋结构通过扭曲和折叠形成的特定构象,包括不同二级结构单元间的相互作用(如 DNA 超螺旋)、单链与二级结构单元间的相互作用和 DNA 的拓扑特性。

(三) 中心法则

中心法则(central dogma of molecular biology)首先是由弗朗西斯·克里克于 1958 年提出的。

1. 内容　经过不断的发展,目前遗传学中心法则的主要内容包括:复制、转录、翻译、剪接、修饰等。

(1) 复制:DNA 忠实地进行复制才能使遗传密码从亲代转移至子代。复制是由一组复杂的蛋白质完成的,这些蛋白质打开超螺旋结构、DNA 双螺旋结构,并利用 DNA 聚合酶及其相关蛋白,拷贝或复制原模板,以使新代细胞或机体能重复 DNA → RNA → 蛋白质的循环。DNA 分子存在着构型多样性,在遗传信息的传递和表达过程中,DNA 构象存在着左手螺旋及右手螺旋向右手螺旋的转变过程,因此应赋有核酸构象的转换形式。

(2) 转录:转录是遗传信息由 DNA 转换到 RNA 的过程。转录是信使 RNA(mRNA)以及非编码 RNA(tRNA,rRNA 等)的合成步骤。转录中,一个基因会被读取、复制为 mRNA,这个过程由 RNA 聚合酶(RNA polymerase)和转录因子(transcription factor)所共同完成。

(3) 编辑:RNA 编辑是指在 RNA 水平上改变遗传信息的加工过程,导致成熟的 RNA 编码序列和它的转录模板 DNA 序列之间的不相匹配。在真核生物的 tRNA、rRNA 和 mRNA 中都发现了 RNA 编辑这种现象。RNA 编辑有核苷酸的删除或插入编辑、碱基替换编辑 2 种类型。这种改变影响了基因的表达,生成不同的氨基酸以及新的开放读码框架。编辑可在多种水平被调节,并且与一些人类疾病有一定的相关性。

(4) 剪接:在真核细胞中,原始转录产物(mRNA 前体)还要被加工:一个或多个序列(内含子)被剪出除去。选择性剪接的机制使之可产生出不同的成熟的 mRNA 分子,这取决于哪段序列被当成内含子而哪段又作为存留下来的外显子,并非全部有 mRNA 的活细胞都要经历这种剪接。剪接在原核细胞中是不存在的。

(5) 翻译:成熟的 mRNA 接近核糖体,并在此处被翻译。原核细胞没有细胞核,其转录和翻译可同时进行。而在真核细胞中,转录的场所和翻译的场所通常是分开的(前者在细胞核,后者在细胞质),所以 mRNA 必须从细胞核转移到细胞质,并在细胞质中与核糖体结合。核糖体会以 3 个密码子来读取 mRNA 上的信息,一般是从 AUG 开始,或是核糖体连接位下游的启始因子使甲硫氨酸密码子开始。启始因子及延长因子的复合物会将氨酰 tRNA(tRNAs)带入核糖体-mRNA 复合物中,只要 mRNA 上的密码子能与 tRNA 上的反密码子配对,即可按照 mRNA 上的密码序列加入氨基酸。当一个个氨基酸串连成多肽链后,就会开始折叠成正确的构象。这个折叠的过程会一直进行,直到原先的多胜肽链从核糖体释出,并形成成熟的蛋白质。在一些情况下,新合成的多肽链需要经过额外的处理才能成为成熟的蛋白质。正确的折叠过程是相当复杂的,且可能需要其他称为分子伴侣的帮助。

2. 中心法则的扩充

(1)翻译后修饰:对于大部分的蛋白质来说,这是蛋白质生物合成的最后步骤。蛋白质的翻译后修饰会附上其他的生物化学官能团、改变氨基酸的化学性质,或是造成结构的改变来扩阔蛋白质的功能。酶可以从蛋白质的 N 末端移除氨基酸,或从中间将肽链剪开。举例来说,胰岛素是肽的激素,它会在建立双硫键后被剪开两次,并在链的中间移走多肽前体,而形成的蛋白质包含了两条以双硫键连接的多肽链。其他修饰,就像磷酸化,是控制蛋白质活动机制的一部分。蛋白质活动可以使磷酸酶活性化或钝化。

(2)DNA 甲基化:DNA 甲基化为 DNA 化学修饰的一种形式,能在不改变 DNA 序列的前提下,改变遗传表现。为表遗传编码(epigenetic code)的一部分,是一种表遗传机制。DNA 甲基化过程会使甲基添加到 DNA 分子上,例如在胞嘧啶环的 $5'$ 碳上,这种 $5'$ 方向的 DNA 甲基化方式可见于所有脊椎动物。

表观遗传学研究在没有细胞核 DNA 序列改变的情况时,基因功能的可逆的、可遗传的改变。这些改变包括 DNA 的修饰(如甲基化修饰)、RNA 干扰、组蛋白的各种修饰等,也指生物发育过程中包含的程序的研究。在这两种情况下,研究的对象都包括在 DNA 序列中未包含的基因调控信息如何传递到(细胞或生物体的)下一代这个问题。其主要研究内容包括大致两方面内容:一类为基因选择性转录表达的调控,有 DNA 甲基化、基因印记、组蛋白共价修饰、染色质重塑;另一类为基因转录后的调控,包含基因组中非编码的 RNA、微小 RNA、反义 RNA、内含子及核糖开关等。

(3)朊病毒:朊病毒是通过改变其他蛋白质的构象来进行自身精确复制的一类蛋白质。也就是:蛋白质→蛋白质。这种具有感染性的因子主要由蛋白质组成。具有感染性的因子 PrPSc 与正常因子 PrPc 在形状上有一点不同。科学家推测这种变形的蛋白质会引起正常的 PrPc 转变成具有感染性的蛋白质,这种连锁反应使得正常的蛋白质和致病的蛋白质因子都成为新病毒。

3. 遗传信息传递的特殊形式

(1)反转录:在中心法则被详细阐述之后,人们发现了反转录病毒。这些病毒可通过一种叫做反转录酶的催化,以 RNA 为模板反转录合成 cDNA,再由 cDNA 转录出 RNA。这肯定了 RNA 向 DNA 转录的存在。人们最初以为这种现象仅出现于病毒中,但最近在高等动物中亦发现了 RNA 向 DNA 转录的反转录转座子。

(2)RNA 复制:有些病毒的遗传物质是 RNA 分子,靠 RNA 复制而传代,以 RNA 为模板的 RNA 复制酶催化下合成 RNA 分子,RNA 复制酶中缺乏校正功能,复制时错误率很高。RNA 复制酶只对病毒本身的 RNA 起作用,而不会作用于宿主细胞中的 RNA 分子。

(3)RNA 的催化功能:人们一直认为生物体内的各种生化反应都是由酶来催化完成的,而 RNA 仅是存储与传递信息,与酶的催化反应无关。核糖核酸酶 P 是一种核酶,即一个 RNA 分子发挥催化活性,它是第一个被发现的蛋白质以外具有催化活性的生物大分子。RNA 可以不通过蛋白质而直接表现出本身的某些遗传信息,而这种信息并不是以核苷酸三联密码来编码。

(4)直接以 DNA 为模板合成蛋白质:2002 年,日本学者发现细胞核里的 DNA 可以直接转移到细胞质中的核糖体上,不需要通过 RNA 也可以控制蛋白质的合成。

(5) DNA 也具有酶活性:1994 年,乔依斯(G. F. Joyce)等发现一个人工合成的 DNA 分子具有一种特殊的磷酸二酯酶活性。此后又有多例报道人工合成的 DNA 序列具有各种不同的酶活性。

(四) 基因组

在生物学中,一个生物体的基因组是指包含在该生物的 DNA(部分病毒是 RNA)中的全部遗传信息。基因组包括编码和非编码 DNA。1920 年,德国学者教授 Hans Winkler 首次使用基因组这一名词。

通常,一个生物体的基因组是指一套染色体中的完整的 DNA 序列。例如,生物个体体细胞中的二倍体由两套染色体组成,其中一套 DNA 序列就是一个基因组。基因组一词可以特指整套核 DNA(例如核基因组),也可用于包含自己 DNA 序列的细胞器基因组,如线粒体基因组或叶绿体基因组。当人们说一个有性生殖物种的基因组正在测序时,通常是指测定一套常染色体和两种性染色体的序列。

1. 原核生物基因组　原核生物的基因组比较小。例如,飞虱体内的初级内共生菌(*Candidatus carsonella ruddii*)的基因组为 160 kb,含有 182 个蛋白质编码基因和 31 个 RNA 基因。

原核生物基因组多数含有一条染色体,以环状双链 DNA 分子的形式位于染色较浅的类核中。原核生物基因组另外一个特点是质粒。质粒是原核生物主染色体以外的一小段能够自我复制的环状双链 DNA 分子。一些质粒可以整合到基因组中,但另一些质粒则独立存在。质粒中含有的基因通常在主染色体中不存在。多数情况下,质粒是原核生物非必需的成分,丢失质粒的原核生物可以存活。但是,质粒给予宿主一些特性。如,很多抗生素的抗性基因都存在于质粒上,含有该质粒的原核生物就会产生相应的抗生素抗性。原核生物中质粒的存在很普遍,有时可以含有不同拷贝数的多种质粒。原核生物基因组中基因的分布很紧密,很少有非编码 DNA。

操纵子是原核生物基因组的另一个特点。在基因组中功能相关的蛋白质基因或 RNA 基因往往聚集在一个或几个特定部位,形成一个功能单元或转录单元,称为操纵子。在这些单元中,基因和基因相邻,或彼此之间相隔很少,甚至重叠。一个操纵子中通常含有 2～3 个基因,或更多;这些基因编码一组蛋白质,参与生命活动。操纵子中所有基因都作为一个单元表达。原核生物基因组中分布很多不同的操纵子,如大肠埃希菌基因组中含有 300 个操纵子。

2. 真核生物基因组　真核生物基因组通常由两部分组成,即核基因组和细胞器基因组。核基因组往往较大,最大的可超过 1 000 Mb;细胞器基因组主要包括线粒体基因组和叶绿体基因组。这些基因组都以染色体的形式存在。核基因组由多个染色体组成,细胞器基因组通常由单个(类)染色体组成。染色体是指细胞内由 DNA、蛋白质和少量 RNA 组成的易被碱性燃料着色的一种丝状或杆状物。在染色体中,DNA 分子以高度紧缩的形式存在。细胞分裂时,DNA 首先复制形成两个拷贝,此时每条染色体包含两个拷贝的 DNA 分子,这两个染色体上的 DNA 分子在染色体的着丝粒(centromere)处结合在一起。着丝粒是染色体上的一个显著的特征,可以根据其大小和相对位置辨别染色体。染色体的末端区域成为端粒(telomere),是染色体的末端标志,与细胞的衰老和死亡密切相关。

真核生物基因组 DNA 中基因的分布很疏散且不均一,与原核生物基因组的特征正好相反;没有操纵子结构,功能相关的基因分离很远或位于不同的染色体上。断裂基因(splicing gene)是真核生物基因组的另一个显著特点。细胞内的结构基因不是全部由编码序列组成,而是在编码序列中间插入无编码作用的碱基序列,这类基因被称为断裂基因。断裂基因中能够转录产生成熟 mRNA 的部分称为外显子(exon),不被转录形成成熟 mRNA 的部分称为内含子(intron)。真核生物基因组的又一个普遍特征是串联重复 DNA,其序列长度不等,从几个碱基对到几万个碱基对,不编码基因,有些能与特定蛋白质结合从而起到调控作用。

二、人类基因组计划

（一）人类基因组计划的简介

人类基因组计划（HGP）是描述人类基因组和其他生物体基因组特征,发展基因组学新技术,阐明与此相关的伦理、法律和社会影响的一个国际性协作研究项目。产生的所有数据都是可公共、自由地使用。测序人类基因组的可能性首次在 20 世纪 80 年代中期提出,而人类基因组计划则是从 1990 年正式开始的。人类基因组计划旨在开发基因组工具和资源,对人类和其他生物体基因组进行图谱绘制和测序。通过这个项目,可绘制人类 DNA 序列图谱;测序技术会得到发展,相应的计算手段已设计出来;收集、分析和储存海量数据的策略也进一步得到发展。大量新的遗传知识和技术对社会影响的研究,以及关于该研究利益最大化和风险最小化的策略和建议等项研究都已成为 HGP 的一部分。

自 20 世纪 70 年代起 Sanger 等人已开始进行病毒的全基因组测序,到 1984 年已经先后完成了噬菌体中 X174(5386 bp)、人线粒体基因组(16 kb)和 Epstein-Barr(EB)病毒(172 kb)的全序列测序。虽然它们的基因组只有几千个到十几万个核苷酸,不及人基因组的万分之一,却已经激起科学家们破译人基因组全序列的雄心壮志。1984～1985 年在美国能源部的支持下召开了 3 次小型会议,议论、建议和提出了进行人基因组全测序的草案,认为这项工作对于认识人的生理、病理、发育、神经系统组成、其他重大疾病和疾病易感性等均有重大意义,并认为这样大的项目必须通过国际大协作来完成。该建议提出后在科学界引发了一场讨论。许多科学家认为这是一个大胆的、富有想象力的建议,经过大约 3 年的讨论后,美国政府决定于 1990 年 10 月正式启动这项将耗资 30 亿美元的计划,当时预计到 2005 年弄清人基因组大约 30 亿个碱基的全序列。美国关于人类基因组计划的辩论和启动引起了全世界科学家的兴趣,并带动其他各国提出各自的计划。通过世界各国科学家和政府的共同努力,人类基因组计划已成为国际合作的大项目。

（二）人类基因组计划的目标

人类基因组计划的分阶段目标如下。

1. **遗传图谱的绘制**　遗传图谱主要是用遗传标签来确定基因在染色体上的排列。1994 年 9 月,完成了包含 3 000 个(原计划为 600～1 500)标签分辨率为 1cM(即 1‰重组率)的遗传图谱的绘制。

2. **物理图谱的绘制**　物理图谱是通过序列标签位点对构成基因组的 DNA 分子进行测定,从而对某基因所对应的遗传信息及其在染色体上的相对位置作线性排列。1998 年 10 月,完成了包含 52 000 个(原计划为 30 000)序列标签位点的物理图谱的绘制。

3. **序列测定**　通过测序得到基因组的序列,是一般意义上的人类基因组计划。2003 年 4 月,包含基因序列中的 98%(原预计为 95%)获得了测定,精确度为 99.99%。

4. **辨别序列中的个体差异**　每一个人都有唯一的基因序列。因此,人类基因组计划发布的数据不可能精确地反映单独个体的基因序列。它只是很少量匿名捐赠人基因组的组合。人类基因组计划只是为未来鉴定不同个体间基因组差异做一些基础的框架性工作。当前的主要工作在于鉴定不同个体间包含的单核苷酸多态性。至 2003 年 2 月,已有约 3 700 000 个单核苷酸多态性位点得到测定。

5. **基因鉴定**　以获得全长的人类 cDNA 文库为目标。至 2003 年 3 月,已获得 15 000 个全长的人类 cDNA 文库。人类基因组计划最开始的目标是不但以最小的错误率检测出人类基因的所有 30 亿个碱基对,还要从如此海量的数据中确认出所有的基因及其序列。这一部分计划正在进行中,尽管目前的数据显示在人类基因组中只有 20 000～25 000 个基因,远远低于大多数科学家先前的估计。

6. 基因的功能性分析   目前,人类 DNA 序列已经存储在数据库中,任何人都可以通过互联网下载。美国国家生物技术信息中心与位于欧洲和日本的姊妹组织储存着整个基因序列,其中包含已知序列、假设基因和蛋白质。用已开发的计算机程序来分析数据,因为未经过译码的数据基本上没有用处,而这一过程将要耗费大量的时间。对未加工的 DNA 数据,其中已知基因位置的标注被称为注释序列(annotation),对注释序列进行分析工作属于生物信息学的范畴。一些特定的对 DNA 序列进行判别的计算机程序被越来越多地应用在基因排序工程中。这一阶段的另一个目标是研发出更快更有效的方法来进行 DNA 测序和序列分析,并把这一技术加以产业化。已获得开发的技术包括高通量寡聚核苷酸的合成、DNA 微阵列、标准化和消减化 cDNA 文库、真核全基因组敲除技术、大型化双杂交定位等。

（三）其他研究机构的竞争

在国际人类基因组计划启动 8 年后的 1998 年,美国科学家克莱格·凡特创办了一家名为塞雷拉基因组(Celera Genomics)的私立公司,开展独立的人类基因组计划。该公司希望能以更快的速度和更少的投资来完成此项工程。塞雷拉基因组计划被认为对人类基因组计划是一件好事,因为塞雷拉基因组的竞争促使国际人类基因组计划不得不改进其策略,并进一步加速其工作进程,使得人类基因组计划得以提前完成。

（四）人类基因组计划的重大事件与进展

1999～2006 年,完成了全部 23 条染色体的测序工作,具体如下:

1999 年 12 月,22 号染色体测序完成;

2000 年 5 月,21 号染色体测序完成;

2001 年 12 月,20 号染色体测序完成;

2003 年 2 月,14 号染色体测序完成;

2003 年 6 月,男性特有的 Y 染色体测序完成;

2003 年 5 月和 7 月,7 号染色体测序完成;

2003 年 10 月,6 号染色体测序完成;

2004 年 4 月,13 号和 19 号染色体测序完成;

2004 年 5 月,9 号和 10 号染色体测序完成;

2004 年 9 月,5 号染色体测序完成;

2004 年 12 月,16 号染色体测序完成;

2005 年 3 月,X 染色体测序完成;

2005 年 4 月,2 号和 4 号染色体测序完成;

2005 年 9 月,18 号染色体测序完成;

2006 年 1 月,8 号染色体测序完成;

2006 年 3 月,11 号,12 号和 15 号染色体测序完成;

2006 年 4 月,17 号和 3 号染色体测序完成;

2006 年 5 月,1 号染色体测序完成。

（五）中国参与的人类基因组计划

20 世纪 80 年代,中国科学家开展了早期的人类基因组研究计划。随着我国人类基因组研究的逐步深入,人们逐渐认识到中国人类遗传资源的丰富与珍贵。为保护我国遗传资源,自 1998 年起,中国形成了北京和上海各有两个基因组中心的基本工作框架,大大推动了我国基因组学的发展。

1999 年 9 月,我国争取到参加人类基因组计划的国际合作任务,成为继美国、英国、日本、德国、法国之后第 6 个国际 HGP 参与国。中国获得 3 号人染色体上的一个小片段的测序任务,约占总体的 1%。对中国生命科学工作者而言,这 1% 的份额意义重大。在此后的十几年间,中国的人类基因组、水稻基因组两个重大科技项目,以及一系列基因组和功能基因组测序与研究工作逐步开展。中国基因组学的发展对我国生命科学其他领域产生了广泛而深刻的影响,无论是分子生物学、生物化学,还是细胞生物学、免疫学等生命科学的各个领域的生物学家都或多或少地从事着与基因组相关的工作。

中国的人类基因组计划加强了以利用中国人类遗传资源鉴定疾病相关基因为核心的疾病基因组的研究工作;及时开展以人类健康为目标的功能基因组研究,充分利用人类基因组研究的技术优势和资源优势,将基因组测序和研究工作推向水稻以外的其他植物、微生物、昆虫和与寄生虫。中国虽然在基因组测序方面起步稍晚,但是在功能基因组研究方面,基本赶上了国际的潮流;基因组研究的成果也有力地推动了中国生命科学和生物技术的发展。

中国的人类基因组研究为中国生命科学的学科交叉研究翻开了新的篇章。基因组学的兴起依赖于学科交叉,有几个显著特点:①与技术科学的结合,使 DNA 测序技术在 40 年的时间里出现了一次又一次的革命性变化,使测序的能力从最初 4 个碱基的 λ 噬菌体的 cos 位点,到今天对上千人基因组的重新测序;②与计算数学和计算机技术的结合,产生了生物信息学,为基因组研究提供数据的收集、管理、注释、分配、服务的工作,更形成了数据分析的技术平台;③与数学和统计学结合,形成了计算生物学学科,大量利用基因组数据,结合其他"组学"数据进行数据的挖掘、分析,为系统生物学研究提供模型。

（六）人类基因组计划的延伸

1. 模式生物的基因组计划　包括针对小鼠、果蝇、线虫、斑马鱼、酵母等模式动物的基因组进行测定和研究。

2. 人类元基因组计划　人体内的共生菌群总量高达 100 万亿,这种共生菌群的总和基因组就是元基因组。人类元基因组计划就是对元基因组进行序列测定,并研究与人体发育和健康相关基因的功能。此计划于 2006 年启动,由美国、巴西、法国、德国、英国、日本、中国等 13 个国家参与。

3. 国际人类基因组单体型图计划(简称 HapMap 计划)　由于每个个体(除了孪生子和克隆动物)的基因组都有独特之处,因此有必要对个体之间的差异在基因组上进行定位。HapMap 计划的目标是构建人类 DNA 序列中多态位点的常见模式,它的完成将为研究人员提供关键信息,以确定对人类健康和疾病以及对药物和环境反应有影响的相关基因。此计划于 2002 年启动,由日本、英国、加拿大、中国、尼日利亚、美国的科学家合作完成。

4. 人类基因组多样性研究计划　这一计划对不同人种、民族、人群的基因组进行研究和比较,将为疾病监测、人类的进化研究和人类学研究提供重要信息。

三、后基因组时代的研究

2001 年 2 月,人类基因组计划终于取得突破性进展——绘制出人类基因组草图,标志着人类基因组计划的基本完成。人类基因组草图覆盖了人基因组的大部分,准确率超过 90% 的 DNA 序列图。这是生命科学的里程碑,从这一时刻开始,人类真正认识了自己。

然而,人类基因组计划仅对基因组进行了测序,人类约有 3 万个基因及其较为确切的染色体定位。这些基因具有怎样的生物学功能? 在生命活动中发挥着怎样的调控作用? 这些都需要我们继续探索。

因此,人类已从基因组时代步入后基因组时代。以基因功能鉴定为目标的功能基因组学(functional genomics)通常被称为后基因组学。后基因组学是利用结构基因组学提供的信息和产物,通过在基因组或系统水平上全面分析基因的功能,使得生物学研究从对单一基因或蛋白质的研究转向对多个基因或蛋白质同时进行系统的研究。

（一）后基因组研究的核心问题

后基因组研究的核心问题包括：①基因组多样性；②遗传疾病产生的起因；③基因表达调控的协调作用，以及蛋白质产物的功能；④模式生物体的研究；⑤生物信息学是对功能基因组学数据进行储存、分析和发掘的基本手段，主要体现在数据库对数据的储存能力上和分析工具的开发上。

（二）后基因组研究进展

1. 基因组多样性的研究 人类是一个具有多态性的群体。不同群体和个体在生物学性状，以及在对疾病的易感性上的差别，反映了进化过程中基因组与内、外环境相互作用的结果。开展人类基因组多样性的系统研究，无论对了解人类的起源、进化和迁徙，还是对生物医学，均会产生重大的影响。已知人类基因组 DNA 序列中最常见的变异形式是 SNP。当 SNP 位于基因的编码序列中即称为 cSNP。cSNP 引起蛋白质重要部位氨基酸的变异，可导致其功能改变；位于基因调控序列中的 SNP 则可能影响基因表达的剂量。这两种 SNP 的生物学意义更为显著，是基因组中决定人类表型多样性的核心信息。另一方面，SNP 因连锁不平衡所形成的单倍型，也可用于关联研究来确定与之连锁的生物学性状相关序列。目前，已发展了多种自动化和批量化检测 SNP 的技术，其应用范围十分广泛，包括连锁分析与基因定位、疾病的关联研究、多基因疾病的基因定位、个体识别和亲子鉴定及发病机制的研究，以及研究生物进化、生物间相互关系等。

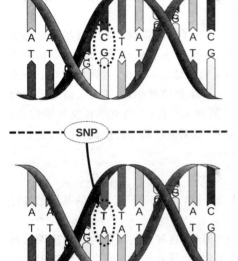

图 2-2 DNA 中 SNP 示意图

2. 疾病的基因组学 绝大多数人类疾病是基因组信息与环境因子相互作用的结果。1997 年，美国提出了环境基因组学计划，其目的是了解环境对人类疾病的影响和意义。过去的 30 多年里，科学家们已经在人类基因组的 2.3 万个基因中发现了 350 多个与癌症有关的基因。2008 年，人们在乳腺癌和结直肠癌、胰腺癌、白血病以及胶质瘤的全基因组序列分析上取得了重要的进展。2008 年 9 月份，约翰·霍普金斯大学在《科学》杂志上首次发表了胶质瘤患者的全基因组序列分析图谱，发现在胶质瘤中有很多在该研究领域从未报道过的基因发生了改变，如 IDH1 基因。随后《自然》杂志发表了第一例急性髓性白血病患者的全基因组 DNA 分析结果。研究小组在患者发生突变的 10 个基因中发现，仅有 2 个是以前报道与过敏及肿瘤发生、发展相关的基因，而其他 8 个均是功能未知的基因。

3. 基因组表达的调控 在基因转录表达及其调控的研究方面，一个细胞的转录表达水平能够精确而特异地反映其类型、发育阶段，以及反应状态，是功能基因组学的主要研究内容之一。为了能够全面而不是孤立地评价全部基因的表达，需要建立全新的工具系统，其定量敏感度应达到 1 个拷贝/细胞，定性敏感度应能够区分剪接方式，还须达到检测单个细胞的能力。近年来发展的 DNA 芯片以及微量 RNA 探针制备技术已基本达到了这些目标。目前，应用 DNA 芯片检测基因组表达谱的主要瓶颈，已经是如何设计新的软件和算法，对生物芯片所产生的大量信息在生化通路和调控网络的水平进行分析和整合。

（三）系统生物学

伴随更多物种基因组的测定，科学家可以将研究的目光聚焦到基因的一个片段上，甚至是基因的一个碱基上——即从"整体"到"局部"。然而,过多地将问题聚焦于一段基因,很容易忽视基因与基因、基因与RNA,以及基因与蛋白质之间的相互联系。就好像生物个体不可能单独存在,整个生物圈是以生物链的形式相互影响、相互制约;物种的基因也存在着类似的相互作用网络。事实上,越来越多的科学家开始意识到"局部"研究的局限性,将眼光转向"整体"研究——即借助于系统生物学手段。

系统生物学理论,以生物系统内部的所有组成成分(基因、mRNA、蛋白质等)及其相互关系为对象,通过大规模动力学分析,抽象出生物系统的设计原理和运行规律。自2000年日本举办第一届国际系统生物学会议以来,系统生物学开始得到蓬勃发展。

1. **蛋白质组学** 是研究蛋白质尤其是其结构和功能的学科。一个生命体在其整个生命周期中所拥有的蛋白质的全体,或者在更小的规模上,特定类型的细胞在经历特定类型刺激时所拥有的蛋白质的全体,分别被称为这个生命体或细胞类型的蛋白质组。蛋白质组学(proteomics)比基因组学要复杂得多,更重要的是,基因组是相当稳定的实体,而蛋白质组则通过与基因组的相互作用而不断发生着改变。一个生命体在其机体的不同部分和生命周期的不同阶段,其蛋白表达可能存在巨大的差异。相比于基因组学,蛋白质组学是更大的挑战,因为蛋白质的三维结构对其功能至关重要。在研究过程中维持几何形状是重要且具有挑战性。蛋白质组学研究的关键技术包括质谱分析、X线晶体衍射、磁共振和凝胶电泳。

2. **转录组学** 转录组是指特定细胞在某一功能状态下所能转录出来的所有RNA的总和,转录组学(transcriptomics)就是指通过高通量方法研究转录物组的表达动力学,间接阐述基因组的功能学科。

3. **代谢组学** 1999年,英国学者Nicholson等在磁共振分析的基础上提出代谢组学(metabonomics)的概念。随着学科进一步的发展以及对代谢多层次多方面的深入研究,目前代谢组学被准确定义为:代谢组学是关于生物体内源性代谢物质的整体及其变化规律的学科。2000年,美国学者Fiehn等提出了代谢物组学(metabolomics)的概念,即对细胞在一定时间和条件下所有小分子代谢物质的定量分析研究。

4. **生物信息学** 是以计算机为工具,用数理及信息科学的理论和方法研究生命现象,对生物信息进行储存、检索和分析的一门学科。在后基因组时代,如果在已完成基因组测序的物种之间进行整体的比较、分析,希望在整个基因组的规模上了解基因组和蛋白质组的功能意义,包括基因组的表达与调控、基因组的多样化和进化规律,以及基因及其产物在生物体生长、发育、分化、行为、老化和治病过程中的作用机制,都必须发展新的算法,以充分利用超级计算机的超级计算能力。生物信息学将生物遗传密码与电脑信息相结合,通过电脑的各种程序软件将已知的大量核酸、蛋白质等生物大分子的核苷酸序列进行分析、计算,揭示遗传信息;通过对生物信息的查询、搜索、比较、分析,从中获取基因编码、基因调控、核酸和蛋白质结构功能及其相互关系等理性知识,推断已知序列的功能;在大量信息和知识的基础上,探索生命起源、生物进化,以及细胞、器官和个体的发生、发育、病变、衰亡等生命科学中重大问题,并研究其基本规律和时空联系。生物信息学的研究方向主要包括基因组序列装配、基因识别、基因进化、mRNA结构预测、基因芯片设计、蛋白质序列分析、蛋白质结构预测、蛋白质折叠研究和蛋白质芯片设计等。

(刘晓宇)

参考文献

[1] Sarkar S, Plutynski A. A companion to the philosophy of biology. Oxford:Blackwell, 2008.

[2] Steinman RM, Moberg CL. A triple tribute to the experiment that transformed biology. J Exp

Med，1994，179（2）：379～384.

[3] Wilkins MHF，Stokes AR，Wilson，HR. Molecular structure of deoxypentose nucleic acids. Nature，1953，171（4356）：738～740.

[4] Watson JD，Crick FHC. A structure for deoxyribose nucleic acid. Nature，1953，171（4356）：737～738.

[5] Elson D，Chargaff E . On the deoxyribonucleic acid content of sea urchin gametes. Experientia，1952，8（4）：143～145.

[6] Chargaff E，Lipshitz R，Green C. Composition of the deoxypentose nucleic acids of four genera of sea-urchin. J Biol Chem，1952，195（1）：155～160.

[7] Crick FHC. On protein synthesis. Symp Soc Exp Biol XII，1958，139～163.

[8] Uzawa T，Yamagishi A，Oshima T. Polypeptide synthesis directed by DNA as a messenger in cell-free polypeptide synthesis by extreme thermophiles，thermus thermophilus HB27 and sulfolobus tokodaii Strain 7. J Biochem，2002，131（6）：849～853.

[9] http://www. ornl. gov/sci/techresources/Human_Genome/project/about. shtml

[10] Nicholson JK，Lindon JC，Holmes E. "Metabonomics"：understanding the metabolic responses of living systems to pathophysiological stimuli via multivariate statistical analysis of biological NMR spectroscopic data. Xenobiotica，1999，29（11）：1181～1189.

第三章

表 观 遗 传 学

表观遗传学(epigenetics)是近年来兴起的一门研究生物体或细胞表观遗传变异的遗传学分支学科,主要研究在没有 DNA 序列变化的基础上,基因表达的可遗传性的改变。在细胞中除了 DNA 和 RNA 序列以外,还有许多调控基因的信息,它们虽然本身不改变基因的序列,但可以通过基因修饰、蛋白质修饰、蛋白质与蛋白质、DNA 和其他分子的相互作用,而影响和调节基因的功能和特性,并且通过细胞分裂和增殖周期影响遗传。表观遗传学补充了"中心法则"所忽略的两个问题,即哪些因素决定了基因的正常转录和翻译,以及核酸并不是存储遗传信息的唯一载体。这一迅速发展的学科在分子水平揭示了复杂的临床现象,为解开生命奥秘及征服疾病带来了希望。

第一节 表观遗传学概述

一、表观遗传现象及概念

多细胞生物体是由单个受精卵逐步发育而来的。从受精卵到完全分化的千差万别的各种类型的组织、细胞,虽然具有相同的 DNA 序列,但其基因表达却相差悬殊。构成生物体的相同基因组如何表达出如此多样性的细胞、组织?机体这一复杂、有序表达调控过程的分子机制就是通过表观遗传的 DNA 甲基化、组蛋白修饰、染色质重塑和非编码 RNA 等方式来执行的。有人甚至形容:基因的 DNA 序列是木偶,而表观遗传学是牵线人;或 DNA 序列是琴键,而表观遗传学则决定哪一个键何时、何处发声。

表观遗传学的发展是建立于对多种不符合孟德尔遗传现象的揭示。经典遗传学将遗传物质的改变置于核心地位,认为不同表型的遗传是由于 DNA 序列改变导致的等位基因差异造成的。而表观遗传变异是在同样的细胞核环境中,无 DNA 序列改变的情况下发生的,其中的一个重要环节就是等位基因的选择性调控机制。例如,从经典遗传学角度来说,同卵双生子具有完全相同的基因型,在相同的环境下成长,两者应具有完全一样的表现,如体貌特征、性格、气质及疾病易感性,但事实并非如此。同卵双生子个体发育中这些可遗传的差异主要是由"表观遗传修饰"所导致的。各种环境因素都可以通过表观遗传影响基因的表达。

表观遗传学的"表"字译自"epi"前缀,既有表面作用之意,又有表达之意。此概念是 1942 年由 Waddington 首创,到现今在各类生物包括人类中积累了丰富的资料,并能够用在分子水平上说明其作用机制。表观遗传学又称表遗传学,它不仅对基因表达、调控、遗传有重要作用,而且在肿瘤、免疫等许多疾病的发生和防治中亦具有十分重要的意义,具有十分广泛而深刻的研究价值和应用前景。

表观遗传学有如下3层含义:①可遗传的,即这类改变通过有丝分裂或减数分裂,能在细胞或个体世代间遗传;②是基因表达的改变,表观遗传信息可以通过控制基因的表达时间、空间和方式来调控各种生理反应;③没有DNA序列的变化或不能用序列变化来解释;④与DNA序列的改变所不同的是,许多表观遗传的改变是可逆的,这就为疾病的治疗提供了乐观的前景。

二、表观遗传学的研究内容

研究表明,人类基因组含有两类遗传信息,经典遗传学信息提供了合成生命所必需蛋白质的模板,而表观遗传信息(epigenetic information)提供了何时、何地和怎样地应用遗传学信息的指令。经典遗传调控包括细胞核、细胞质的多个水平调控,如转录、转录后加工、翻译、翻译后修饰等;而表观遗传调控(epigenetic regulation)从多个水平上调控基因表达,如:DNA水平的DNA甲基化、蛋白质水平的组蛋白修饰、染色质水平的染色质重塑、RNA水平的miRNA和RNA干扰等,但不涉及基因核苷酸序列的改变。遗传学和表观遗传学的关系犹如"阴阳",它们既相互区别又协同参与调节生命活动。

表观遗传修饰是基因组信息精细的调节方式,表观遗传学研究的范围非常广泛,主要包括DNA甲基化、组蛋白的多种修饰(如乙酰化和去乙酰化、甲基化、磷酸化、泛素化等)、基因组印记、染色质重塑、X染色体失活等修饰,同时,非编码RNA也参与了表观遗传修饰的调节,在早期胚胎发育中表观遗传修饰起着重要的作用。

第二节 表观遗传变异的分子机制

一、DNA 甲基化

(一) DNA 甲基化现象

DNA甲基化(DNA methylation)是目前研究得最清楚、最重要的DNA水平的表观遗传修饰形式,也是最早被发现的与基因抑制相关的表观遗传机制。DNA甲基化现象广泛存在于细菌、植物和哺乳动物中,是DNA的一种天然的修饰方式。通过甲基供体S-腺苷甲硫氨酸,并在DNA甲基转移酶(DNA methyltransferase,DNMT)催化下,通常发生在双核苷酸CpG中的胞嘧啶环上5′位置的氢被活性甲基所取代,从而形成5-甲基胞嘧啶(用^mC来表示),构成甲基化的CpG。双核苷酸CpG常位于结构基因的5′端调控区,且常串联成簇排列,这种富含双核苷酸CpG的区域被称为CpG岛(CpG island)。在正常情况下,持家基因(house-keeping gene)的启动子区(promoter region)富含CpG岛,并以非甲基化形式存在(图3-1)。

一般认为,^mC修饰在空间上会阻碍转录因子复合物与DNA的结合。基因启动子区的CpG岛在正常状态下一般是非甲基化的,CpG岛发生甲基化一般与基因沉默(gene silence)相关联,使一些重要基因如抑癌基因、DNA修复基因等丧失功能,从而导致正常细胞的生长分化调控失常,以及DNA损伤不能被及时修复,这与多种肿瘤形成密切相关。高度甲基化的基因,如女性两条X染色体中的一条X染色体上的基因处于失活状态。DNA甲基化与基因的转录活性密切相关。在真核细胞中,特别是在高等生物体内的甲基化和非甲基化基因的转录活性相差10^6倍。如果在基因的启动子区域的CpG岛发生过度甲基化,那么该基因就可能失活。

而非甲基化一般与基因活化相关联;去甲基化(demethylation)则与沉默基因的重新激活相关联。为细胞存活所需要而一直处于活动状态的持家基因,则一直保持低水平的甲基化。广泛的低甲基化会造成基因的不稳定,这与多种肿瘤的发生有关。DNA的低甲基化也可能在异常组蛋白修

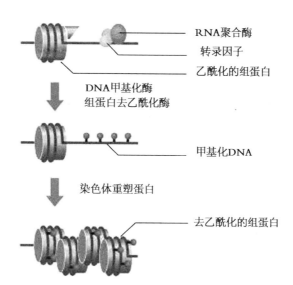

RNA聚合酶
转录因子
乙酰化的组蛋白

DNA甲基化酶
组蛋白去乙酰化酶

甲基化DNA

染色体重塑蛋白

去乙酰化的组蛋白

图3-1 正常情况下CpG岛是以非甲基化形式存在于启动子内

饰的协同下引起某些T细胞基因的异常活化,导致自身免疫性疾病的发生。DNA甲基化及去甲基化,再加上组蛋白修饰,直接制约基因的活化状态。因此,DNA甲基化有其重要的生物学意义。

（二）DNA甲基化机制

DNA甲基化可分为两大类:维持性甲基化和从头合成甲基化。

1. 维持性甲基化（maintenance methylation） 是在维持甲基转移酶（Dnmt1）的作用下,以DNA母链的甲基化位置为模板进行甲基化修饰。甲基化特征是通过保持甲基化酶活性来实现的。因此,DNA甲基化模式可以像DNA序列本身一样被半保留复制,使甲基化的DNA经复制后仍然维持甲基化状态。研究发现小鼠胚胎干细胞中Dnmt1的失活,导致基因组大规模的DNA甲基化丢失,印记基因表达异常、异常X染色质失活等,实验证实Dnmt1在哺乳动物细胞分裂过程中具有维持甲基化的功能。

2. 从头合成甲基化（de novo methylation） 又称构建性甲基化,是指不需要甲基化模板指导即能进行的甲基化修饰,如Dnmt3a和Dnmt3b能催化DNA的从头甲基化。Dnmt3a和Dnmt3b同时失活导致早期胚胎死亡,单独Dnmt3b缺失将导致胚胎期死亡,单独Dnmt3a缺失可导致出生后死亡。

在生物发育的某一阶段或细胞分化的某种状态,原先处于甲基化状态的基因,也可以被诱导去甲基化而出现转录活性。DNA去甲基化是指在DNA去甲基化酶的作用下,通过核苷酸切除和连接而进行的胞嘧啶（C）替代5-甲基胞嘧啶（5^mC）的过程,该过程受RNA分子调控。过低甲基化导致一些在正常情况下受到抑制的一些基因如癌基因,或相关因子得到大量表达。曾报道在细胞染色体的中心粒周围具有高度的甲基化区域,如果这种甲基化DNA失去致密的甲基,就会导致基因的损伤。

（三）DNA甲基化对基因表达及染色体的调控

1. DNA甲基化抑制基因表达的两种机制 DNA甲基化抑制基因表达的机制,目前有两种解释:①许多转录活化的转录因子特异性识别包括CpG岛的GC富含序列,当DNA大沟中的CpG岛被甲基化时,将阻碍上述转录因子与特异的DNA区域的结合,从而抑制基因的表达;②甲基化的CpG岛结合特异性蛋白质而抑制基因表达。

2. DNA甲基化有利于染色体的稳定 人类遗传病中约1/3的点突变为CpG序列中的C-T转换,目前发现甲基化CpG结合蛋白MBD4能够对该突变进行修复。DNA甲基化有利于染色体的稳定。在胚胎发育及精子发生过程中,DNA甲基化能够促进逆转座子的转录沉默,避免对细胞无益的重组。

（四）DNA甲基化与其他表观遗传修饰的关系

DNA甲基化和组蛋白的甲基化及其他表观遗传修饰之间关系密切。如组蛋白H3第9位赖氨酸(H3K9)的甲基化是DNA甲基化的必要条件;同样DNA甲基化也能导致H3K9的甲基化。DNA甲基化、组蛋白甲基化与染色质的异固缩、基因转录受抑制有关,提示基因处于沉默状态;而DNA的去甲基化、组蛋白的乙酰化与染色质解压缩与基因转录的启动及功能活化相关,提示基因处于活化状态。RNAi可通过直接触发中心粒周围异染色质区特异位点的甲基化及组蛋白H3K9的甲基化,导致可遗传的稳定基因沉默。目前已在多种肿瘤细胞中发现miRNA与DNA甲基化之间存在相互调控机制。

二、组蛋白修饰

染色质的基本单位为核小体,组蛋白是核小体的重要组成部分。组蛋白富含带有正电荷的碱性氨基酸,能够同DNA分子中带有负电荷的磷酸基团相互作用,从而形成紧密的包装结构。只有改变组蛋白的修饰状态,使DNA和组蛋白的结合变松,才能使相关基因得到表达,因此组蛋白是重要的染色体结构维持单位和基因表达负调控因子,其修饰状态对被其所覆盖的基因表达起着非常重要的调节作用。

组蛋白的N端可通过共价作用从而发生乙酰化、甲基化、磷酸化、泛素化以及瓜氨酸化、ADP核糖基化、生物素化、糖基化、泛素相关小修饰蛋白(small ubiquitin-like modifier, SUMO)化等翻译后的修饰(图3-2),这些修饰的信息,即组蛋白中被修饰氨基酸的种类、位置和修饰类型的多样性及其时空组合与相应生物学功能的关系可作为一种重要的表观遗传标志,被称为组蛋白密码(histone code)。组蛋白密码不像DNA密码那样具有通用性,而是在不同生物间具有不同的机制,组蛋白密码在更高水平上赋予了遗传信息的多样性,大大扩展了DNA本身所包含的遗传信息,从而提供了机体在不同条件下基因表达的表观遗传信息。组蛋白密码决定了基因表达调控的状态,并且可遗传。

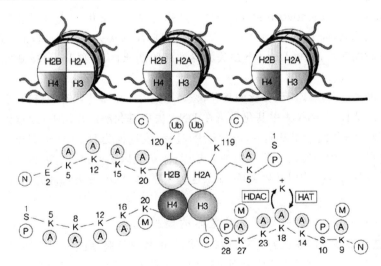

图3-2 组蛋白的不同修饰

K:赖氨酸;A:乙酰化;M:甲基化;P:磷酸化;Ub:泛素化

乙酰化和甲基化是组蛋白最为重要的修饰方式。

（一）组蛋白乙酰化和去乙酰化

组蛋白乙酰化（histone acetylation）是由组蛋白乙酰基转移酶（histone acetyltransferase，HAT）和组蛋白去乙酰基酶（histone deacetylase，HDAC）协调催化完成，修饰的部位一般位于 N 端保守的赖氨酸残基上。组蛋白乙酰化是一个可逆的动力学过程，可以调节基因的转录。

组蛋白乙酰化与基因活化以及 DNA 复制相关，组蛋白去乙酰化和基因的失活相关。组蛋白乙酰化转移酶（HATs）主要是在组蛋白 H3、H4 的 N 端尾部的赖氨酸（K，Lys）上加上乙酰基，组蛋白去乙酰化酶（HDACs）则相反，不同位置的修饰均需要特定的酶来完成。乙酰化酶家族可作为辅激活因子调控转录，调节细胞周期，参与 DNA 损伤修复以及染色体装配，还可作为 DNA 结合蛋白。去乙酰化酶家族则与稳定核小体结构、染色体易位、转录调控、基因沉默、细胞周期、细胞分化和增殖以及细胞凋亡相关。

组蛋白乙酰化状态呈现多样性，HATs 和 HDACs 均可以在启动子区发挥局部乙酰化和去乙酰化作用，使基因对细胞外信号作出瞬时反应。而增强子和基因座控制区（locus control region，LCR）所结合的活化因子能募集 HAT 引起广泛的乙酰化作用（broad acetylation），使组蛋白维持更高的乙酰化水平，从而在稳定基因表达方面发挥作用。

肿瘤的发生与组蛋白乙酰化和去乙酰化的失衡有密切关系。HATs 基因突变会导致正常基因不能表达，HDACs 基因的突变或 HDACs 相关蛋白异常，将导致 HAT 错误募集蛋白，从而引发肿瘤。组蛋白去乙酰化酶抑制剂（histone deacetylase inhibitors，HDACIs）已经成为抗肿瘤药物研究的热点，如苯丁酸在临床上已用于白血病和一些实体瘤的治疗。

（二）组蛋白的甲基化

组蛋白甲基化多发生于组蛋白 H3、H4 的赖氨酸（K）和精氨酸（R）残基上，由特异的 2 种组蛋白甲基转移酶（histone methyltransferase，HMT）即组蛋白赖氨酸甲基转移酶（histone lysine methyltransferase，HKMT）和组蛋白精氨酸甲基转移酶（histone arginine methyltransferase，HRMT）催化完成，也是一个可调控的动态修饰过程。HKMTs 有上百种，而组蛋白的去甲基化是由赖氨酸去甲基酶（lysine-specific demethylase 1，LSD1）催化完成。组蛋白甲基转移酶（HMT）可存在于组成性异染色质中，以维持该区域 H_3K_9 的甲基化水平。

组蛋白赖氨酸的甲基化在表观遗传调控中起着关键作用。组蛋白 H3 的 K_4、K_9、K_{27}、K_{36}、K_{79} 和 H_4 的 K_{20} 均可被甲基化。组蛋白甲基化可能促进基因表达，也可能抑制基因表达，其调控取决于甲基化位点和甲基化程度。组蛋白甲基化修饰具有复杂性，其中赖氨酸残基能够单、双、三甲基化，精氨酸残基能够单、双甲基化，组蛋白甲基化还可能是可逆的。与转录激活相关的甲基化位点有 H3K4、H3K36、H3K79 等，H3K9、H3K27、H4K20 位点甲基化则与转录抑制有关，H3K9 的甲基化也可以通过抑制组蛋白 H3、H4 的乙酰化发挥转录抑制作用，因为 H3K9 的甲基化与乙酰化表现为相互排斥，而 H3K9 的甲基化是 DNA 甲基化的必要条件，同样 DNA 甲基化也可以导致 H3K9 的甲基化。组蛋白 H3K27 位点甲基化与同源框基因沉默、X 染色体失活、基因印记等基因沉默现象及与某些肿瘤的发生有关；组蛋白 H3K79 位点甲基化与防止基因失活和 DNA 修复有关（图 3-2）。

与组蛋白乙酰化修饰的暂时性相比，组蛋白甲基化修饰比较复杂，尤其是三甲基化修饰，能够影响长期表观遗传记忆（long-term epigenetic memory）。

目前，比较明确的精氨酸甲基化的位点有 H3R2、H3R8、H3R17、H3R26、H4R3 等，组蛋白精氨酸甲基转移酶 1（HRMT1）和 HRMT4/CARM1 催化形成的（H4R3 和 H3R2、H3R17、H3R26）非对称双甲基化与转录激活有关；而 HRMT5 催化的 H3R8 和 H4R3 的对称双甲基化与转录抑制有关。

与此同时，组蛋白去甲基化在个体发育、糖尿病等代谢病、肿瘤发生等过程中发挥着重要作用，而且与其他表观遗传修饰之间存在相互调控。多种组蛋白甲基化酶（HMTs）和去甲基化酶（histone demethylase，HDM）的异常与肿瘤发生相关，HMTs 和 HDMs 都已成为抗癌药物研究的新靶点。

（三）组蛋白的其他修饰

组蛋白的磷酸化是最为大家熟悉的翻译后修饰，尤其是在基因转录、DNA 修复、染色体凝集、细胞凋亡等方面受到关注。所有组蛋白的组分均能磷酸化，组蛋白的磷酸化发生与丝氨酸（S，Ser）残基，一般与基因活化相关。H3S10 的磷酸化可以促进 H3K14 乙酰化，而 H3K9 的甲基化则会阻止 H3-S10 的磷酸化。

组蛋白泛素化由 E1、E2、E3 级联酶催化修饰，也是一个可逆的动态变化过程。一般是 C 端赖氨酸（K，Lys）残基修饰，启动基因表达。组蛋白泛素化而导致的构型改变参与基因的复制、表达及修复的调节。如 H2BK123 的去泛素化是 H3K36 甲基化和基因表达激活的必要条件，同时去泛素化可降低 H3K4 三甲基化的水平。在转录过程中，泛素化和乙酰化之间可能起到协同作用。

SUMO（一种类泛素蛋白）化可降低异染色质的稳定性，促进组蛋白 H3K4 的甲基化。可作为染色质活化的标志之一。

组蛋白的各种修饰不是相互独立的，而是互相联系的：一方面表现为同种组蛋白的一个氨基酸残基的化学修饰能促进或抑制其他残基的修饰，并存在着相互影响；另一方面，组蛋白的同一氨基酸残基的不同修饰间也存在协调或拮抗作用。

三、染色质重塑

核小体结构的存在为染色质包装提供了便利，但 DNA 与组蛋白八聚体紧密结合却为基因的表达设置了障碍，要打破这一障碍而获得有活性的染色质结构，可通过染色质重塑来实现。染色质重塑（remodeling）指染色质位置和结构的变化，主要包括紧缩的染色质丝在核小体连接处发生松解造成染色质的解压缩，从而暴露了基因转录启动子区中的顺式作用元件，为反式作用因子（基础转录装置）与之结合提供了一种可接近性（accesibility）的状态（图 3-3）。即在能量驱动下核小体中的组蛋白及相应的 DNA 分子发生的一系列置换或重新排列。

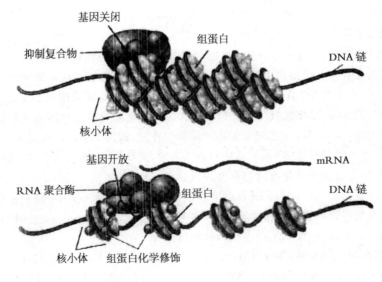

图 3-3　染色质重塑

染色体重塑过程由两类结构介导：ATP 依赖型核小体重塑复合体和组蛋白修饰复合体。前者通过水解作用改变核小体构型;后者对核心组蛋白 N 端尾部的共价修饰进行催化。尤其是对组蛋白 H3 和 H4 的修饰直接影响核小体的结构,并为其他蛋白提供了与 DNA 作用的结合位点。两者发生的先后顺序与启动子序列的特异性有关;后与启动子结合的复合物有助于维持两个复合物与启动子的稳定结合,且两复合物又可相互加强对方的功能。

动态的染色质重塑过程是大多数以 DNA 为模板的生物学过程的基础,如基因的转录、DNA 的复制与修复等,而这些生物学过程的紊乱都与疾病的发生、发展直接相关,因此染色质重塑不仅能够调节基因的转录,同时还参与了与疾病发生密切相关的那些基础细胞生理过程。但是不同的染色质重塑能够导致不同的疾病,又提示这些生理过程并不是独立的起作用。

染色质的重塑和组蛋白的去乙酰化是相互依赖的,DNA 甲基化可能需要 HDACs 的活性或染色质重塑中的成分参与。通常,DNA 甲基化、组蛋白甲基化和染色质的压缩状态和 DNA 的不可接近性,以及基因处于抑制和静息状态相关;而 DNA 的去甲基化、组蛋白的乙酰化和染色质压缩状态的开启,则与转录的启动、基因活化和行使功能有关。这意味着,不用改变基因本身的结构,而是改变基因转录的微环境条件就可以调控基因的活性,或者令其沉默,或者使其激活。

染色质重塑复合物依靠水解 ATP 提供能量来完成染色质结构的改变,根据水解 ATP 的亚基不同,可将复合物分为交换型转换-蔗糖不发酵(SWI-SNF)复合物、ISWI(imitation switch)复合物,以及 Mi-2 复合物等 3 类。这些复合物及相关的蛋白均与转录的激活和抑制、DNA 的甲基化、DNA 修复以及细胞周期相关。SWI-SNF 复合物参与染色质重塑,其基本功能是改变 DNA 对 DNase Ⅰ 的敏感性,改变 DNA 分子的螺旋周期,从而通过改变核小体结合的 DNA 分子而造成一种新的 DNA 分子功能状态。SWI-SNF 复合物还可以作为核受体的一个共激活因子,在糖皮质激素、雌激素和孕激素信号途径中发挥作用。ISWI 复合物存在的情况下,DNA 与蛋白质的相互作用均加强,参与复制和转录的起始。Mi-2 复合物存在于多亚基的核小体重塑和去乙酰化(nucleosome remodeling and deacetylation,NuRD)复合物中,NuRD 通过依赖于 ATP 的染色质重塑和去乙酰化机制而发挥转录抑制作用。

四、遗传印记

(一)遗传印记的概述

由不同性别的亲本传给子代的同源染色体中的一条染色体上的基因,因甲基化失活或其他修饰而引起不同表型的现象,称为遗传印记(genetic imprinting),又称基因组印记(genomic imprinting)或亲本印记(parental imprinting)。印记基因的修饰常为 DNA 甲基化,也包括组蛋白乙酰化、组蛋白甲基化等修饰。

印记基因(imprinted gene)指在性系细胞中打上印记的基因,表明该基因是父源的还是母源的,在发育胚胎中不同亲缘的印记基因有不同的表达。如常染色体显性遗传病的外显率和表现度,受到父源性的影响,一般说来,早期发病病例的突变基因,多来源于父方;迟发病病例的突变基因,多源于母方。

在生殖细胞形成早期,来自父方和母方的印记将全部被消除,父方等位基因在精母细胞形成精子时产生新的甲基化模式,但在受精时这种甲基化模式还将发生改变;母方等位基因甲基化模式在卵子发生时形成,因此在受精前来自父方和母方的等位基因具有不同的甲基化模式。

印记基因异常表达引发伴有复杂突变和表型缺陷的多种疾病,许多印记基因对胚胎和胎儿出生后的生长发育调节非常重要,对行为和大脑功能也有很大影响,印记基因的异常同样可诱发癌症。

(二)遗传印记的特点

1. 顺式作用机制是基因组印记的决定性特征　印记机制只在一条染色体上起作用,而反式基因调控机制可以在细胞核中任何染色体上起作用。一般认为,基因组印记是顺式沉默机制,即印记基因在一条染色体上沉默,而在另一条同源染色体上活跃,从而可以吸引或排斥转录因子,改变一条亲本染色体上基因的表达。

2. 印记基因遍布于整个基因组中,有些印记基因聚集成簇并受印记控制区的调控　在人类的28 900多个基因中,大多数基因在两条同源染色体上有相同的表达模式,只有几百个基因有基因组印记现象。目前发现的印记基因大约80%成簇,这些成簇的基因被位于同一条链上的顺式作用位点所调控,该位点被称为印记中心(imprinting center,IC)。即某一DNA顺式元件能够调节多个印记基因的表达。尽管有些印记基因紧密连锁,但却表现出不同的印记效应。

3. 男性和女性个体都受基因组印记的影响　其与性别无关,而只与基因的来源有关。在二倍体细胞中,非印记基因的父源和母源拷贝都会表达,而印记基因只表达其中的一个拷贝。无论是父源印记或母源印记,子代中男性和女性个体都受印记的影响,但与子代的性别无关,而只与印记基因的来源有关;如母源的印记基因在子代所有男性和女性的相应母源染色体上仍是印记基因。

4. 印记是将母源基因与父源基因拷贝区分开来的一种表观遗传修饰　父源表达、母源沉默的基因称为母源印记基因,反之则称为父源印记基因。印记是一个亲本配子得到的表观遗传修饰,目前已证实,在哺乳动物中,DNA甲基化具有可遗传的配子印记作用;相比较而言,组蛋白的多种修饰对基因组印记的影响较小,可能仅仅起到维持的作用。

5. 印记基因簇中至少含有一个非编码RNA　每个印记基因簇中都有多个编码蛋白质mRNA的印记基因和至少一个非编码RNA(non-coding RNA,ncRNA)基因,ncRNA的表达与多个mRNA基因的沉默有正相关。印记基因的内含子一般均较小,内含子/外显子长度之比也较小。

6. 印记基因表达有组织特异性　印记基因表达有组织特异性,在哺乳动物的生长发育中起着重要的调节作用。印记基因的存在反映了性别的竞争。从目前发现的印记基因来看,父源表达的基因对胚胎的贡献是促进生长发育和营养摄入,而母源表达的基因则是限制胚胎发育速度和营养支出,从而提高生育力。亲代通过印记基因来影响其下一代,使它们具有性别行为特异性,以保证父母双方基因在遗传中的优势。

五、X染色体失活

1. X染色体失活及其过程　女性有两条X染色体,而男性只有一条X染色体,为了保持平衡,女性的一条X染色体失活,这便是"剂量补偿"效应。哺乳动物雌性个体不论有多少条X染色体,最终只能随机保留一条X染色体的活性。哺乳动物的剂量补偿效应是通过完全沉默XX个体中的一条X染色体实现的。

M. Lyon研究发现,哺乳动物受精以后,X染色体发生系统变化。在雌性哺乳动物胚胎发育的早期(仅由4细胞或8细胞的胚胎),父本X染色体(Xp)在所有的早期胚胎细胞中均选择性失活,Xp以某种修饰方式被标记"印记"失活。但胚胎发育到由50~100个细胞阶段的胚泡时,胚泡中将形成胚胎外组织(胎盘和卵黄囊)细胞,其Xp仍维持失活状态。而胚泡中形成内细胞团(inner cell mass,ICM)细胞,Xp再次被激活,此时雌性ICM细胞中的两条X染色体均处于活化状态。之后Xp或Xm被选择性地随机失活,而且失活的X染色体在后代细胞中继续维持失活状态。

2. X染色体失活的分子机制　哺乳动物细胞中X染色体失活的随机选择和启动发生于囊胚期,由X染色体失活中心(X-inactivation center,*Xic*)调控。*Xic*是一个顺式作用开关位点,能确保X染色体随机失活的适当性和正确性。人类的*Xic*定位于Xq13.3,*Xic*转录多种非编码RNA,该基因座上的X染色体失活特异性转录本(X-inactivation specific transcript,Xist)能够产生一个17kb的非编码RNA,*Xist*基因编码Xist RNA,Xist RNA具有顺式结合特点,转录后随即在合成它的X染色体上积累并不断扩展,并在此募集一些对基因沉默有重要功能的蛋白质因子,如Pc-G蛋白

(polycomb group,Pc-G),从而启动 X 染色体失活过程。被募集的蛋白质因子在 X 染色体上组成临时性位点,能够马上诱导 DNA 甲基化和组蛋白修饰的发生,这对 X 染色体失活的建立和维持有重要的作用。*Xist* 是在人和小鼠体内首先定位到 *Xic* 的基因,只限于在灭活 X 染色体时表达,并只能在雌性个体中检测到。失活的 X 染色体依旧持续合成 Xist RNA,进而维持 X 染色体本身的失活状态(图 3-4)。但有活性的 X 染色体如何阻止 Xist RNA 的结合机制尚不明确。

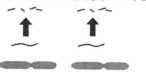
两个X染色单体表达 XIst RNA,此时RNA不稳定

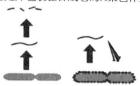
XIst RNA稳定并包裹在合成它的X染色体上

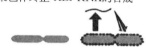
活化的X染色体终止 XIst RNA的合成

活化的X染色体　失活的X染色体

图 3-4　Xist RNA 诱导的 X 染色体失活过程

六、非编码 RNA

功能性非编码 RNA(ncRNA)在基因表达中发挥着重要作用,按照它们的大小可分为长非编码 RNA(long ncRNA,长度超过 200nt 的 ncRNA)和小非编码 RNA。

长非编码 RNA 在基因簇以至于整个染色体水平发挥顺式调节作用。在哺乳动物中 Xist RNA 调节 X 染色体的失活,其具有特殊的模体,可与一些蛋白共同作用,实现 X 染色体的失活。Xsit RNA 是 Xist RNA 的反义 RNA,对 Xsit 起负调节作用,在 X 染色体随机失活中决定究竟哪条链失活。air RNA 调节一个基因簇的表达,该基因簇含有 3 个调节生长的基因。长链 RNA 常在基因组中建立单等位基因表达模式,在核糖核蛋白复合物中充当催化中心,对染色质结构的改变发挥着重要的作用。

小非编码 RNA 在基因组水平对基因表达进行调控,可介导 mRNA 的降解,诱导染色质结构的改变,决定着细胞的分化命运,还对外源的核酸序列有降解作用,以保护本身的基因组。根据小非编码 RNAs 分子的起源、结构、所结合的效应分子,以及功能作用,可以分为 3 类:小干扰 RNAs(siRNAs)、微小 RNAs(miRNAs)和 piwi-interacting RNAs(piRNAs),有关小非编码 RNA 的结构和功能详见本书非编码 RNA 一章。

七、RNA 编辑

mRNA 编辑(mRNA editing)指 RNA 分子加工时出现的现象。基因转录产生的 mRNA 分子因核苷酸的缺失、插入或替换而改变了源自 DNA 模板的遗传信息,翻译出不同于基因编码的氨基酸序列。mRNA 编辑是信息在 mRNA 水平上发生改变的过程。经编辑后一个 mRNA 中的编码序列与转录产生它的 DNA 序列有所不同。mRNA 编辑与基因的选择剪接或可变剪接一样,使得一个基因序列有可能产生几种不同的蛋白质,这可能是生物在长期进化过程中形成的一种更为经济有效地扩展原有遗传信息的机制。

在哺乳动物细胞中发生的 mRNA 个别碱基的取代,从而引起它编码的蛋白质中氨基酸的改变;如在哺乳动物中载脂蛋白 B 的 mRNA,在小肠中其 C 转换成 U,就产生了组织特异性终止密码,因此成为一个功能发生改变的较小的蛋白质。在基因组中没有编码此中心序列的另外的基因,也未发现在剪接方式上有任何改变,因而认为这是一种新的机制在起作用,是在 mRNA 水平上发生的编辑。

31

第三节　表观遗传疾病

表观遗传学研究包括 DNA 甲基化、组蛋白修饰、染色质重塑、X 染色体失活、非编码 RNA 调控等多个方面,任何一方面的异常都将影响染色质结构和基因表达,导致癌症、复杂综合征及复杂疾病的发生。

一、DNA 甲基化与疾病

1. DNA 甲基化与肿瘤　DNA 的甲基化与癌症发生的关系越来越受重视。现代肿瘤理论认为癌症是由基因缺陷和基因的表观遗传性改变引起的。在基因的表观遗传性改变中,正常的 DNA 甲基化模式如果被破坏,如癌基因启动子区域(CpG 岛)过度甲基化或癌基因的低甲基化,都会导致细胞的癌变。肿瘤细胞中的 DNA 甲基化一般表现为总体的低甲基化水平和特定区域的高甲基化,这些变化可以同时发生在同一肿瘤组织内。基因总体甲基化水平降低导致染色体不稳定、DNA 修复基因、细胞周期调控基因、细胞凋亡基因相应的 CpG 岛的甲基化沉默,进而促进了肿瘤细胞的形成。目前已发现在大量的肿瘤细胞中抑癌基因的失活与该基因的启动子区域的过度甲基化有直接关联(表 3-1)。

环境因素亦可影响肿瘤中基因的甲基化,从而间接地促进或影响肿瘤的发生。

表 3-1　不同肿瘤中表观遗传学修饰的异常变化

肿瘤类型	表观遗传修饰改变
肺癌	基因组水平的低甲基化、CpG 岛高甲基化(p16INK4a、DAPK1、RASSF1A)、CBP 基因组及染色体重组因子 BRG1 的缺失
乳腺癌	基因组水平的低甲基化、CpG 岛高甲基化(BRCA1、E-钙黏着蛋白、TMS1、雌激素受体)
食管癌	组蛋白去甲基基因 JMJD2C/GASC1 扩增、CpG 岛高甲基化(p16INK4a,p14ARF)
胃癌	CpG 岛高甲基化(hMLH1、E-钙黏着蛋白、p14ARF、p16INK4a)
肝癌	基因组水平低甲基化、CpG 岛高甲基化(SOCS1、GSTP1)、癌基因的低甲基化(c-fos、c-jun、c-myc)
结直肠癌	基因组水平的低甲基化、CpG 岛高甲基化(hMLH1、p16INK4a、RARB2、SFRP1、WRN)、miRNA 高甲基化、IGF2 印记作用丢失、组蛋白修饰突变(EP300 和 HDAC2)、单乙酰化和组蛋白 H4 环丙烷形式的降低
肾癌	基因组水平的低甲基化、CpG 岛高甲基化(VHL)、IGF2 印记作用丢失
膀胱癌	基因组水平的低甲基化、CpG 岛高甲基化(p16INK4a、TPEF/HPP1)、miRNA 高甲基化
前列腺癌	基因组水平的低甲基化、CpG 岛高甲基化(GSTP1)、组蛋白甲基转移酶 EZH2 基因扩增;组蛋白 H3 和 H4 异常修饰、癌基因的低甲基化(k-ras)
卵巢癌	CpG 岛高甲基化(BRCA1)、微卫星 DNA 低甲基化
神经胶质瘤	CpG 岛高甲基化(MGMT、EMP3 和 THBS1)
淋巴瘤	CpG 岛高甲基化(p16INK4a,p73 和 MGMT)、单乙酰化和组蛋白 H4 环丙烷形式的降低
白血病	CpG 岛高甲基化(p16INK4a、p15INK4b、EXT1 和 ID4、E-钙黏着蛋白)、组蛋白修饰易位(CBP、MOZ、MORF、MLL1、MLL3 和 NSD1)

2. DNA 甲基化与自身免疫性疾病　DNA 甲基转移酶的活性异常与人类的某些疾病有直接的

关联。例如,ICF综合征表现为免疫缺陷(immunodeficiency)、染色体着丝点不稳定(centromeric instability)及面部异常(facial anomalies)。ICF就是由位于染色体20q11.2上的 *DNMT3B* 基因发生突变而引起的,DNA甲基转移酶的活性降低也会导致基因的突变增加。

DNA甲基化的改变可以影响一些与黏附分子和细胞因子表达相关的基因,导致T细胞的自身反应性改变,因此对维持T细胞的功能至关重要。研究证实,没有维持DNA甲基化水平和模式的成熟T细胞,在体内外均能发生自身反应性,因此表观遗传的失控可引起自身免疫性疾病。

3. DNA甲基化与衰老 DNA甲基化作为哺乳动物细胞基因组修饰和表达调控的主要方式之一。在细胞的衰老过程中随年龄增加,而总体水平下降,同时又伴随着某些基因启动子局部区域的高甲基化。研究发现老年大鼠脑细胞DNA甲基化程度较青年大鼠下降62%。永生化细胞基因组的甲基化水平较高,因此甲基化水平过高又是肿瘤细胞的表现。研究发现,来源于胃、大肠、小肠、肝、肾等不同器官或组织的非肿瘤细胞的肿瘤抑制基因或肿瘤相关基因,如RUNx3、DAP激酶、E-钙黏着蛋白、GSTP1、hMLH1、p16等,在32岁以前的个体中,其启动子几乎不发生甲基化,而在42岁后,基因启动子均以组织特异性的方式发生不同程度的甲基化。

甲基化是表观遗传学修饰的一种调节方式,它与组蛋白的乙酰化共同作用从而对衰老产生影响。甲基化对衰老相关基因及与衰老相关的疾病基因的表达起着调节作用。因此可以通过此途径探讨衰老的分子机制,找出导致衰老的真正原因。如可以针对基因的调节方式及其在衰老过程中的不同表现,如全基因组的低甲基化和某些基因的高甲基化,找到衰老与甲基化之间最佳的平衡关系,以延缓机体的衰老和阻止与衰老相关疾病的发生。

4. DNA甲基化与心血管疾病 心血管疾病被认为是受甲基化控制的人类重要疾病,研究表明,在动脉粥样硬化中DNA甲基化模式的紊乱表现为基因组广泛低甲基化和某些CpG岛的异常高甲基化共存。DNA甲基化的改变及其所引起的基因表达异常可能在高同型半胱氨酸血症和衰老致动脉粥样硬化发生过程中起着重要作用。

对心血管疾病的DNA甲基化调控机制深入研究,有利于制定心血管疾病的有效诊断、治疗和防御策略,同时DNA甲基化的可逆性,为采用控制饮食及其他环境手段干预心血管疾病的进程提供了新的方法。

5. DNA甲基化与精神疾病和神经系统疾病 1972年,Gottesman就将表观遗传这一概念引入精神病遗传学研究。近些年当传统遗传研究在精神疾病的研究中困难重重时,表观遗传与精神疾病尤其是DNA甲基化与精神分裂症的关系,引起了研究者的重视。多年临床研究证实,若给予甲基化制剂S-腺苷蛋氨酸(SAM)可促使一些精神分裂症患者的精神病发作。近些年,一些研究人员在精神分裂症患者死后的尸解中发现大脑中reelin的mRNA降低了50%,而研究已证实 *reelin* 基因的低活性是与基因启动子区域的超甲基化有关,超甲基化可以抑制精神疾病患者大脑reelin(一种正常神经递质、记忆和突触可塑性所必需的蛋白)的表达。虽然目前还处于假说阶段,但不少研究已提示DNA甲基化参与了精神分裂症的发生。

阿尔茨海默病患者中淀粉样前蛋白基因启动子区的甲基化程度有随着年龄的增加而下降的表现。患者的此基因启动子出现增龄性低甲基化,从而致使神经系统功能紊乱,是导致本病发生的重要因素。有文献报道异常甲基化和阿尔茨海默病风险有关,低甲基化和早老素1基因(涉及突触可塑性、长时程记忆和神经元存活)的活动性有关。

学习记忆功能与DNA甲基化也有关系,与传统概念即"DNA甲基化是高度稳定的修饰"相反,当前认为DNA甲基化可对神经系统起到快速与动态的调节作用。

二、组蛋白修饰、染色质重塑与疾病

组蛋白修饰酶、染色质重塑复合物的突变均与转录调控、DNA甲基化、DNA重组、细胞周期、

DNA 复制和修复的异常相关,这些异常可引起生长发育畸形、智力发育迟缓,甚至导致癌症(表 3-2)。

　　组蛋白乙酰化与基因活化和 DNA 复制相关,CRE 结合蛋白(CBP)是 cAMP 应答元件结合蛋白(cAMP-response element binding protein,CREB)的辅激活蛋白,通过组蛋白乙酰化,使与 cAMP 应答元件作用的启动子开始转录,它的突变导致 Rubinstein-Taybi 综合征。CBP 和 EP300 均可抑制肿瘤的形成,在小鼠瘤细胞中确定了 CBP 的突变,在结肠和乳房瘤细胞系中确定了 EP300 的突变。另外,ZNF220 异常和人的急性进行性髓性白血病相关。乙酰化酶的突变导致正常基因不能表达,去乙酰化酶的突变或一些和去乙酰化酶相关的蛋白的突变使去乙酰化酶错误募集将引发肿瘤等疾病。

　　甲基化 CpG 结合蛋白-2 (MeCP2)可募集去乙酰化酶到甲基化的 DNA 区域,使组蛋白去乙酰化导致染色质浓缩,MeCP2 的突变导致 Rett 综合征。若阻碍去乙酰化酶的功能,则可抑制癌细胞的增殖和分化,可用于急性早幼粒细胞性白血病、急性淋巴细胞性白血病和非霍奇金淋巴瘤的治疗。

表 3-2　染色质重塑异常所导致的疾病例证

疾　病	染色质缺陷	临床表现
Robinstein-Taybi 综合征	CRE 结合蛋白	常染色体显性遗传病,智障、面容奇特,生长迟钝,拇指和踇趾粗大、身材矮小。
脆性 X 综合征	FMR1,FMR2 启动子,DNA 过度甲基化(因三核苷酸序列重复扩增)	X 连锁遗传病,智障,孤独症样行为,大头、大脸、大耳、大睾丸,肌张力低
Coffin-Lowry 综合征	RSK2 突变,可与 CREB/CBP 相互作用,体外可使 H3 磷酸化	X 连锁遗传病,精神运动发育迟缓,颅面及骨骼异常
Rett 综合征	MeCP2 突变	X 连锁遗传病,主要累及女孩,全面发育障碍,脑发育终止,孤独症行为
X 连锁的 α 珠蛋白生成障碍性贫血/智障综合征(ATR-X)	ATRX 突变(编码 SWI-SNF 家族成员 XH2),染色质重塑缺陷下调 α 珠蛋白基因座	X 连锁遗传病,智障,溶血性贫血,脾大,面、骨、外生殖器畸形
ICF 综合征	Dnmt3B 突变,染色体 1,9,16 着丝粒区低甲基化	常染色体隐性遗传病,轻度智障,免疫缺陷、面部畸形
强制性肌营养不良	DMPK3′UTR CTG 重复扩增,促使染色质致密化,累及多个邻近基因表达	常染色体显性遗传病,轻度智障,肌强直,心脏传导异常,胰岛素依赖糖尿病,睾丸萎缩,早秃发
Prader-Will 综合征	少数类型由父源染色体 15q11-13 异常印记(DNA 甲基化)导致	轻度智障,内分泌异常
Angelman 综合征	少数类型由母源染色体 15q11-13 异常印记(DNA 甲基化)导致	皮质萎缩,小脑髓鞘发育不良,认知异常,惊厥

　　迄今脑中最富特点的染色质重塑机制是翻译后组蛋白共价修饰。组蛋白乙酰化及 DNA 甲基化在脑发育中行使作用:HDAC 抑制剂可诱导胚胎脑皮质细胞神经分化;组蛋白去乙酰化对于发育中胼胝体少突胶质细胞分化与成髓鞘的时机选择十分关键,当给予非选择性 HDAC 抑制剂丙戊酸

后,可导致其成髓鞘不足。

　　染色质重塑异常引发的人类疾病是由于重塑复合物中的关键蛋白突变,导致染色质重塑失败,即核小体不能正确定位,并使 DNA 损伤修复复合物,基础转录装置等不能接近 DNA,影响基因的正常表达。

　　ATP 依赖的染色质重塑与人类疾病密切相关。ATRX、ERCC6、SMARCAL1 均编码与 SWI-SNF 复合物相关的 ATP 酶。ATRX 突变引起 DNA 甲基化异常导致数种遗传性的智力迟钝疾病,如 X 连锁 α-珠蛋白生成障碍性(地中海)贫血、Juberg-Marsidi 综合征、Carpenter-Waziri 综合征、Sutherland-Haan 综合征和 Smith-Fineman-Myers 综合征等,这些疾病与核小体重新定位的异常引起的基因表达抑制有关。BRG1、SMARCB1 和 BRM 编码 SW I-SNF 复合物特异的 ATP 酶,这些酶通过改变染色质的结构,使成细胞纤维瘤蛋白(RB 蛋白)顺利地行使调节细胞周期、抑制生长发育以及维持基因失活状态的功能,这 3 个基因的突变可导致肿瘤形成。

三、遗传印记与疾病

　　基因组印记是指来自父方和母方的等位基因在通过精子和卵子传递给子代时发生了修饰,使带有亲代印记的等位基因具有不同的表达特性,这种修饰常为 DNA 甲基化修饰,也包括组蛋白乙酰化、甲基化等修饰。

　　印记基因异常表达引发伴有复杂突变和表型缺陷的多种疾病,许多印记基因对胚胎和胎儿出生后的生长发育调节非常重要,对行为和大脑功能也有很大影响,印记基因的异常同样可诱发癌症。

　　研究发现许多印记基因对胚胎和胎儿出生后的生长发育有重要的调节作用,对行为和大脑的功能也有很大的影响,印记基因的异常同样可诱发癌症。迄今,基因组印记至少参与了 20 多种各不相关的遗传病和综合征(表 3-3),它们的共同特点是:男女性别比例大致相同,但更容易从某一性别传递,这一性别的后代发病较早,而且病情较为严重。有些与基因组印记有关的疾病,如强直性肌营养不良(MD)的 10%～20% 家系呈现母系遗传方式,已被误认为线粒体遗传。有些先天性缺陷还呈现不完全的外显率和不同的表现度,有的还具有多因子遗传的特点。应引起注意的是,基因组印记所涉及的疾病中都与胚胎早期生长和个体发育有关,因此推测还有不少的出生缺陷与基因组印记相关联。

表 3-3　基因组印记参与的遗传病和综合征

疾病名称	基因定位	疾病名称	基因定位
Huntington 舞蹈症	4p16	脊肌萎缩症	5q11.2-q13.3
脊髓和小脑共济失调	6p12-pter	胰岛素依赖性糖尿病	6p12-pter
囊性纤维病	7q22-qter	脐疝-巨舌-巨人症综合征	11p15.5-pter
胚胎期横纹肌瘤	11p15.5-pter	Wilms 瘤	11p13-p15.5
胰岛素样生长因子	11p13-p15.5	成年型糖尿病	11p13-p15.5
小脑共济失调	11q13-q21	视网膜母细胞瘤	13q13.3
成骨肉瘤	13q13.3	Prader-Willi 综合征	15q11-q13
Angelman 综合征	15q11-q13	神经纤维瘤 I 型	17q
先天性强直性肌营养不良	19cen-q13.32	恶性高热	19cen-q13.32
神经纤维瘤 II 型	21q11.12-qter	脆性 X 染色体综合征	Xq27.3

1. 遗传印记与脐疝-巨舌-巨人症综合征　脐疝-巨舌-巨人症综合征(Beckwith-Wiedemann syndrome，BWS)患者表现为胚胎和胎盘过度增生、巨舌、巨大发育，儿童期易发生肿瘤。该病主要是由 11 号染色体上的 *IGF2* 和 *CDKN 1C* 两个印记基因的错误表达引发，*IGF2* 为父本表达的等位基因，*CDKN 1C* 为母本表达的等位基因。父本单亲二体型(UPDs)是引发 BWS 的主要原因，即 *IGF2* 基因双倍表达，*CDKN1C* 基因不表达；次要原因是母本的 *CDKN1C* 等位基因发生突变；极少数病例是由于母本的染色体发生移位造成 *CDKN1C* 基因失活和(或)造成母本的 *IGF2* 基因表达。其他一些印记基因在胚胎发育过程中的过量或缺失表达也可导致类似于 BWS 的症状，如原来母本表达的 *IPL* 基因的不表达或母本的 *ASCL2* 基因逃避印记都将导致胚胎的过度发育。这表明父本表达的等位基因对胚胎的生长有促进作用，而母本表达的等位基因对胚胎的发育起到限制作用。

2. 遗传印记与 Huntington 舞蹈病　Huntington 舞蹈病为常染色体显性(AD)遗传，其基因定位于 4p16.3，群体中患者发病年龄一般在 30～45 岁，患者大脑基底神经变形后诱发广泛的脑萎缩，患者主要表现为间歇性面部和上肢呈逐渐加重的不自主的舞蹈样动作、智能障碍、发音困难，以及伴有幻觉或妄想症等。调查发现这些患者致病基因若来自父亲，则子女在 20 岁以前就可能发病，且病情较重，这类患者在群体中约占 10%；若致病基因来自母亲，子女发病年龄多在 40～50 岁之间，由父方传递的致病基因是子女发病年龄提前的效应，经女性向后代传递时不再表现为早发且病情转而较轻，男性将致病基因传递给后代时，仍然表现为早发，病情较重。这似乎像是来自不同亲本的基因被盖上了不同的印记一样。

3. 遗传印记与 Angelman/Prader-Willi 综合征　Angelman 综合征(Angelman syndrome，AS)与 Prader-Willi 综合征(Prader-Willi syndrome，PWS)同属于 15q11-q13 缺失，但两病的临床表现却完全不同(表 3-4)。研究发现若患者该基因位点的缺失发生在母亲传来的染色体上时，则表现为 AS，又称快乐木偶综合征，主要症状为共济失调(步态不稳)、过度活跃、严重智力低下、少语、表情愉悦(特殊面容、大嘴呆笑)；若患者该位点的缺失发生在父亲传来的染色体上时，则表现为 PWS，症状表现为：肥胖、身材矮小(手和脚都很小)、性腺发育不良和轻度智力低下等。然而，PWS 患者中有些并没有发现染色体的缺失突变，只是这些患者的两条 15 号染色体都是来自母亲，这种现象称为单亲二体。同样地，一些 Angelman 综合征的染色体也都是正常的，只不过他们的两条 15 号染色体都是来自父亲。所以出现这种综合征的症状，并非是染色体的缺失突变，而是缺少了父方或母方 15 号染色体上的那个区段。这说明，15q11 这一区段的功能，来自父方或母方的染色体是不能彼此替代的。

表 3-4　Prader-Willi 综合征与 Angelman 综合征的比较

Prader-Willi 综合征	Angelman 综合征
智力低下	严重智力低下
肌张力低下	无
身材矮小，手和脚都很小	无
饮食过多导致的肥胖	无
无	主发癫痫、运动障碍等
无	特殊面容、大嘴呆笑
15q11-q13 缺失发生在父亲的染色体上	15q11-q13 缺失发生在母亲的染色体上

PWS 是由于突变导致父本印记基因在大脑中高表达所致，如 *SNRNP* 基因高表达；AS 是由于母本的 *UBE3A* 基因的缺失或受到抑制所致，该基因编码泛素蛋白连接酶并在脑中表达。父本表达

的 *SNRNP* 基因的微缺失可导致 PWS,而在其上游的进一步缺失则可导致 AS,这说明这两个区域就是印记中心所在的位置。如果缺失父本染色体上的 PWS 印记中心,将导致 *SNRNP* 基因以及附近的父本表达的等位基因被抑制,而缺失父本染色体上的 AS 印记中心则没什么变化,但若缺失母本染色体上的 AS 印记中心将导致 *UBE3A* 被抑制而导致 AS。

4. 遗传印记与癌症 印记丢失不仅影响胚胎发育,亦可诱发出生后的发育异常,从而导致癌症发生。如果抑癌基因失活便提高了发生癌症的概率。例如,*IGF2* 基因印记丢失将导致多种肿瘤,如 Wilm 瘤。与印记丢失相关的肿瘤还有成神经细胞瘤、急性早幼粒细胞性白血病、横纹肌肉瘤和散发的骨肉瘤等。

对人类胚胎发育的观察与研究发现,在比正常二倍体多一倍的三倍体流产儿中,同是异常三倍体,染色体数目也相同,但若父源染色体为两套时,将导致滋养层增生;如若母源染色体为两套时,将导致胚胎发育迟缓、胎盘小,且呈纤维状。

遗传印记现象已在哺乳动物和人类的遗传中确认,但对其形成机制的了解还较少,现在较多的研究倾向于遗传印记可能是由于等位基因在生殖细胞分化过程中受到了不同修饰,推测 DNA 的甲基化可能是遗传印记的分子机制之一。一些研究提示,精、卵形成过程中基因若被印记,在受精后的表达过程中会受到一些抑制。以甲基化为例,精、卵形成过程中基因甲基化程度的高低将影响其在受精后的表达,高度甲基化的基因不能表达或表达程度降低,但若胚胎发育过程中发生去甲基化作用,这些基因可开始表达。目前,遗传印记被认为会影响到性状和许多疾病的发生,如发病年龄、外显率、表现度甚至遗传方式等。

四、染色质失活与疾病

与 X 染色体失活相关的疾病多是由于 X 染色体的不对称失活,使携带有突变等位基因的 X 染色体在多数细胞中具有活性所致。Wiskott-Aldrich 综合征表现为免疫缺陷、湿疹,伴血小板缺乏,该病是由于 *WASP* 基因突变所致。因为染色体随机失活导致女性为嵌合体,携带有 50% 的正常基因,通常无症状表现,该病患者多为男性。存在女性患病的原因在于不对称 X 染色体失活,即携带有正常 *WASP* 基因的染色体过多失活。但女性体内还存在另一种机制,通过不对称失活使携带有突变基因的 X 染色体大部分失活。对 Pelizaeus-Merzbacher 病的研究表明,这种机制的存在使带有突变 *PLP* 基因的 X 染色体倾向于失活。RTT 综合征也与不对称 X 染色体失活有关,携带有 *MeCP2* 突变基因的女性,X 染色体失活时倾向于使携带有发生突变的等位基因的染色体失活。

即便是失活的 X 染色体,也有一部分基因可以逃避失活而存在两个有活性的等位基因,但逃避失活的等位基因的表达水平有很大的差异。由于逃避失活而易使一些抑癌基因丧失功能,这是引发女性癌症的一个重要原因。也有一些逃避失活的基因过量表达而增加某些疾病的易感性,如 *TMP1* 基因随着年龄的增加,其表达量逐渐增加,导致迟发型疾病。女性易感的自身免疫性疾病也和 X 染色体失活相关,因为女性为嵌合体,如果自身免疫性 T 细胞不能耐受两个 X 染色体所编码的抗原,则会导致自身免疫缺陷性疾病,如红斑狼疮等。

五、非编码 RNA 与疾病

非编码 RNA(ncRNA)对防止疾病发生有重要的作用。染色体着丝粒附近有大量的转座子,转座子可在染色体内部转座导致基因失活而引发多种疾病甚至癌症,然而在着丝粒区存在大量有活性的短链 RNA,它们通过抑制转座子的转座而保护基因组的稳定性。在细胞分裂时,短链 RNA 异常将导致染色体无法在着丝粒处开始形成异染色质,细胞分裂异常,如果干细胞发生这种情况可能导致癌症的发生。

小分子干涉 RNA(siRNA)可在外来核酸的诱导下产生,通过 RNA 干扰(RNAi)清除外来的核酸,对预防传染病有重要的作用。RNA 干涉已大量应用于疾病的研究(表 3-5),为一些重大疾病的治疗带来了新的希望。

表 3-5 部分人类疾病的 RNA 干涉的靶位点

病毒感染类型或疾病	靶位点
慢性粒细胞性白血病	BCR/ABL
人乳头瘤病毒感染	E6,E7
轮状病毒感染	VP4
流感病毒感染	核衣壳 RNA 转录酶
肝炎	Fas
艾滋病病毒感染	p24 Gag,CCR5
脆性 X 综合征	dFMR1
疟疾	Falcipain21,2
肿瘤	Trp53,Ras,EWS2FL I1,N2Myc
乙肝病毒感染	HBsAg
丙肝病毒感染	HCV 基因组
大脑新皮质畸形	DCX
Down 综合征	Dscam

非编码 RNA 不仅能对整个染色体进行活性调节,也可对单个基因活性进行调节,它们对基因组的稳定性、细胞分裂、个体发育都有重要的作用。RNA 干涉是研究人类疾病的重要手段,通过其他物质调节 RNA 干涉的效果,以及实现 RNA 干涉在特异组织中发挥作用是未来 RNA 干涉的研究重点。

第四节 表观遗传疾病的诊断技术与治疗

一、表观遗传与疾病的诊断技术

在过去的数十年中许多新技术层出不穷,很多方法被用来研究表观遗传的过程,它们被用来阐明表观遗传的遗传特征。目前广泛用于表观遗传学研究的技术主要有以下几个方面。

1. 表观遗传生物信息学分析和数据库 表观遗传学研究同遗传学研究一样,需要借助于生物信息学(bioinformatics)分析手段,通过计算获得有关全基因组、染色体或者某个基因的甲基化位点的信息。目前最具有代表性的是全基因组甲基化可变位点(MVP)的预测和数据库建立。MVP 分析已经成为表观遗传学分析的常规步骤。Ensembl 网站(http://www.ensembl.org/index.html)提供了有效的公用表观遗传学分析的系统软件。除了 DNA 甲基化的信息以外,MVP 分析数据库还提供染色体坐标、CpG 岛以及单核苷酸多态性(SNP)和基因转录信息。

人类表观遗传学计划(human epigenome project,HEP)建立了基因组甲基化可变位点(MVP)图谱的数据(http://www.sanger.ac.uk/PostGenomics/epigenome/)。由于不同的组织类型具有各自的 MVP,因此,HEP 所产生的数据并不能像人类基因组计划(HGP)所产生的基因组数据一样具有一定的唯一性,也就是说 HEP 所产生的 MVP 数据具有多样性。不同组织类型和疾病状态的同一段基因序列均有其各自的 MVP 特征。所以,MVP 数据不能像基因组序列数据一样单纯地以碱基序列表示。为此,HEP 开发出了专用于浏览 MVP 数据的在线浏览器"MVP Viewer",它不仅是浏览 MVP 数据的在线浏览与分析工具,而且是将 MVP 数据与已有的基因组注释相互整合的工具,它已经是 EMBL(the European Molecular Biology Laboratory)的 Ensembl Genome Browser 的一部分。HEP 批量形成 MVP 数据,每批完成的数据在 120 天后发布到网上,任何非营利性团体均可将其应用于非营利性科学研究。

2. 与 DNA 甲基化修饰作用相关的新技术 DNA 甲基化是表观遗传进程中重要的特点之一,而 DNA 甲基化分析的方法在过去的十几年中发展很快。现在有许多方法可以分析出 DNA 甲基化的精确含量,如用重硫酸盐可以让单链 DNA 上的胞嘧啶变成尿嘧啶,而不能将 5 甲基胞嘧啶(真核生物中主要的 DNA 甲基化产物)变成尿嘧啶。还有其他的方法可以用来分析甲基化,如变性梯度凝胶电泳、光交联寡核苷酸杂交实验等。表观遗传学的领域如同分子生物学的其他领域一样,极大地得益于基因芯片分析和蛋白芯片的应用。这些技术,比如 DNMTs 分析的发展,揭示出表观遗传过程中机制的建立和修饰,以及细胞对细胞、机体对机体是如何形成稳定的遗传。

甲基化研究对于基因的调控和肿瘤的发生有非常密切的关系。如在一般正常的细胞中,限制癌症发生的基因调控区 CpG 岛处于非甲基化的状态。而当细胞发生癌变后,这些 CG 区域往往呈现甲基化状态。Müller 等报告通过检测大便中 DNA 的甲基化变化来诊断结肠癌,他们认为大便标本中 SFRP2 甲基化的程度是诊断结肠癌最灵敏的标记。研究人员发现,肿瘤的发生以及一些遗传病的出现和基因甲基化有非常密切的关系。目前,DNA 甲基化研究是肿瘤分子生物学研究的一个重要领域。

最近,实时定量 PCR 技术被用来分析哺乳动物细胞中每个有功能 DNMTs 的表达情况。实时定量 PCR 技术由于其灵敏性和特异性,被广泛应用于对 DNMTs mRNA 水平进行快速鉴定。此外,还开发出用于测量 DNMT 活力更先进的方法,DNMT 磁珠实验,即用氚标记的甲基基团掺入到生物素标记的寡聚核苷酸 DNA 的方法来测量 DNMT 活力。可通过使用 DNA 固定在表面共价结合有链霉亲和素的磁珠,根据磁性原理很容易将具有放射性的 DNA 从非放射性的基质中分离出来。这个测量 DNMT 活力的技术非常简单,而且具有在很低背景条件下的高度可重复性。

3. 组蛋白修饰与染色质重塑分析相关的技术 组蛋白修饰也是一种表观遗传学的修饰方式,包括组蛋白的乙酰化、N 端结构域保守赖氨酸残基的甲基化和磷酸化。一般来说,组蛋白乙酰化标志着其处于转录活性状态,并处于转录活性区域;反之,低乙酰化的组蛋白位于非转录活性的常染色质区域或异染色质区域。组蛋白甲基化是表观遗传修饰方式的一种,参与异染色质的形成、基因印记、染色体失活和基因转录调控。组蛋白甲基化既可抑制基因表达,亦可增强基因表达,乙酰化修饰与甲基化修饰往往是相互排斥的。但总体可以认为,组蛋白乙酰化水平增加可使转录活性增加,而组蛋白甲基化修饰的结果则相对复杂,它可以是转录增强和转录抑制。

因为赖氨酸的甲基化可以单一位点、双位点或三位点的形式存在,所以组蛋白可能具有多种转录后修饰方式,其可能参与组成许多形式的组蛋白密码。因此鉴定组蛋白甲基化、乙酰化及其具体位点是必需的。以抗体为基础的蛋白质分析技术等被广泛应用于对组蛋白修饰的研究。

对于染色质重塑的研究随着染色质免疫沉淀修饰反应(ChIP)的进步而在最近十几年中大大向前踏了一步。例如,现在已经可以利用非变性 ChIP(nChIP)技术来分析非变性染色质,以及在组蛋白乙酰化过程对它的变化进行定量检测。染色质分析的其他方式,例如使用限制性核酸内切酶和微球菌核酸酶进行染色质变化分析,以及 DNase I 敏感性分析使人们能够不断获得表观基因组学的信息。抑制 HDACs 的方法和组蛋白特定位点的甲基化分析,使人们看到了鉴定出受表观遗传修饰的特定基因,以及组蛋白修饰的特定位点的希望。

4．DNA 芯片技术 DNA 芯片技术是伴随人类基因组研究发展起来的高通量、高密度、高平行性的 DNA 检测技术。通过微加工技术，在固体基质（如硅芯片、玻片、瓷片等）表面构建的微型 DNA 探针系统，以实现对核酸的快速、敏感、高效地处理。它可在一次实验中分析上万个基因的表达模式，且敏感性水平达到 1 个拷贝/细胞，从而可提供基因表达谱信息和基因功能线索。一般来说，应用 DNA 芯片进行实验主要包括 3 个步骤：样品制备、杂交反应、检测和数据分析处理。近年来，DNA 芯片技术的应用领域不断拓展，早已从最初的杂交测序延伸到基因组功能研究的各个方面。

随着表观遗传学的进展，DNA 芯片已被用于研究 CpG 岛的甲基化。DNA 甲基化分析的方法要求高灵敏度、高通量。基因芯片的出现为 DNA 甲基化的高通量检测提供了技术支持平台，DNA 甲基化检测芯片的研究近几年刚刚开始。目前哈佛大学、密西根大学、英国 Sanger 中心及我国东南大学等研究小组已经开展 DNA 甲基化芯片的研究。诸如 Affymetrix 等国际著名的生物芯片公司也已投入巨大努力，开发用于肿瘤与其他疾病研究和诊断的 DNA 甲基化检测芯片。

5．非编码 RNA 研究技术 迄今，人们仍对非编码 RNA（ncRNA）的功能了解甚少，但弄清这些 ncRNA 在遗传信息传递过程中的作用机制和个体发育过程中的生物功能，是揭示生命奥妙不可缺少的环节。需要对 ncRNA 的作用机制和功能、发现和鉴定方法，以及功能研究手段和应用理论开展深入的研究。由此发展的新技术方法包括非编码 RNA 数据库建立和 ncRNA 的克隆等。例如，在构建 miRNA 表达文库时，以 cDNA 文库作为模板，通过酶切技术，将 cDNA 分解成无数个短片段，然后连接到特定的载体上复制，进而克隆到病毒载体里，产生 miRNA 分子。从这些分子中筛选出能够特异而有效地抑制对应基因表达的 miRNA。同时运用其分子库进行全基因组水平的功能分析，可以发现 miRNA 药物，从而予以治疗包括病毒感染在内的各种疾病。

6．质谱分析技术 质谱（mass spectrometry，MS）是带电原子、分子或分子碎片按质荷比（或质量）的大小顺序排列的图谱。质谱仪是一类能使物质粒子高度电离成离子并通过适当的电场、磁场将它们按空间位置、时间先后或者轨道稳定与否实现质荷比分离，并在检测强度后进行物质分析的仪器。质谱仪主要由分析系统、电学系统和真空系统组成。质谱分析方法是通过正确测定离子化生物分子的质荷比便可得到相关分子的质量。但长期以来，质谱方法仅限于小分子和中等分子的研究。直至 20 世纪 70 年代，解析技术的出现才成功地应用于蛋白分子和核酸分子的分析。以 MALDI-TOF 和 SELDI-TOF 为主导的质谱技术结合生物芯片技术已经广泛用于鉴别蛋白质和核酸大分子，成为遗传学与表观遗传学研究不可缺少的手段，组蛋白修饰的质谱分析也日益受到重视。与基因芯片一样，正在兴起的蛋白质芯片也将在组蛋白修饰的研究中发挥作用。

（1）MALDI-TOF 质谱定量分析基因的甲基化：近年来，由于 DNA 甲基化与基因表达调控的研究日益的深入，基质辅助激光解析电离飞行时间（MALDI-TOF）质谱技术逐渐成为寡核苷酸及其类似物的结构和序列分析的强有力的工具。用于核酸分析的质谱仪开始进入遗传学和表观遗传学研究的实验室，并用于单核苷酸多态性（SNP）和 DNA 甲基化分析。

（2）SELDI-TOF 质谱用于组蛋白修饰的分析：表面增强激光解析离子化飞行时间质谱系统（SELDI-TOF）是一个高通量、高灵敏度的蛋白组学技术平台。结合抗组蛋白抗体为捕获基质的蛋白质芯片可用于分析组蛋白修饰状态，具有较高的通量。

二、表观遗传与疾病治疗

有研究发现有些药物具有改变 DNA 甲基化模式或进行组蛋白的修饰的功能，并已进行了临床试验。

1．甲基化抑制剂 由于 CpG 岛甲基化导致抑癌基因转录失活是一个可以逆转的表观遗传基因修饰过程，且该逆转（CpG 岛去甲基化）可直接恢复抑癌基因功能。因此，DNA 去甲基化恢复抑癌基因功能的研究也成为肿瘤基因治疗的新型手段之一。DNMT 催化 DNA 甲基化,在 CpG 甲基化异常机制参与的肿瘤细胞中常表现为过度表达,因此 DNA 甲基转移酶 DNA 成为目前 DNA 去甲基化恢复抑癌基因功能的热点靶向分子。如果基因出现表观遗传沉默,尤其是在病理状态下,DNA 甲基化抑制剂能快速地重新激活沉默基因。

由于 hDNMT1 对于维持 DNA 去甲基化状态与方式在亲代和子代 DNA 链之间的高保真复制十分重要。因此,特异性地抑制 hDNMT1 活性,如竞争性底物(发夹式半甲基化寡核苷酸)、核苷类似物 5-氮胞苷(5-aza-CR)和 5-氮-2 脱氧核苷(5-aza-CdR)、小分子抑制物(SAH)以及反义寡核苷酸等,可使 CpG 甲基化转录失活的抑癌基因恢复功能,如 p14,p15,p16,p21,p53,Rb 等,从而逆转肿瘤细胞生物学活性。针对 hDNMT1 的去甲基化还可导致基因组水平 DNA 甲基化进一步降低,如 Alu 重复序列、着丝粒近端卫星序列 Sat2、Sat3 等,但是这种低甲基化并不影响抑癌基因恢复功能后对肿瘤细胞活性的抑制。

甲基化抑制剂主要是 5-氮胞苷和 5-氮-2 脱氧核苷。它们最初被认为是细胞毒性物质。临床实验研究表明,这些药物诱导的基因表达对细胞的毒性作用呈钟形反应曲线。用 5-氮胞苷治疗后,对一些结合蛋白(如 DNA 甲基转移酶)和细胞的 DNA 均会导致一定的细胞毒性。但是随后被发现它们具有很强的甲基化抑制作用,在细胞培养中可以介导细胞分化和基因表达。令人高兴的是,低剂量的药物就可以有效地治疗骨髓异常增生综合征及其他类型的白血病,这使得表观基因治疗成为可能。在临床试验中,5-氮胞苷显示了很好治疗效果,没有发现其任何的不良反应。如在利用 5-氮-2 脱氧核苷对 41 例白血病患者进行治疗后,通过对 Alu 家族基因的甲基化检测后发现病人总体的基因组去甲基化。2 周后基因组的甲基化恢复到治疗前的水平,并且没有因为去甲基化而产生恶性肿瘤。并且在用小剂量 5-氮-2 脱氧核苷对染色体异常的骨髓异常增生综合征患者进行治疗后发现,它可以抑制细胞增生,而且治疗后没有发现患者染色体产生不稳定性。但 DNA 甲基转移酶,尤其是在高剂量时同 DNA 共同作用可能会产生细胞毒性。

甲基化抑制剂的作用机制是:这两种核苷酸类似物被转变成脱氧三磷酸核苷酸,然后代替胞嘧啶进入复制的 DNA 分子。这些物质仅仅在细胞 S 期具有活性,这时它们具有很强的抑制 DNA 甲基化的作用。DNA 甲基转移酶结合在被修饰的 DNA 分子碱基上,结果就形成了脱甲基化的 DNA 分子。5-氮胞苷已经被尝试应用治疗血红蛋白病。普鲁卡因胺(procainamide)用作抗心律失常的药物,它同时也是一种 DNA 甲基化抑制剂。另外在茶叶和海藻中的提取物也显示了其具有体外活性。临床中应用反义寡核苷酸对 DNA 甲基转移酶进行抑制正在进行实验。

2. 组蛋白去乙酰化酶(HDAC)抑制剂 表观遗传沉默与组蛋白去乙酰化密切相关。已经研究了一些小分子物质例如丁酸盐、曲古抑菌素(trichostain A,TSA)能非特异或特异性地抑制细胞中 HDAC 活性。HDAC 抑制剂在肿瘤细胞和培养细胞中可以诱导细胞分化、生长抑制或凋亡,这是因为乙酰化蛋白的积聚,尤其是组蛋白的积聚,会使表观遗传沉默的基因重新表达。特别是在 p53 基因缺失时,丁酸盐、TSA 可以上调细胞循环激酶抑制剂 p21 基因的表达,这对于 p53 基因缺失而不能通过 p53 依赖途径抑制细胞增殖的肿瘤治疗非常重要。

我国首个自行设计合成,具有全新化学结构和全球知识产权保护的 HDAC 抑制剂西达苯胺(chidamide),2006 年底获得 SFDA 签发的临床批件。不同的 HDAC 抑制剂已经进行静脉或口服的临床 I 期和 II 期试验。不久的将来可以针对不同种类的 HDAC 设计更具有特异性的治疗方法。

3. 双重表观治疗 由于 DNA 甲基化同组蛋白的修饰具有相关性,因此可以将 DNA 甲基化抑制剂与 HDAC 抑制剂联合应用于治疗肿瘤。近来发现 5-氮-2 脱氧核苷同苯基丁酸盐在预防鼠科动物的肺癌方面具有协同作用。

DNA 甲基化活性同 HDAC 抑制剂的治疗机制不完全相同。HDAC 抑制剂和 DNA 甲基化抑制剂都是一种细胞毒性物质,它们通过上调 p21/p53 基因的活性来使细胞生长停止和细胞凋亡。

基因组的去甲基化会导致 p53 依赖性细胞的凋亡,同时 p53 基因重新抑制 DNMT1,表明这两种蛋白质形成了一个反馈环。DNA 甲基化抑制剂具有强激活基因的作用,HDAC 抑制剂对未甲基化的基因具有激活作用,但对于甲基化的基因则不具有激活作用。高剂量的 DNA 甲基化抑制剂可以使闭锁基因被激活,但是存在细胞毒性作用,所以可以使用低剂量的 HDAC 抑制剂和 DNA 甲基化抑制剂协同作用对病人进行治疗。并且在进行表观修饰的治疗之后,细胞对化疗、干扰素、免疫治疗更具敏感性。所以在癌症的治疗方面,应当包括遗传治疗和表观遗传治疗两个方面,使治疗方案更具特异性。

4. 表观遗传治疗的潜在缺陷 尽管表观遗传的治疗有效,但是在临床上应用这些药物仍然有不少担忧。主要是这些药物能非特异性激活正常细胞中的基因,具有导致正常细胞基因潜在的突变和癌变。研究发现 5-氮胞苷使正常的细胞系出现了异常永生的细胞。印记基因可以被 5-氮-2 脱氧核苷激活,这也是在治疗中必须引起注意的地方。尽管 5-氮胞苷具有抗癌作用,但是在对小鼠的研究中显示了具有致突变和致癌性,同时可能激活沉默的癌基因。因为表观遗传治疗的潜在危险性,所以在临床的实验中尽可能地选择患有威胁生命疾病的病人,如癌症病人。

靶点应当是异常的甲基化 CpG 岛,在癌症中这些 CpG 岛对药物具有特别的敏感性。在癌症中具有多个基因的甲基化,应该设计一种药物能对多个靶点均有作用。而且因为甲基化 CpG 岛随着年龄的增加而增加,它可能导致除癌症以外的多种慢性疾病,这些药物应该对这些慢性疾病的治疗有益,或者会减慢甲基化对基因的沉默速度。

表观遗传修饰的改变导致了一些重大的人类疾病,寻找和探索逆转基因沉默的治疗方法迫在眉睫。人们或许可以通过重新激活野生型的胚胎期基因来替代突变的成熟基因的方法对珠蛋白生成障碍性贫血(地中海贫血)和镰形细胞贫血进行治疗。对于 Rett 综合征,如果选择正确的靶点,就有可能激活非活性 X 染色体中具有的正常但未被利用的野生型基因,从而对其进行基因治疗。此外,表观遗传学引出了许多新的概念,也为医学分子遗传学、免疫学和肿瘤学等学科的研究开拓了新的领域。应该说,表观遗传学调控并不具有抗原特异性,但其作用的靶点却可以是特定细胞类型的特定基因座位,以及在特定时空下的表现,这反映了另一种层次的调节途径,也许会有助于发展新型免疫干预手段。

对表观遗传修饰引发人类疾病的认识才刚刚开始,将来可能有许多更惊奇的发现。阐明表观遗传学的机制,将是一个令人兴奋的挑战,并且终将引导人类清楚地了解疾病的发展,为疾病的治疗指引新方向、设计新方案。

（杨宇杰）

参考文献

[1] Koga M, Ishiguro H, Yazaki S, et al. Involvement of SMARCA2/BRM in the SWI-SNF chromatin-remodeling complex in schizophrenia. Hum Mol Genet, 2009, 18: 2483~2494.

[2] Tsurusaki Y, Okamoto N, Ohashi H, et al. Mutations affecting components of the SWI-SNF complex cause Coffin-Siris syndrome. Nature Genet, 2012, 44: 376~378.

[3] Hang C T, Yang J, Han P, et al. Chromatin regulation by Brg1 underlies heart muscle development and disease. Nature, 2010, 466: 62~67.

[4] Klein C J, Botuyan M V, Wu, Y, et al. Mutations in DNMT1 cause hereditary sensory neuropathy with dementia and hearing loss. Nature Genet, 2011, 43: 595~600.

[5] Song J, Teplova M, Ishibe-Murakami S, et al. Structure-based mechanistic insights into DNMT1-mediated maintenance DNA methylation. Science, 2012, 335: 709~712.

［6］ Gendrel A-V，Apedaile A，Coker H，et al. Smchd1-dependent and -independent pathways determine developmental dynamics of CpG island methylation on the inactive X chromosome. Dev Cell，2012，23：265～279.

［7］ Challen G A，Sun D，Jeong M，et al. Dnmt3a is essential for hematopoietic stem cell differentiation. Nature Genet，2012，44：23-31.

［8］ Ley T J，Ding L，Walter M J，et al. DNMT3A mutations in acute myeloid leukemia. New Eng J Med，2010，363：2424～2433.

［9］ Smallwood，S A，Tomizawa，S，Krueger F，et al. Dynamic CpG island methylation landscape in oocytes and preimplantation embryos. Nature Genet，2011，43：811～814.

［10］ Walter M J，Ding L，Shen D，et al. Recurrent DNMT3A mutations in patients with myelodysplastic syndromes. Leukemia，2011，25：1153～1158.

［11］ Yan X-J，Xu J，Gu Z-H，et al. Exome sequencing identifies somatic mutations of DNA methyltransferase gene DNMT3A in acute monocytic leukemia. Nature Genet，2011，43：309～315.

43

第四章

肿瘤遗传学研究进展

　　肿瘤是由细胞的异常增殖引发的一类疾病的总称。肿瘤分为良性肿瘤(benign tumor)和恶性肿瘤(malignant tumor)。肿瘤形成后在原位增长至一定大体积,能保持正常细胞的某些特征,常有完整胞膜的被认为是良性肿瘤;可侵袭周围组织,并可转移至其他组织器官甚至远端,使受累器官出现严重的组织损伤和器官衰竭,最终可导致机体衰亡的被认为是恶性肿瘤,恶性肿瘤也统称为癌症(cancer)。

　　在过去的几十年里,世界各地癌症发病率呈现明显的上升趋势,其中发生率最高是消化系统和生殖系统的癌症。由于居高不下的癌症发生率威胁着人类的健康。肿瘤的发生是一个多因素、多基因、多途径的过程,存在个体间差异。当代的一些肿瘤生物学家认为大多数肿瘤的发生是由于体细胞在增殖过程中一些癌基因突变累积形成的,癌变的细胞积累了一系列具有遗传性的癌相关基因的突变。这些具有生存优势的细胞不断被选择,形成了原位癌,从而获得了正常细胞所不具有的很多生物学特征。因此癌症也认为是一种遗传性疾病(genetic disease)或体细胞(somatic cell)遗传性疾病。

第一节　肿 瘤 与 遗 传

　　引起肿瘤发生的原因很多,很复杂。在生活环境中存着很多物理的、化学的和生物的致癌因子,它们在一定条件下可以诱发肿瘤。例如,各种电离辐射和紫外线照射可引起白血病和皮肤癌;多环芳烃化合物如3,4-苯并芘可以引起肺癌;黄曲霉素可以诱发肝癌;亚硝酸盐可引起各种消化道肿瘤;在生物因子中,已经证明某些病毒可以引起动物肿瘤,并与一些人类肿瘤如鼻咽癌、白血病密切有关。这些因子通常是通过引起基因突变而致瘤的。这种基因突变可以遗传给下一代。因此,肿瘤在某种程度上也被认为是一种遗传疾病(genetic disease)或体细胞(somatic cell)遗传疾病。基因内单个碱基的复制和分离,多个碱基的缺失、倒置、插入,以及染色体数量及结构的改变,如非整倍体、易位等都可能引起细胞的突变。已知一些肿瘤是按照孟德尔方式遗传的,具有明显的遗传性;而在另一些肿瘤中遗传的"易感基因"和环境因素共同发挥作用;还有一些肿瘤是由于特定基因发生体细胞突变引起的,这种突变虽然不是遗传得来的,但却因遗传物质的改变引发肿瘤的发生。遗传性肿瘤通常是指家族性癌,系指一个家族内多个成员罹患同一种或几种癌症,发病率范围在0.1%~10%,常见家族性癌症见表4-1。按照遗传规律,家族性癌可分为常染色体显性遗传性(autosomol dominant,AD),常染色体隐性遗传性(autosomal recessive inheritance,AR)和性连锁遗传性(sex linked inheritance)。本节介绍前两类常见肿瘤。

表 4-1 常见的遗传性肿瘤综合征一览表

综合征	受累基因	染色体定位	相关肿瘤
家族性视网膜母细胞瘤	RB	13q14.3	视网膜母细胞瘤,骨肉瘤
家族性腺瘤性息肉病	APC	5q21	结直肠癌
神经纤维瘤病 I 型	NF1	17q12	神经纤维瘤,恶性神经鞘瘤
Li-Fraumeni 综合征	P53	17p12-13	肉瘤,乳腺癌,脑肿瘤,白血病
着色性干皮病	XPA, XPB 等	9q34,2q21 等	皮肤癌
毛细血管扩张性共济失调症	ATM	11q12	淋巴瘤,白血病
Bloom 综合征	BLM	15q26.1	白血病,实体肿瘤
Fanconi 贫血	FACC, FACA	9q22.3,16q24.3	白血病
Wilms 瘤	WT1	11p13	Wilms 瘤
von Hippel-Lindau 综合征	VHL	3p25	肾细胞癌,小脑血管母细胞瘤
遗传性非息肉病性结直肠癌	MSH2 等	2p16	结直肠癌
家族性乳腺癌	BRCA1 BRCA2	17q21 13q12	乳腺癌,卵巢癌 乳腺癌

一、常染色体显性遗传性肿瘤

单基因遗传性肿瘤是按照孟德尔方式遗传的,由单个基因的异常引起,有 5%～10% 的肿瘤患者是单基因遗传引起的。单基因遗传肿瘤可以通过分子生物学检测,实现对肿瘤发生的鉴定及风险评估。直至 20 世纪 90 年代,对肿瘤发生的遗传学研究才逐渐被开展,但是也只限较少的家族遗传性肿瘤,如多发性内分泌腺瘤(multiple endocrine neoplasia,MEN)、家族性腺瘤性息肉病(familial adenomatous polyposis,FAP)、Li-Fraumeni 综合征、视网膜母细胞瘤(retinoblastoma)等。这些肿瘤有着不同的遗传方式,以下就几个例子介绍肿瘤的单基因遗传情况。

(一) 视网膜母细胞瘤

视网膜母细胞瘤(retinoblastoma, RB)是原发于视网膜的一种眼内恶性肿瘤。多发于新生儿和儿童,新生儿的发病率为 1/15 000～1/20 000,75% 的病例均发生于 3 岁以前。中国每年新发病例约有 1 000 例,占全世界每年新发病例的 20%。其中约 40% 的病例属于遗传型,符合常染色体不完全显性遗传,外显率约 90%;约 60% 的病例属于非遗传型。据最近一项调查显示,70%～75% 的患者为单侧发病,20%～25% 为双侧发病,而且是多发的。男性发病率略高于女性,尤其是双侧性肿瘤。RB 临床表现为向玻璃体腔生长的均质半透明灰色肿物;干酪样钙化;色素上皮的增生或迁移。视网膜母细胞瘤可以发生恶变,主要表现为瘤体突然增大,向玻璃体腔播散等。

视网膜母细胞瘤的发生与 RB1 基因的突变有着密切的联系。RB1 基因是一个肿瘤抑制基因,定位于 13q14,共有 27 个外显子,基因全长 180 kb,启动子区约 1.5 kb,编码相对分子质量约为 110 000 的 RB1 蛋白,这是一种磷酸化蛋白,定位于核内,主要调节视网膜的生长及分化。在 G0/G1 时,RB1 处于低磷酸化状态,在 G1/S 期,转变为 S 期处于高磷酸化状态,有丝分裂中后期则去磷酸化。单侧发病的患者中,10%～15% 病例携带者有 RB1 基因所在基因座的缺失突变存在,几乎 100% 的双侧患者具有 13q14 种系改变。20 世纪 70 年代,研究人员首次提出视网膜母细胞瘤发生的"二次突变学说",即由一个正常的视网膜母细胞瘤变成肿瘤细胞需要发生两次突变。随机发生

的两次突变可使 *RB1* 基因中正常的等位基因失活。当两个等位基因均发生突变,由体细胞的杂合子型变成了纯合子状态,细胞将失去正常 RB1 蛋白的功能,细胞分化失去控制,从而形成肿瘤(图 4 - 1)。

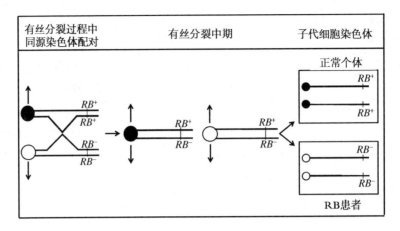

图 4 - 1　突变致 RB 发生的机制

(二) 多发性内分泌腺瘤

多发性内分泌腺瘤(multiple endocrine neoplasia,MEN)又名 Sipple 综合征,分为 I 型(MEN1)和 II 型(MEN2),其中 MEN2 型又可分为 MEN2A 和 MEN2B,是指同一个患者同时或先后发现两个或两个以上的内分泌腺肿瘤。这是一种较为罕见的常染色体显性遗传性疾病,具有家族聚集性。

MEN1 又称 Wermer 综合征,发病率为 1/30 000～1/50 000,外显率较高,女性多发于 30～40 岁之间,男性多发于 40～50 岁之间,外显率在 50 岁时高达 90%。MEN1 病人临床最为常见且最早出现的现象为甲旁亢,MEN1 的甲旁亢常常累及 3～4 个甲状旁腺,受累程度常常不一致,因此,MEN1 被定义为包含甲状旁腺腺瘤、胃肠胰肿瘤和垂体前叶瘤中两种主要的内分泌肿瘤的组合。肠胰内分泌肿瘤占 MEN1 的第 2 位,发生率为 30%～75%。MEN1 垂体瘤的发生率为 10%～60%,以泌乳素瘤为多见。除了常见的甲状旁腺旁瘤、神经内分泌肿瘤和垂体瘤外,还可有脂肪瘤、胸腺类瘤、嗜铬细胞瘤、肾上腺瘤和卵巢肿瘤等 20 余种不同肿瘤组合。研究表明,绝大部分 MEN1 家系病人中都发现了 MEN1 的致病基因 *men*1 的突变。*men*1 基因位于染色体 11q13,全长 9kb,包含 10 个外显子,编码 610 个氨基酸蛋白,称为 menin。menin 的 C 端有两个核定位信号域(nuclear localization signal domain,NLS)主要定位于核内,与 Jun D 结合功能域,与 Smad1、Smad3 及 Smad5 有相互作用。MEN1 病人的胰岛细胞瘤组织中发现 11 号染色体上肌糖原磷酸化酶基因(*pygm*)附件染色体大片段缺失。在已发现的 400 余种 *men*1 基因突变的报道中,21% 为无义突变,53% 为插入或者缺失突变,7% 为剪切位点突变,19% 为错义突变,研究表明,大部分突变都造成 *men*1 编码的蛋白质 menin 的长度改变。

MEN2 的发病率为 1/30 000 左右,几乎所有的 MEN2 患者都有甲状腺髓样癌,50% 患者伴有嗜铬细胞瘤,15%～30% 表现出甲状腺增生。MEN2A 占整个 MEN2 的 75%,MEN2B 除了有甲状腺髓样癌外,50% 表现为嗜铬细胞瘤。MEN2 还有几种特殊类型的癌症,包括家族性甲状腺髓样癌(FMTC)、MEN2A 合并皮肤苔藓样淀粉样变。MEN2A 或 FMTC 合并先天性巨结肠。

MEN2 则是由原癌基因 *ret* 突变所致,*ret* 原癌基因为一种酪氨酸激酶基因,位于 10 号染色体长臂,全长 60kb,含 21 个外显子,编码 1 100 个氨基酸的酪氨酸激酶受体超家族 ret 蛋白。酪氨酸激酶受体是一组跨膜受体,分为胞外区、跨膜区和胞内区。胞外部分包含 4 个类黏附素的重复片段,1 个钙结合区和 1 个富含半胱氨酸的结构区。胞内部分是一个含有酪氨酸激酶的结构区,其中酪氨酸残基在受体与配体结合后能自动磷酸化,激活下游信号途径。酪氨酸激酶受体缺陷与很多疾病的发生相关。几乎所有的 MEN2 患者,都与 *ret* 原癌基因突变有关。最为常见的突变类型为错义突变,常累及受体蛋白胞外富含半胱氨酸的二聚体结构域(8～13 号外显子)和胞内酪氨酸激酶催化位点(15,16 号外显子)。

（三）结直肠癌

结直肠癌是我国最常见的恶性肿瘤之一,约 15% 的结直肠癌为家族性,以遗传性非息肉病性结直肠癌（hereditary non-polyposis colorectal cancer, HNPCC）及家族性腺瘤性息肉病（familial adenomatous polyposis, FAP）最为常见。

HNPCC 又称 Lynch 综合征,其发病机制主要是错配修复基因（mismatch repair genes, *MMR*）的突变,使 DNA 复制过程中出现错误无法纠正,发生基因微卫星片段变化即微卫星不稳定（microsatellite instability, MSI）,从而引起肿瘤的发生。因此,HNPCC 也被称为 MSI 性结直肠癌。Lynch 综合征分为 Lynch Ⅰ型及 Lynch Ⅱ型。HNPCC 患者发病年龄均比较早,平均发病年龄为 40～45 岁,在家系中表现为发病年龄逐代提前的趋势;肿瘤多位于近端结肠,常伴有同时性或异时性原发大肠癌及结肠外肿瘤,如子宫内膜癌、小肠癌、肝胆系统癌、泌尿系统癌;还可见低分化、黏液癌或印戒细胞癌。癌周围有着明显的宿主淋巴细胞反应等特殊的病例特征。HNPCC 的发病具有家族聚集性,垂直遗传的特点。

已证实 *MMR* 基因的种系突变是 HNPCC 发生的分子遗传学基础,*MMR* 基因表达产物为错配修复蛋白,是一种核酸水解酶,在 DNA 复制过程中水解错配的碱基,从而使 DNA 能精确地进行复制,保证人类遗传保守型及稳定性。免疫组织化学染色 MMR 蛋白表达缺失是家族性 HNPCC 遗传学筛选的实用方法。最早发现与 *MMR* 基因相关基因的是 *hMSH2*,定位于 2p21-22。*hMSH2* 突变多表现为移码和无义突变(分别占 60% 和 23%);其次发现与 *MMR* 基因的相关基因是 *hMLH1*,定位于 3p21.3-23,*hMLH1* 突变主要表现为移码和错义突变(32% 和 10%);剪切异常在 hMLH1 和 hMSH2 中分别占 32% 和 10%。*MMR* 基因突变主要决定 HNPCC 的发生,而 HNPCC 的发展、侵袭和转移等过程,则是由众多 *MMR* 基因的下游靶基因、细胞因子及信号传导通路分子参与决定的。

家族性腺瘤性息肉病(FAP)是一类常见的腺瘤性息肉病,以多发结直肠腺瘤性息肉(>100%)为特征,胃底、小肠等也有息肉,发病率为 1/18 000～1/13 000。FAP 的相关基因为结肠腺瘤性息肉病基因（adenomatous polyposis coli, *APC*）,维持着细胞分裂及凋亡之间的平衡,并且在细胞迁移、黏附和传导及调节细胞生长周期中起着重要的作用。研究表明,约 70% 的 FAP 是由于 *APC* 基因突变引起的,几乎所有的突变都是引起 *APC* 基因终止密码子的提前形成而导致羧基端截短蛋白的产生。现认为这些无功能截短蛋白的形成与瘤的恶变有关,而 *APC* 基因的杂合丢失与癌的形成有关,包括无义突变 30%、移码突变 68% 及大片段丢失 2% 等。突变多发生于 15 号外显子 5′端,即所谓的"突变聚集区(mutation clustered region)",密码子 1 061 和 1 309 是最常见的突变热点,1 309 号密码子突变的 FAP 临床表型较其他部位突变的严重;另外 1 395～1 493 号密码子突变的 FAP 韧带样瘤、骨瘤较其他部位突变者更常见。

（四）Li-Fraumeni 综合征

Li-Fraumeni 综合征也多以儿童和青年并发各种肿瘤为主要特征,多见软组织肉瘤、骨肉瘤和乳腺癌,其他肿瘤为脑瘤、白血病、肾上腺皮质癌、肺癌、胰腺癌、肠癌、前列腺癌、淋巴瘤和胃癌等。

Li-Fraumeni 综合征家族性患者中发现有 *p53* 基因的遗传性突变。一般认为,*p53* 基因的突变增加了这些患者发生肿瘤的可能性。另外,转基因鼠模型的研究表明:生殖细胞 *p53* 突变可导致肉瘤、恶性淋巴瘤、肺及肾上腺癌的高发。在所有的生殖细胞 *p53* 突变中,转换是最常见的突变,占所有生殖细胞的 66%,而且 44% 的置换位于 CpGs;颠换占所有生殖细胞突变的 21%,复制错误可导致颠换,颠换可能也是由内在的致癌损伤所致。大多数生殖细胞 $p53$ 基因突变患者暴露于致癌物时导致颠换的发生,最常见的靶位点是 G 残基,与大的诱导致癌物结合后导致复制机制失效,以及与 DNA 多聚酶的错误结合导致肿瘤发生。

二、常染色体隐性遗传性肿瘤

不同于常染色体显性遗传的家族性肿瘤仅对某一种类型的肿瘤易感。隐性遗传的家族性肿瘤表现为对多种肿瘤易感,并伴有其他症状。如运动失调性毛细血管扩张综合征(ataxia telangiectasia syndrome,AT)患者易患白血病、T 淋巴细胞瘤、B 淋巴细胞瘤、皮肤癌、卵巢癌、胃癌等;Bloom 综合征患者易患慢性肺病、糖尿病等。另一方面,不同于显性遗传的家族性肿瘤多因抑癌基因的突变所致,隐性遗传家族性肿瘤多因 DNA 损伤修复、基因组 DNA 稳定性维持异常有关。隐性遗传的家族性肿瘤人群中,很多都是携带有致病基因的杂合子个体,这些人可终身不致病。因此,隐性遗传的家族性肿瘤患病者的比率很低。而在显性遗传的家族性肿瘤人群中,只要携带有一个致病基因杂合子个体,很容易发生第二次击中,使另外一个致病基因突变而呈现出疾病症状。此外,隐性遗传的家族性肿瘤患者的病变细胞中存在较多的染色体改变,如染色单体的裂隙、染色体断裂、三射体、四射体、双着丝粒、染色体易位等。

(一) Bloom 综合征

Bloom 综合征(BS)是一种先天性生长发育障碍及毛细血管扩张性红斑狼疮综合征。发病率约为 1/160 000,男性较女性更加容易受累。其他临床表现为明显的宫内或出生后的生长滞后,出生时体重常 <2.3 kg,平均身长约 44 cm,成人后身高 <145 cm。对光敏感,毛细血管扩张,呈现特有的"蝴蝶"样皮疹覆盖脸颊及手臂背部。患者通常伴有细胞免疫和体液免疫缺陷,以及性腺功能缺陷,因此易患耳膜炎、肺炎及糖尿病。Bloom 综合征患者对所有肿瘤易感,正常成年人更易患上皮癌,如结肠癌、乳腺癌和肺癌,与白血病、肉瘤,以及一些罕见的肿瘤,如 Wilms 瘤。BS 患者平均发生癌症的平均年龄为 25 岁,癌症是导致 BS 病人死亡的主要原因。

染色体不稳定性或基因组不稳定性是 BS 综合征患者细胞遗传学的显著特征。主要表现为:体外繁殖有丝分裂时期的 BS 细胞株的染色体易发生断裂并易形成结构畸变的染色体,体内 BS 细胞如颊黏膜细胞在分裂间期常可见细胞内出现多个微核结构;培养 BS 细胞的染色体断裂既可发生于染色体之内,也可发生于染色体之间,尤其是易发生于染色体的同源序列之间,从而出现频发的姐妹染色单体交换现象;培养的 BS 细胞中常见四射体结构,尤其是易见于短期培养的 BS 淋巴细胞中,但却罕见于正常人的细胞中。

BS 的致病基因为 BLM,定位于 15q26.1 区带上。BLM 基因编码蛋白由 1417 个氨基酸组成,相对分子质量为 159 000。包括一个 ATP 结合域、一个 DEAH 盒及两个核定位信号。BLM 蛋白具有 $3'-5'$ DNA 解旋酶活性,定位于细胞核内,在细胞的 S 期表达水平达到最高,并且持续到 G2/M 期,而在 G1 期急剧降低,有丝分裂期间呈高度磷酸化状态。BLM 的突变包括一些碱基的插入、缺失、错义或无义突变、产生截短的蛋白,使蛋白全部或部分滞留于细胞质从而不能入核。目前发现了 7 种不同的 BLM 基因的突变,其中 4 种为单碱基取代型突变,2 种为缺失型突变,另一种则为缺失插入型突变,结果最终导致 BLM 基因的 2 种无义突变、3 种错义突变和 2 种移码突变(表 4-2)。

表 4-2　BS 患者中发生的 7 种 BLM 基因的突变

种族类别	核苷酸残基改变的数量和位置	突变类型	BS 患者的基因型	预期突变的 BLM 蛋白(aa)
日本籍	631 位缺失 3bp	无义突变	纯合子	185
欧籍美国人	$A\xrightarrow{188}T$	无义突变	杂合子	271
日本籍	1610 位插入 1bp	移码突变	纯合子	515
欧籍美国人	$A\xrightarrow{2089}G$	错义突变	杂合子	1417
犹太籍	2282 位缺失 6bp 插入 7bp	移码突变	纯合子	739
意大利籍	$T\xrightarrow{2596}G$	错义突变	纯合子	1417
意大利籍	$G\xrightarrow{3238}C$	错义突变	纯合子	1417

（二）Werner 综合征

Werner 综合征(Werner syndrome,WS)，又称成人早老症、成人早衰老综合征及全老征，是一种常染色体隐性遗传性疾病。该病人群隐性携带者为 $1/200\sim1/150$，新生儿发病率约为 $0.3/10^5$，人群总发病率为 $1/10^6$。

100% 的 WS 患者表现为肢体细长、躯干粗短、身材矮(平均为 141.5 cm)、体重轻(平均为 35.7 kg)；面容呈鸟样外观(100%)，灰发与脱发，硬皮病样皮肤改变，皮肤色素沉着或色素减退，毛细血管扩张，局部性角化过度，皮下组织钙化甲变形。约 80% 的患者性腺功能减退，有非胰岛素依赖型糖尿病、高脂血症、高尿酸血症，半数患者发生动脉粥样硬化及高血压，少数患者甲状腺功能低下。约有 10% 患者伴有肿瘤，可发生各种肿瘤，主要是中胚叶来源的肿瘤，再次为脑膜瘤、星形细胞瘤、血液系统疾病及骨肉瘤。WS 患者发生肿瘤的特点是有多发性原发性肿瘤，这可能与其染色体不稳定性有关。

Werner 综合征的致病基因是 WRN，基因编码是一种具有 1 432 个氨基酸的蛋白质，与 RecQ 型 DNA 解旋酶高度同源，定位于第 8 号染色体断臂(8p11-12)，主要与 ANK1、D8S87、D8S165、D8S166、D8S164 等位点连锁。WRN 蛋白主要有 4 个功能域：C 端核定位信号、N 端 ATP 结合位点、DEXH 解旋酶框及外切核酸酶功能域。WRN 蛋白主要定位于核内，特别是核仁，具有 $3'$-$5'$ DNA 解旋酶及 $3'$-$5'$ 外切核酸酶活性，可与 DNA 聚合酶 POLD1 相互作用，参与 DNA 的复制及修复。WS 患者通常发生解旋酶基因突变，使它在羧基末端至少缺少 128 个氨基酸残基，有缺陷的 DNA 解旋酶不能转运到核浆内发挥作用，从而引起 WS。

（三）着色性干皮病

着色性干皮病(xeroderma pigmeutosum，XP)是一种 DNA 损伤修复缺陷所致的罕见的常染色体隐性遗传病。发病率约为 $0.3/10^5$，在日本和突尼斯发病率较高，分别为 $1/10^5$ 和 $1/10^4$，中国的 XP 发病率低于日本，与欧美国家相近，黑色人种少发此病。

XP 患者临床上表现为对日光过度敏感，暴露部位的皮肤易发生色素沉着、萎缩、角化过度及各种神经系统症状，甚至是癌症。畏光常常是最早出现的症状，后来便发生双侧白内障以致失明，严重者精神迟钝，并且对良、恶性眼部肿瘤高度敏感。皮肤受光后起初出现红斑水肿，继而色素沉着、干燥萎缩，故称为着色性干皮病。患者暴露部位很易发生皮肤癌，多为基底细胞癌、鳞状上皮细胞癌或棘细胞癌，其他易患肿瘤包括恶性色素瘤、头颈部癌、食管癌、肺癌、胆管癌、乳腺癌等。

目前发现与着色性干皮病相关的基因共有 XPA-XPG 等 7 个互补组和 1 个 DNA 错配修复相关的变异型。其中 7 个互补组基因均为 DNA 损伤修复基因，在核苷酸切除修复(nucleotide excision repair,NER)中发挥着重要作用。相关基因分别为 XPA(9q22)、XPB(也称 $ERCC3$,2q21)、XPC(3q25)、XPD(也称 $ERCC2$,19q13)、XPE(11 号染色体)、XPF(也称 $ERCC4$,19q13)、XPG(也称 $ERCC5$,13q32)以及 XPV(6p12-p21)。着色性干皮病的这 7 个互补组基因单核苷酸多态性可使机体修复损伤 DNA 的能力有所不同。因此,导致基因的稳定性和细胞的癌变率有改变,是决定机体肿瘤易感性的一个重要因素。

(四)共济失调毛细血管扩张

共济失调毛细血管扩张症(ataxia-telangiectasia,AT)又称 Louis-Bar 综合征,是一种很罕见的常染色体隐性遗传的神经血管性疾病,发病率为 $1/10^5 \sim 2.5/10^5$。主要表现为进行性小脑共济失调、肺部反复感染,以及眼和面部皮肤的毛细血管扩张,对肿瘤易感。其他特征包括对射线的杀伤作用异常敏感,染色体不稳定性,易患癌症、免疫缺陷症等。

AT 患者多在儿童时期发病,2 岁时即可出现小脑性共济失调,且多为本病首发症状;血管症状表现为毛细血管扩张,首先在球结膜暴露部位出现,进行性扩张至眼睑、鼻、耳等部位;皮肤粗糙、色素沉着,以及皮下脂肪减少、头发易变黄易脱发等早老性改变,故有"早老样改变"之称;发育落后,身材矮小,性腺功能减退及糖尿病;由于多数患者缺乏 IgA 和 IgE,故易反复感染,多表现为上呼吸道和肺部感染。AT 患者的患癌率很高,也是 AT 患者的第二大死因,约有 1/3 最终患癌症,是正常人的 100 倍,其中大部分癌症属于淋巴样恶性肿瘤,包括 B 细胞、T 细胞、非霍奇金淋巴瘤(non-Hodgkin's lymphoma,NHL)、HD 和其他一些类型白血病,白血病的患病率较正常人约高 70 倍。其中淋巴瘤和 ALL 的发病率在 AT 患者中与儿童期占 85%,20 岁后占 50%。另外,上皮样恶性肿瘤的发病率也随年龄的增加而增高。

AT 为单基因突变所致,致病基因为共济失调毛细血管扩张性突变基因(ataxia-telangiectasia mutated gene,ATM)。AT 基因定位于 11q22-23,基因组 DNA 长 184kb,含 66 个外显子,其中前两个外显子 1a 和 1b 为选择性剪切位点,在不同的转录本中起作用,第 4 个外显子为第一个编码外显子;AT 基因的 5' 和 3' 端各有一个非翻译区(UTR),它们表现出强烈的可变性,其中 3' 端的 UTR 长达 3.6kb,该基因的开放阅读框(ORF)有 9 168 个核苷酸,编码 3 056 个氨基酸,约 350kDa 的蛋白质。AT 蛋白具有以下功能:参与 DNA 损伤修复;阻止细胞凋亡的发生;控制免疫细胞对抗原的反应;介导细胞对胰岛素的反应;阻止基因的重排;可能与性成熟有关。到目前为止,AT 患者中已发现 100 多种突变,这些突变分布与 AT 基因的整个编码序列有关,绝大多数突变会造成 AT 基因的截短或大片段缺失,从而导致 AT 蛋白失活。

AT 患者细胞遗传学上的一个重要特征是自发性染色体不稳定,AT 细胞的染色体异常可累及多条染色体。已报道的受累染色体包括 7、8、14 号染色体和 X 染色体,最常累及的染色体是 14 号,其次为 7 号。AT 细胞的染色体异常不但可累及多条染色体,还可出现多种形式的染色体异常,如易位、倒位、断裂、裂隙等。AT 细胞遗传学最常见的异常为异常核型细胞中缺失和易位,其余的异常染色体断裂、双着丝粒、倒位较为少见。

(五)Fanconi 贫血

Fanconi 贫血(Fanconi anaemia,FA)也称婴儿体质型骨髓病或 Fanconi 全血细胞减少症,是一种以进行性骨髓衰竭伴多种先天性畸形特征的染色体不稳定综合征。FA 患者患癌症风险较高,人群杂合子频率为 1/300,常在 10 岁内发病,以男性居多,新生儿发病率为 $2.5/10^5$。

FA 患者的主要临床症状为再生障碍性贫血,重症再障患者骨髓衰竭时输血及雄激素治疗无效,中度至重度患者雄激素治疗有效,轻度贫血病情稳定、骨髓衰竭、中性粒细胞轻度减少、血小板减少症;内脏畸形,约有 24% 患者有肾脏畸形,也可有肺、胃肠道畸形;还可见骨骼畸形,以多指、拇指缺失多见,或桡骨缺失伴同侧拇指缺失(50%)、下肢畸形(9%)、耳朵畸形(11%);相当比例的患者出现皮肤色素沉着、小头畸形、小眼及小嘴，男女患者均有性功能减退现象。纯合子 FA 患者患白血病及其他肿瘤的风险远比正常人高，杂合子患者虽无明显临床表现，但其肿瘤易感性也比正常人高。

　　FA 的互补基因组有 A、B、C、D 四组，A 组基因［FA(A)］定位于 20 q 上，B、D 两组定位目前尚不明确，C 组基因(FACC)定位于 9 q 上。FA(A)细胞的染色质蛋白提取物中缺少 DNA 损伤识别蛋白，造成 FA(A)细胞 DNA 修复能力的缺陷，FA 细胞 G2/M 过渡受阻，G2 期细胞即受到累积。此外，FA 相关基因也与细胞凋亡有关。FA 患者的种系突变包括碱基替换、缺失及插入等，许多突变的结果是导致蛋白截短。FACC 基因编码是一种含 558 个氨基酸的蛋白质，与细胞对诱变剂的敏感度相关。

第二节　肿瘤相关基因

　　肿瘤相关基因是一类包括癌基因、原癌基因、病毒癌基因、肿瘤抑制基因、肿瘤转移相关基因和肿瘤耐药基因等。这些基因在肿瘤发生、发展、治疗与预后中发挥着重要作用。

一、癌基因的发现

　　癌基因是一类控制细胞生长，可将正常细胞转变为分裂增殖不受控制的癌细胞的基因。最早发现的癌基因是鸡的肉瘤(sarcoma)基因 *src*，是 Martin 等人从劳氏肉瘤病毒(RSV)基因组中分离出来的。1910 年，洛克菲勒研究所的研究员劳斯(Rous P)发现，将鸡肿瘤细胞裂解物在通过除菌滤器以后注射到正常鸡体内，可以引起同样的恶性肿瘤，称为肉瘤。由此，Rous P 发现了劳氏肉瘤病毒(RSV)，并首次提出鸡肉瘤可能是由病毒引起的，并进而认为病毒是癌症的病因。但是，这一发现在当时并未引起重视。

　　随着 20 世纪 60 时代，人们对病毒致癌问题的日益重视，Rous 终于在 1966 年获得诺贝尔医学与生理学奖。其后的研究表明，ASV 是一种反转录病毒(retrovirus)，致癌只是其携带的一个基因 *src*(viral src，v-*src*)基因引起的。随后的分子杂交实验证明，在正常细胞的基因组中存在着与 v-*src* 类似的基因称为 c-*src*。在发现 *src* 基因后，在许多致癌病毒中也发现了多种致癌基因。这类存在于病毒基因组中，不编码病毒的结构成分亦对病毒复制无作用，但可以使细胞持续增殖(transformation)的基因统称为"病毒癌基因"(viral oncogene，v-*onc*)。

　　病毒癌基因(viral-oncogene)对应的细胞副本，称为细胞癌基因(cellular oncogene，c-*onc*)或称为原癌基因(proto-oncgene，pro-*onc*)。原癌基因在正常条件下参与并维持细胞的正常功能，不具有致癌性，但是当其异常过度表达或者因突变而过度活化且具有细胞恶性转化能力时，才转变为癌基因。比如 *src* 基因编码的蛋白质是一种胞质酪氨酸激酶，在正常细胞中该蛋白 C 末端 19 个氨基酸被病毒蛋白的 12 个氨基酸所取代，因失去了存在于 c-*src* C 末端的抑制区从而导致病毒 *src* 的持续活化，使 *src* 参与的细胞存活信号通路处于持续激活状态，导致细胞不断分裂增殖最终形成肿瘤。病毒癌基因是从宿主细胞获得的基因，即 v-*onc* 起源于 c-*onc*，当病毒侵染细胞时，c-*onc* 转录的成熟 mRNA 与病毒基因组 RNA 整合，形成 v-*onc*，这也是为什么 v-*onc* 常常不含内含子。当病毒再次侵染细胞时，由于其整合的 c-*onc* 发生突变或者在病毒长末端重复序列(long terminal repeat，LTR，是 DNA 转录的启动子和增强子)的作用下组成型过量表达而成为 v-*onc* 促进细胞转化。目前所知的 v-*onc* 都有与其相对应的 c-*onc*，具有相似的核苷酸序列，以及编码结构和功能相似的蛋白产物。有时在不同的致癌病毒的 v-*src* 会对应同一个 c-*onc* 基因。反之，不是每一个 c-*onc* 都可以找到对应的 v-*onc*。1982 年，MIT 教授 Weinberg 和同事 Barbacid 首先从人膀胱癌细胞系中分离出一种可使

NIH3T3 细胞发生恶性转化的基因,后来发现这种基因是 Harvery 鼠肉瘤病毒 *ras* 基因的人类同源基因,命名为 H-*ras*,这是第一个从人类基因中发现的癌基因。截至目前为止,已经有超过 200 个 *c-onc* 已经鉴定出来。

二、原癌基因的激活

原癌基因的激活有 3 种方式:一是原癌基因表达调节发生改变,导致原癌基因过度表达,产生过量的结构正常的细胞生长促进蛋白,此类激活的有前病毒插入、染色体异位和重排;二是由于基因扩增,使原癌基因在细胞基因组中的拷贝数增加,从而导致原癌基因表达量增加,进而产生过量的正常结构的细胞生长促进蛋白,此类激活有基因扩增;三是原癌基因序列发生突变,从而产生结构发生改变的具有异常功能的癌蛋白产物。

原癌基因活化的结果有两种:一是产生表达量过量的正常癌蛋白产物;二是虽然在表达量上没有变化,但产生了组成型过度活化的癌蛋白。这些过量或者功能异常的蛋白产物主要通过以下方式影响其靶细胞:①生长因子增加;②生长因子受体增加;③产生突变的信号转导蛋白,持续激活信号转导通路;④产生与 DNA 结合的转录因子,增强与细胞转化有关的基因表达;⑤抑癌基因的靶 microRNA 增加,失活抑癌基因功能。

1. 前病毒插入 整合到宿主染色体中的病毒 DNA(源于 DNA 病毒或者 RNA 病毒)称之为前病毒。当反转录病毒感染细胞后,病毒本身没有转化基因,即 *v-onc*,但病毒基因组两端的 LTR 含有高活性的启动子或加强子,可以插入到细胞原癌基因附近,激活原癌基因,使原癌基因持久、过量地表达,从而导致细胞发生转化和癌变。比如,在 1981 年 Hayward 和 Astrin 用禽白血病病毒(avian leukosis virus, ALV)诱导的鸡 B 细胞淋巴瘤中,鸡 B 淋巴细胞由于 ALV 的 LTR 插入 *c-myc* 的旁侧($5'$ 或 $3'$ 端),使 *c-myc* 过量表达而发生癌变恶化。又如小鼠乳腺肿瘤病毒(MMTV)不含 *v-onc*,但当它插入编码成纤维细胞生长因子的基因(*int*)附近时,能够激活毗邻的宿主基因 *int*,使宿主细胞不受控制过度增殖形成肿瘤。

2. 染色体异位和基因重排 染色体易位(chromosome translocation)是指染色体的一部分断裂脱离后与其他染色体联结的过程。基因重排(gene rearrangement)是指 DNA 分子一部分断裂,新的部位重连接,基因发生重新排列组合的过程。染色体易位往往导致基因重排。染色体易位和基因重排可以形成新的融合基因或者改变原癌基因的表达调控,从而激活原癌基因。存在于大部分慢性粒细胞白血病(chronic myelogenous leukemia,CML)的费城染色体(Philadelphia chromosome, Ph chromosome)就是 9 号染色体长臂与 22 号染色体长臂相互易位形成的,使 *c-abl* 与 *bcr*(breakpoin cluster region)融合产生一个致癌的 p210 融合蛋白 BCR-ABL。该相互易位产生了一个比正常 9 号染色体更长的染色体和比正常 22 号染色体更短的染色体,后者即称为费城染色体。BCR-ABL 编码一个酪氨酸激酶,并组成型的活化一些控制细胞生长的蛋白,使细胞分裂增殖不受控制导致白血病。90% 以上实体瘤、Burkitt 淋巴瘤的产生是由于位于 8 号染色体上的原癌基因 *c-myc* 易位到 14 号染色体。14 号染色体有编码抗体重链的基因,当 *c-myc* 易位到 14 号染色体时,*c-myc* 的表达调节会发生改变,即在抗体重链基因增强子的作用下组成型表达产生过量的基因产物促进细胞增生。在其他一些 Burkitt 淋巴瘤中,位于 8 号染色体的 *c-myc* 也可能易位到编码抗体轻链的 2 号和 22 号染色体上,改变 *c-myc* 的表达调节。编码抗体轻链基因所在的 2 号、22 号染色体和编码抗体重链基因所在的 14 号染色体是一个危险的区域:一方面,在抗体合成过程中这些染色由于自然的抗体基因重排而发生 DNA 链的断裂,从而给染色体易位提供了可能;另一方面,这些抗体编码基因上游存在着很强的增强子,所以易位到这些染色体的其他染色体上的基因很容易在抗体增强子的作用下造成组成型的过量表达。表 4-3 是常见的染色体易位及其导致的肿瘤。

表4-3　常见的染色体易位及肿瘤

肿瘤基因	染色体定位	染色体易位	人体恶性肿瘤
c-myc	8q24	t(8,14)(q24,q11); t(2,8)(p12,q24); t(8,22)(q24,q11)	Burkitt 淋巴瘤
bcl-1	11q13	t(11,14)(q13,q11)	B 细胞淋巴瘤
bcl-2	18q21	t(14,18)(q11,q21)	B 细胞淋巴瘤
tcl-1	11q13	t(11,14)(p13,q11)	T 细胞淋巴瘤
c-abl	9q34	t(9,22)(q34,q11)	慢性粒细胞白血病
bcr	22q11	ph1	慢性粒细胞白血病
c-mos	8q22	t(8,21)	急性粒细胞白血病
c-myb	6q22-24	t(6,14)	卵巢癌
c-sis	22q12	t(11,22)(q24,q12)	Ewing 肉瘤

3. 基因扩增　基因扩增(gene amplification)是指细胞内特定基因拷贝数增加的现象。基因扩增可能产生同质染色区段(homogeneously staining region, HSR)或者双微体(double-minute, DM)。双微体是指细胞内基因扩增时染色体某个节段出现相对解螺旋的浅染色区,它们脱离染色体后形成的大量分散、成对的匀染小体。基因扩增,可导致基因过量表达。如果癌基因(oncogene)位于扩增区域,所造成的基因过度表达(overexpression)则可导致细胞生长的失控。最先被发现的原癌基因的扩增现象是 c-myc 基因在人粒细胞白血病细胞系中的扩增。如在早幼粒细胞白血病细胞系HL-60 中 c-myc 扩增了 8-22 倍。如今研究人员已经知道在很多的肿瘤中都存在不同原癌基因的扩增现象(表4-4)。

表4-4　常见原癌基因扩增及肿瘤

肿瘤类型	相关基因	患病率(%)
乳腺癌	MYC	20
	ERBB2 (EGFR)	20
	CCND1 (Cyclin D1)	15~20
	FGFR1	12
	FGFR2	12
宫颈癌	MYC	25~50
	ERBB2	20
结直肠癌	HRAS	30
	KRAS	20
	MYB	15~20
食管癌	MYC	40
	CCND1	25
	MDM2	13
胃癌	CCNE (Cyclin E)	15

肿瘤类型	相关基因	患病率(%)
	KRAS	10
	MET	10
胶质母细胞瘤	ERBB1（EGFR）	33～50
	CDK4	15
头颈癌	CCND1	50
	ERBB1	10
	MYC	7～10
肝癌	CCND1	13
神经细胞瘤	MYCN	20～25
卵巢癌	MYC	20～30
	ERBB2	15～30
	AKT2	12
恶性毒瘤	MDM2	10～30
	CDK4	10
小细胞肺癌	MYC	15～20

4. 基因突变　突变或者缺失可使癌基因出现新的表达产物,出现异常或者截短的表达产物,从而导致癌基因产物功能的改变。ras 基因突变是一个原癌基因因发生突变而激活的典型例子。Harvey(1964)和 Kirsten(1967)分别应用 Mo-MuLV(moloney murine leukemia virus)和 Kirsten-MuLV 病毒注射大鼠,而相应地分离了 Harvey 小鼠肉瘤病毒(Harvey murine sarcoma virus,Ha-MSV)和 Kirsten 鼠肉瘤病毒(Ki-MSV),两者皆可诱发小鼠产生红白血病和淋巴瘤,并可在体外转化小鼠的成纤维细胞。后来研究发现 Ha-MSV 和 Ki-MSV 的基因组内皆含有来源于宿主细胞的基因组的新基因序列,此后人们将这种宿主细胞基因称为 ras(rat sarcoma)基因。

1982 年,Robert、Allan、Weinberg 和 Barbacid 首先从人膀胱癌细胞系中分离出一种转化基因,可使小鼠成纤维 NIH3T3 细胞发生恶性转化,而从正常人组织中提取的 DNA 则无此种作用。随后,Santos 与 Parada 发现上述转化基因并非新型基因,而是 Ha-MSV ras 基因的人类同源基因,命名为 H-ras。同年,Krontiris 在人肺癌细胞中发现 Kirsten 鼠肉瘤病毒基因的同系物,称为 K-ras。还有一种相似的基因是在人神经母细胞瘤 DNA 感染 NIH3T3 细胞时发现的与 ras 类似的基因,称为 N-ras,此种基因和病毒无关。ras 基因编码的蛋白产物在细胞膜和核的信号转导过程中是一个关键的中间产物。Ras 蛋白可以激活很多信号通路,其中研究的最为清楚的是 MAPK 通路。该通路将细胞外的一些刺激细胞增殖信号通过一系列级联反应传递至核内,从而促进参与细胞生长和分裂基因的表达,促进细胞增殖。Ras 蛋白的点突变可发生在几个密码子上,重要的密码子有 12、13 和 61,其中第 12 的 Gly 是最常受到影响的部位,但不论突变密码子是哪一个,最终的结果都是导致 Ras 内在的 GTP 酶活性下降,使 Ras 活性得不到及时的终止,从而保持 Ras 持续活化。ras 基因的突变可发生于多种肿瘤中,比如在人体肿瘤中已从膀胱、小细胞肺癌(Ha-ras,Kit-ras),胃(N-ras,乳腺(Ha-ras)等在 12 或 61 号编码子出现点突变,从而引起一个氨基酸置换。上述突变可使其编码的蛋白 p21 的 GTPase 酶活性明显下降,从而影响 p21 的生物学活性。

三、原癌基因的分类及功能

大多数原癌基因编码的蛋白质都是复杂的细胞信号转导网络中的成分,在信号转导途径中有着重要的作用。

1. 生长因子　c-sis 基因系猿猴肉瘤病毒(simian sarcoma virus)分离的 v-sis 的细胞同源物,编码血小板衍生生长因子(PDGF)β 链。PDGF 在胚胎发育、细胞增殖、细胞迁移和血管生成中有着重要作用,当其表达失控时不断生产出 PDGF 分子可导致包括肿瘤在内的很多疾病的发生。人原癌基因 Int-2 基因最先从鼠乳腺肿瘤病毒的插入位点分离出来的,编码成纤维细胞生长因子 FGF,能刺激细胞生长。

2. 受体酪氨酸激酶　受体酪氨酸激酶(receptor tyrosine kinase,RTKs)具有一个胞外配体结合域、一个跨膜结构域、一个胞内催化结构域,能催化多种底物蛋白质酪氨酸残基磷酸化。很多生长因子与细胞表面的受体结合引起受体二聚化,激活内源性酪氨酸激酶,使得每个受体在特异的酪氨酸残基上发生磷酸化介导其效应。很多质膜受体的突变形式都是癌基因编码的产物。如 erbB1 基因编码的 EGFR 蛋白可见于多种肿瘤中,尤其是在鳞状细胞癌中。NEU 也是一个 EGF 受体基因,最先是从乙基亚硝基脲(ethylnitrosourea)诱导的神经母细胞瘤中分离出来。原癌基因 NEU 到具有转化能力的癌基因的转变只需要 NEU 蛋白跨膜段的单氨基酸突变。TRK(track)基因编码神经生长因子受体,最先是从胰腺癌分离获得的。MET 基因编码肝细胞生长因子 HGF 受体(hepatocyte growth factor)。KIT 基因编码干细胞因子(SCF)受体,SCF 又称为肥大细胞生长因子(mast cell growth factor)等。

3. 非受体酪氨酸激酶　非受体酪氨酸激酶也称为胞质激酶(cytoplasmic kinase),共有 10 个亚家族为 Abl、Ack、Csk、Fak、Fes、Frk、Jak、Src、Syk 及 Tec。

ABL 最先从 Abelson 鼠白血病毒(A-MuLV)中分离,位于人 9 号染色体,其与 22 号染色体的相互易位形成 BCR-ABL,从而使 BDR-ABL 酪氨酸激酶持续活化导致细胞增生、黏附和生存性质的改变。这种相互易位常可见于慢性髓性白血病(CML)和急性粒细胞白血病(ALL)中。

另一个重要的非受体酪氨酸激酶是 src 家族,共有 8 个成员:Src、Fgr、Fyn、Yes、Bik、Hck、Lck、Lyn。src 基因是第一被鉴定出来的癌基因,是一个典型的蛋白酪氨酸激酶。Src 蛋白共有 4 个结构域:N 端十四烷基化位点,SH2 和 SH3 结构域,催化结构域,羧基端的抑制结构域。其中 SH2 和 SH3 结构域是 Src 激酶催化活性调节的关键,催化结构域中 416 位点酪氨酸磷酸化与细胞的转化活性有关,抑制结构域中 527 位点的酪氨酸磷酸化能抑制 Src 蛋白活性。Src 家族参与细胞的增殖、存活、癌细胞的粘连及迁移,与人类的乳腺癌、肝癌和结肠癌等有着密切的关联。

4. 受体丝氨酸/苏氨酸蛋白激酶　受体丝氨酸/苏氨酸蛋白激酶(serine/threonine kinase)进行信号转导的方式与受体酪氨酸激酶相似,主要参与调节细胞增殖、分化、形态、组织内稳态、组织再生等。这类受体包括转化生长因子 β 受体(transforming growth factor receptor,TGF-βR)。该受体存在着 Ⅰ、Ⅱ、Ⅲ型,其中 Ⅰ 和 Ⅱ 型 TGF-βR 属丝氨酸和苏氨酸激酶受体家族,在大多数细胞中及组织中表达。Ⅲ型受体是一种蛋白聚糖(proteoglycan),本身缺乏蛋白激酶活性,主要调节 TGF-β 与受体的结合。TGF-βR 突变是导致细胞丧失生长抑制的原因之一。

研究认为在肿瘤形成的早期 TGF-β 诱导生长抑制,是对肿瘤的形成起到了抑制作用,而在肿瘤发展后期,TGF-β 介导的生长抑制受到癌细胞的抵抗,并诱发细胞发生癌变,促进肿瘤的恶化,参与的基因主要有 TGFBR2、TGFBR1、SMAD4、SMAD2,这些基因的突变通常导致该基因功能缺失,常见于结肠癌、胰腺癌、胃癌、前列腺癌、膀胱癌等肿瘤中。现认为 TGF-βR 表达下调、Ⅱ 型 TGF-βR 突变及 SMDD4 失活是导致肿瘤细胞对 TGF-β 介导的生长抑制抵抗的主要原因。

5. G 蛋白偶联受体　G 蛋白偶联受体(G-protein coupled receptors,GPCRs)是细胞表面受体蛋

白中最大的一个家族,胞内通过鸟嘌呤核苷酸结合蛋白质(guanine nucleotide-binding protein，G 蛋白),由细胞外向细胞内传递信息的重要的中间体来转导信号。G 蛋白具有水解 GTP 生成 GDP 即具有 GTP 酶(GTPase)活性,位于细胞内表面,由 Gα、Gβ、Gγ 3 个亚基组成异源性三聚体。

GPCRs 信号通路在正常生理功能中发挥着多种作用,参与调控激素、神经递质、局部介质、生长因子、光、气味等生理行为。GPCRs 由交替连接胞外环和胞内环 7 次 α 螺旋跨膜结构,以及 N 端胞外段和 C 端胞内段组成。GPCR 受体的突变可导致多种获得性和遗传性疾病,研究表明 G 蛋白受体在多种肿瘤中有突变和高表达,因此影响肿瘤细胞的生长、浸润和转移等。由此用于治疗多种肿瘤的 GPCRs 化合物正在不断被开发出来,近 50% 的药物是以 GPCRs 为靶点。

6. 核内 DNA 结合蛋白 位于细胞核的癌基因及原癌基因的产物可直接影响与细胞的增殖和分化有关的这类基因的表达。如 myc 家族、fos 家族、Jun 家族、ets 家族、rel、erb A(类固醇激素受体),这些基因表达的产物中很多起到了转录因子的作用,大多可以促进与细胞生长有关的基因表达。致癌基因带有导致负调节元件的突变,使这些因子具有组成型活性,若丢失的是正效应元件,导致显性蛋白失活,能防止那些为细胞分化所需基因的表达。有些核内蛋白的癌基因涉及表达的反式激活(trans-activating)和反式抑制(trans-repressing),因此这些基因的直接激活或通过激活的生长因子受体诱导他们的表达,会导致调节细胞分化和生长控制的基因表达失去平衡。

MYC 家族蛋白是一类转录调控蛋白,通过促进或抑制靶基因的转录而发挥作用,该基因家族发现了 6 个不同位点,c-myc、m-myc、l-myc、p-myc、r-myc 和 b-myc。m-myc 在神经母细胞瘤及肺癌中高表达;l-myc 在小细胞肺癌中高表达;c-myc 在乳腺癌、胃癌及白血病等肿瘤中高表达。MYC 调节基因转录的靶基因有细胞分裂周期蛋白 25A(cell division cycle 25A,Cdc25A)、周期素依赖性蛋白激酶(cyclin-dependent kinase 4，CDK4)、细胞周期蛋白(cyclins D2,E,A)等细胞周期生长基因,可以促进细胞增殖及恶性转化,myc 基因的异常表达调节这一系列基因即导致肿瘤的发生,并促进肿瘤的发展。

7. microRNA 自 1993 年秀丽新小杆线虫首次发现 miRNA 编码基因 lin-4,2000 年对线虫的发育调控中发现 let-7,人们相继在果蝇、斑马鱼、线虫、哺乳动物及人类体内发现几百种 miRNA。miRNA 是一些长度为 $18 \sim 25$ nt 的非编码调控 RNA 家族,进化上十分保守,他们是基因功能的负调节剂,导致 mRNA 的降解或翻译抑制,从而进一步调控多种生物学行为,如细胞生长、发育、分化、凋亡、肿瘤发生等。目前认为,引起 miRNA 在肿瘤中表达异常的原因有:染色体异常,半数以上已知的 miRNA 定位于肿瘤中已发生改变的染色体区域内;表观遗传改变,异常甲基化造成 miRNA 转录水平的明显改变;miRNA 的突变或单个核苷酸多态性;miRNA 加工过程的关键蛋白的表达异常。

根据 miRNAs 在肿瘤中表达的不同,将 miRNA 分为两类:一类是通过抑制肿瘤抑制基因实现致癌作用的 miRNAs,这类 miRNAs 有 mirR-21、miR-155、miR-17-92、miR-142、miR-221、miR-222、miR-372、miR-373 等,在肿瘤中表达升高;另一类是通过抑制癌基因的方式实现抗癌作用的 miRNAs,这类 miRNAs 有 miR-15a、miR-16-1、let-7、miR-23b/miR-24-1、miR-26、miR-29b、miR-34a、miR-127、miR-143/miR-145、miR-195 等,这些 miRNAs 在肿瘤中表达降低。在临床上,miRNA 还用于肿瘤诊断预后的指标及治疗的靶点。

四、肿瘤抑制基因

肿瘤抑制基因(tumor suppressor gene,TSG)也称为抑癌基因或者抗癌基因(anti-oncogene),是一类可以抑制细胞过度生长、增殖,从而遏制肿瘤形成的基因。

(一)抑癌基因的发现

肿瘤抑制基因的概念来源于早期的体细胞杂交实验。早在 1969 年,Harris 等将小鼠的恶性肿瘤细胞与正常小鼠成纤维细胞融合,所获杂交细胞的后代只要保留某些正常亲本染色体时就可表现为正常表型,但是随着染色体的丢失又可重新出现恶变细胞。这一实验结果表明,这些肿瘤细胞的恶性细胞表型相对于正常细胞表型来说是隐性的,肿瘤细胞内的遗传物质变异或者丢失,可被其他细胞的遗传物质修补或者替代,并使肿瘤细胞的致癌特性消失或者延缓。也就说明正常细胞染色体内可能存在某些抑制肿瘤发生的基因。在肿瘤发展过程中,不断发展的肿瘤细胞因丢失、突变等使一个或多个这样的基因失活,从而使肿瘤细胞不再受这些生长抑制基因的抑制而加速增殖。

（二）抑癌基因的分类和功能

抑癌基因的产物按功能可分为以下几类:①转录调节因子,如 Rb、p53;②负调控转录因子,如 WT;③周期蛋白依赖性激酶抑制因子(CKI),如 p15,p16,p21;④信号通路的抑制因子,如 ras GTP 酶活化蛋白(NF-1)、磷脂酶(PTEN);⑤DNA 修复因子,如 BRCA1、BRCA2;⑥与发育和干细胞增殖相关的信号途径组分,如:APC、Axin 等。家族性肿瘤都与抑癌基因的突变有关,而几乎与原癌基因无关。一般来说,突变的抑癌基因可以通过生殖细胞传递给后代,而突变的原癌基因很少通过种系细胞传递。这是因为癌基因对细胞的作用是显性的,同一基因座上的一对等位基因只要有一个等位基因发生突变或者表达调节改变,尽管另一个仍然是正常的,那个突变的或者表达调节发生改变的基因就可使其基因产物超表达或者活性改变。这些突变的或者过量的原癌基因产物持续的组成型活化可能干扰了胚胎的正常发育进程,从而使携带癌基因的胚胎不能完成正常的胚胎发育。因此,这些突变的原癌基因不能遗传给后代并从一个家族的基因库中消失。而抑癌基因在细胞水平上为隐性基因,一个等位基因的突变或者缺失不会显著影响胚胎的发育,从而使胚胎发育成完整的个体。这些携带有一个突变抑癌基因等位基因的个体是肿瘤易感的,如果再发生杂合子丢失(loss of heterozygosity,LOH),丢失掉另外一个正常的等位基因,该个体就有可能会产生肿瘤。

1. Rb 在对视网膜母细胞瘤(retinoblastoma,Rb)的研究中,Knudson 进一步完善了这一类基因的理论。他发现家族性病例较之散发性病例更可能发生双侧或者多病灶疾病,根据这些观察结果,他提出了"二次打击理论"。在家族性视网膜母细胞瘤,受精卵从双亲之一获得一个缺陷的等位基因,这个孩子的所有细胞包括视网膜细胞都含有此缺陷的等位基因。如果某个视网膜细胞因发生突变而使功能正常的另一等位基因也失去功能,失去所有这一等位基因功能的细胞会增殖成为大量肿瘤细胞形成视网膜母细胞瘤。因此,家族性视网膜母细胞瘤患者的发病早,多在双眼出现多发肿瘤且有较高的患其他部位肿瘤的可能性。在散发性视网膜母细胞瘤中,受精卵中的基因是野生型;在一个患有视网膜母细胞瘤孩子的视网膜中,需要两次连续的体细胞突变才能成为瘤细胞。因此,散发性视网膜母细胞瘤的发生较前者晚,并且多表现为单侧眼的单个肿瘤。通过放疗或者手术将肿瘤清除,以后不会有再患视网膜母细胞瘤或者其他部位肿瘤的危险。后来的研究发现,涉及视网膜母细胞瘤的基因突变是一种功能缺失突变,并成功定位和克隆出了 *RB1* 基因。关于 *RB1* 基因的详细内容可见本章第一节。这是人类被发现、鉴定和分离出来的第一个肿瘤抑制基因,为正常细胞增殖过程中的重要调控因子,它编码的蛋白在细胞周期的调控点上起着控制周期进程的作用。随后,通过细胞遗传学研究,以及连锁分析、杂合丢失研究等方法,鉴定出了一批肿瘤抑制基因。

2. p53 人类 *p53* 基因是迄今为止发现的与人类肿瘤相关度最高的抑癌基因,定位于染色体 17p13.1,基因全长 20kb,共编码 393 个氨基酸。p53 蛋白有 3 个功能域:具有转录激活功能的 N 结构域,与 Mdm2 结合;能与特定 DNA 结合的中心结构域,该区域多发 p53 突变;具有四聚化、转录调节等功能的 C 端结构域。p53 作为转录因子,主要生物学功能有调控 DNA 修复、细胞周期停滞、诱导细胞凋亡、维持基因组和细胞稳定,以及抑制肿瘤生长、肿瘤血管再生等。在细胞周期中,p53 可监测 G1 和 G2/M 期检查点,激活下游靶基因 *p21* 基因的表达,使 p21 与一系列细胞周期蛋白 (cyclin)-CDK 复合物结合,导致 G1 期阻滞。p53 调控的另外 3 个基因细胞周期蛋白 B1、Gadd45 (growth arrest and DNA damage 45)及 14-3-3σ 参与 G2/M 期的阻滞,使细胞的有丝分裂受到阻断。p53 在促进细胞凋亡的功能方面,通过诱导凋亡相关蛋白 *PUMA*、*Bax*、*p21* 等基因,下调促进存活蛋白 Bcl-2 实现对细胞凋亡的调控。此外,还可通过 Fas 等死亡受体途径诱导细胞凋亡。在细胞中

57

DNA损伤后,p53可诱导一些DNA修复基因的活化进行DNA修复。若DNA损伤后不能通过p53的介导进入细胞周期的停滞及DNA修复,那么DNA受损的细胞可进入增殖,最终发展成为肿瘤。对端粒功能异常、存在DNA损伤的细胞,p53可介导使之进入衰老的过程,p53的失活则导致细胞摆脱衰老过程并可能导致肿瘤的发生。此外,p53还可通过降低血管生成因子(vascular endothelial growth factor,VEGF)的表达抑制血管生成。

p53的突变可能导致p53蛋白的失活,使上述功能不能实现从而发生肿瘤。研究发现超过50%人类肿瘤都与p53的功能失活有关,多见结肠癌、肺癌、乳腺癌、胰腺癌。p53蛋白的失活途径主要有4个:① p53基因突变,包括基因片段缺失、插入、点突变及杂合性缺失等;② 与DNA肿瘤病毒蛋白结合而失活,在肿瘤蛋白作用下p53蛋白通过泛素-蛋白酶体途径降解,使p53失活;③ 被其上游蛋白Mdm2所抑制;④ p53核定位信号丢失导致错误定位,不能发挥其转录功能。

p53家族还有另外几个成员p73、p63(也称为KET)、p40、p51、p73L及CUSP(慢性溃疡性口腔炎蛋白)。p63基因和p73基因在结构上同p53基因有着相当高的同源性,仍具有激活一些靶基因的功能,过度表达可导致细胞异常繁殖和癌变。

3. 10号染色体缺失的磷酸盐和张力蛋白同源(phosphatase and tensin homolog deleted from chromosome 10,PTEN) 是一个既有蛋白性磷酸酯酶活性又有脂性磷酸酯酶活性的双重特异性磷酸酶活性的肿瘤抑制基因。PTEN基因位于染色体10q23.3,有9个外显子和8个内含子组成,基因全长200kb,编码403个氨基酸。PTEN蛋白有3个结构域:N端的磷酸酶结构域、C2结构域及C端的尾部结构域。PTEN是继p53和Rb基因之后与肿瘤密切相关的一种抑癌基因,可通过多条信号通路(PI3K-Akt、整合素-FAK等)负性调控抑制肿瘤细胞。参与抑制肿瘤细胞增殖、促进肿瘤细胞凋亡;抑制肿瘤细胞的侵袭、迁移及黏附能力;抑制肿瘤组织内血管新生,参与调节促血管新生因子的生成;影响肿瘤细胞周期,参与肿瘤细胞周期的调控,导致细胞周期阻滞;逆转肿瘤细胞的多药耐药,从而抑制肿瘤细胞的发生发展。在血液系统肿瘤、胶质瘤、消化道肿瘤、妇科肿瘤、泌尿道肿瘤、肺癌、骨肉瘤等多种恶性肿瘤中表达下降。双重特异性磷酸酶是使磷酸化的Tyr、Ser、Thr去磷酸化。通常认为PTEN蛋白不同的细胞定位决定着它不同的功能,肿瘤细胞中主要定位细胞质,分化或静止期细胞定位于细胞核。

PTEN蛋白失活是导致肿瘤发生的生物学基础,导致其失活的原因有杂合性丢失(loss of heterozygosity,LOH)、点突变、启动子高甲基化状态等。PTEN抑制肿瘤细胞生长的作用主要是通过其磷酸酶活性对磷脂酰肌酯 3-激酶(PI3K)-Akt、FAK及Ras/MAPK信号通路实现负性调控。此外,PTEN能抑制多种金属蛋白酶(matrix metalloproteinase,MMP)抑制肿瘤细胞的生长和侵袭能力,PTEN与血管内皮生长因子(VEGF)及其受体直接或间接作用,参与抑制多种肿瘤的浸润、侵袭和转移,PTEN表达的缺失或突变可以导致多种促血管新生因子表达的增加,促进肿瘤学血管的新生,增强肿瘤细胞的侵袭和转移能力。

4. APC 结肠腺瘤性息肉病(adenometous polyposis coli,APC)是与家族性腺瘤性息肉病相关的一种抑癌基因,该基因的突变是导致家族性结肠息肉综合征(faminlial adenomatous polyposis,FAP)的主要原因,详细内容见本章第一节。

APC蛋白通过与Axin、GSK3β和β联蛋白(catenin)形成复合物直接参与Wnt信号通路。

5. 神经纤维瘤病1型(neurofibromatosis type 1,NF1) 是一种常染色体显性遗传疾病,发病率约为3/10万。NF1基因的突变是导致神经纤维瘤病1型的主要原因,NF1基因位于17q11.2,全长约350kb,编码2 818个氨基酸。NF1基因突变包括以下类型:染色体畸变、基因组缺失、外显子缺失、插入、终止突变、错义突变及3'端非翻译区突变,大多数NF1突变可导致截短蛋白的产生。NF1的基因产物神经纤维瘤蛋白(neurofibromin)也是肿瘤蛋白Ras负调节剂,促使Ras-GTP水解,使Ras从活化的Ras-GTP形式转化为非活化的Ras-GDP形式,下调Ras通路的下游信号。

NF-1 基因的突变可导致 Ras-GTP 水平增高,继而激活 Ras-Raf-MAPK 及 PI3K-Akt 等途径激活细胞生长,导致神经纤维瘤病 1 型的发生。

第三节 肿瘤的发生、预防及诊断治疗

从第 1 例癌症发病至今,过去的几十年里,世界各地癌症的发病率不断增长。据最新数据统计,世界范围内每年新增肿瘤的病例高达 127 000 000,死亡率达 7 600 000。癌症的发病中,发病率高低依次为肺癌 12.7%(1 610 000 例)、乳腺癌 10.9%(1 380 000 例)、结直肠癌 9.4%(1 230 000例)、胃癌 7.8%(990 000 例)、前列腺癌 7.2%(913 000 例)、肝癌 5.9%(748 000 例)。尽管癌症的发病率不断增高,研究人员对癌症的发生及治疗的深入探索了解,使得近些年来癌症的死亡率得到了有效的控制。下面对近年来癌症的研究及治疗等方面展开阐述。

一、致瘤因素

最初对癌症的研究仅限于人群发病情况的统计,但是由于不断刷新的癌症发病率,研究者从原来单一的人群遗传分析,到遗传和环境两个方面多方位进行肿瘤的研究。资料表明除了遗传因素引发的肿瘤,80%～90%的人类肿瘤是由于外界因素引起的。这些外界因素包括直接或间接接触到的致癌物及不良的生活习惯如抽烟、喝酒、熬夜等。致癌物质大致可分为生物致癌物、化学致癌物(chemical carcinogens)及物理致癌物。

1. 遗传因素 本章的开始已对遗传与肿瘤的关系做了比较详尽的阐述。

2. 环境因素 虽然尚不能改变人类的遗传物质,但是通过了解环境对癌症发病的影响或许可以帮助降低癌症的发病率。正常细胞变为癌细胞的生长特性的过程称为转化,这个过程是由内在的遗传因素及外在的环境因素共同实现的。能引起正常细胞癌变的因素称为致癌因子(carcinogen)。致癌因子根据性质可分为三大类:病毒致癌因子、化学致癌因子、物理致癌因子。

(1) 病毒致癌因子:病毒致癌是由病毒所导致的肿瘤发生的过程。现在被人们所证实可致癌的病毒有 6 种:肝炎病毒 B(hepatitis B viruses,HBV)、EB 病毒(Epstein-Barr virus,EBV)、人类乳头瘤病毒(human papillomavirus,HPV)、人类疱疹病毒-8(human herpesvirus-8,HHV 8)这 4 类病毒含有 DNA 基因组,另外两类为人类 T 细胞白血病/淋巴瘤病毒(human T-cell leukemia/lymphoma virus 1,HTLV-1)和肝炎病毒 C(hepatitis C viruses,HCV),这两类病毒含 RNA 基因组。据统计,约 20%的人类肿瘤的发生与这些病毒有关(表 4-5)。病毒成为致癌的条件:①病毒的感染发生在肿瘤发生之前;②肿瘤细胞中存在病毒的遗传物质,且有病毒遗传物质的表达;③病毒能诱导人类细胞的转化;④接种病毒疫苗可降低肿瘤的发病率。

表 4-5　常见病毒诱导肿瘤的发生

病毒类型	肿瘤类型	占肿瘤发病的百分比(%)
HBV 和 HCV	肝癌	4.9
HPV	子宫颈癌	5.2
	皮肤癌及多发性癌	
EBV	淋巴癌,鼻咽癌	1.0
HTLV-1	成人 T 细胞白血病/淋巴瘤	0.03
HHV-8	Kaposi 淋巴癌及原发渗出性淋巴瘤	0.9

有些动物病毒的遗传物质是 DNA,有些动物病毒的遗传物质是 RNA,这些 DNA 病毒和 RNA 病毒都是动物细胞的转化因子,因此把他们称为肿瘤病毒。DNA 肿瘤病毒与 RNA 肿瘤病毒导致肿瘤的发生有着不尽相同的地方。DNA 肿瘤病毒携带有致瘤基因,能产生与肿瘤发生相关的致瘤蛋白,病毒 DNA 可在宿主细胞中进行复制并整合于细胞基因组,整合的病毒 DNA 可防止病毒繁殖,因此 DNA 肿瘤病毒转化的细胞一般不产生病毒颗粒。DNA 肿瘤病毒感染了动物细胞,并非都能引起病毒 DNA 的复制,在大多数情况下,病毒基因组在宿主细胞中可被降解或在细胞繁殖过程中通过"稀释"而丢失,这样细胞就会恢复到正常状态,因此大多数有此类经历的细胞发生了一次流产转化(abortive transformation)。在很少被感染的非允许细胞中,病毒基因组可以整合到宿主细胞的基因组中,这些细胞持续表现出大部分转化的特征,病毒基因在细胞中持续表达而转化为癌细胞。

RNA 肿瘤病毒是一类反转录病毒,分为内源性病毒(endogenous virus)和外源性病毒(exogenous virus)。RNA 肿瘤病毒的前 DNA 与宿主细胞 DNA 共价结合,存在于宿主的性细胞和其他细胞中,可由亲代遗传给子代;整合的内源性病毒的基因受宿主细胞的控制,通常处于静止状态,在内、外界因素的影响下,病毒基因被激活而增殖,引起动物发生肿瘤。外源性病毒是指机体到机体或从体细胞到体细胞进行水平传播的病毒,它们的基因序列只存在于受病毒感染的细胞中。

(2)化学致癌因子:化学致癌因子是目前引起人类肿瘤发生的主要原因,据统计,已知可诱发肿瘤的化学物质有 1 000 多种,包括天然的及人工合成的。根据致癌的过程,化学致癌物分为直接致癌物(direct acting carcinogen)和间接致癌物(indirect acting carcinogen)。直接致癌物不经过生物转化即可致癌,间接致癌的化学致癌物本身并不直接致癌,在体内经过生物转化形成具有致癌作用的衍生物使细胞发生转化。

直接致癌物包括有:内酯类;烷化剂和酰化剂类;芥子气和氮芥类;活性卤代烃类等。这些有机物大多是人工合成而来,一般致癌性较弱、致癌时间长。间接致癌物常见以下几种:多环芳烃类,芳香胺类,亚硝酸类,黄曲霉菌类,苯,氯乙烯,无机致癌物等,需要代谢活化才能变成致癌剂。大多数化学致癌物需要依赖于一定的化学剂量,作用相当长的时间,经历一个代谢上的变化才能具有活性。

致癌物的代谢活化是通过动物身体中的酶来执行的,如黄素单氧化酶(flavin mono-oxygenase)、转移酶、前列腺素合成酶等,其中最重要的代谢酶是位于线粒体的细胞色素 P450 依赖性酶(cytochrome P450-dependent enzymes,CYP),该酶可使许多物质从无活性状态变成不稳定的活性物质,参与将前致癌剂转变为活性致癌剂的过程。在哺乳动物中,CYP 这个超家族酶系含有 18 个家族,主要存在于肝脏中。外来化学代谢主要由 CYP1、CYP2 和 CYP3 家族蛋白承担,而内源性分子代谢有 CYP4、CYP5、CYP8、CYP9、CYP21 家族蛋白承担。这种代谢能力由遗传决定,因此表现出种属及个体差异。在苯并芘[benzo(a) pyrene,BAP]等多环芳烃(PAHs)化合物代谢过程中,CYP1A1 首先环氧化苯并芘,形成 7,8-环氧化苯并芘,经环氧化物水解酶水解后形成 7,8-二羟基苯并芘,经 CYP1A1 再一次环氧化形成最终具有致癌和诱变作用的 7,8-二羟基-9,10-环氧化苯并芘[benzo(a) pyrenediolepoxide, BPDE]。这类致癌物主要诱发肺鳞状细胞癌。CYP2A13 等主要激活亚硝胺类致癌物诱发肺腺癌。

此外,化学物质致癌作用取决于它们与 DNA 分子的相互作用。化学致癌物进入细胞后,亲电基团能与蛋白质、RNA、DNA 的负电中心反应,若与 DNA 分子特定位置上单个碱基反应引起 DNA 序列的改变,从而细胞的 DNA 获得了一个新基因即癌基因。

(3)物理致癌因子:物理致癌通常指的是电离辐射引起的各种不同的恶性肿瘤。大量事实证明,长期接触 X 射线、γ 射线、镭、铀、氡、钴、锶等放射性核素未做有效防护的工作者,常引发多种肿瘤。电离辐射能直接穿透组织、细胞,并将能量以随机的方式沉积在细胞中,其造成损伤的严重程度和引发的生物学后果除与受照射剂量大小有关外,与辐射源的物理参数也密切相关。一般认为一次大剂量的辐射比多次小剂量的辐射危害大,因为大剂量的辐射造成的 DNA 损失,使 DNA 未能进行修复便进入合成期。

细胞 DNA 是电离辐射生物效应中重要的靶分子,无论是直接或间接损伤 DNA,都将引起碱基损伤和糖-磷酸盐支架键的断裂。碱基的损伤可导致碱基结构的改变或丢失脱落,留下脱嘧啶或脱嘌呤位点,而对糖-磷酸盐支架的损伤,则引起单链或双链断裂。然而,细胞 DNA 修复机制是一个高度进化保守的 DNA 代谢机制,哺乳动物细胞的 DNA 修复系统复杂近乎完美,正常细胞因此也具备修复各种类型 DNA 损伤的能力。针对电离辐射的关键性损伤,DNA 双链断裂至少有两种修复途径,同源重组和非同源末端链接修复。此外,单链断裂处以侧链为模板可进行的修复重接,损伤的碱基可进行核酸切除和碱基切除的修复功能。

对损伤 DNA 无效或错误的修复将引起 DNA 永久的改变。细胞的修复机制并非百分之百有效,对某些损伤的修复是相对无效的。例如,DNA 主干上的双链断裂,这种能被离子射线或化学物质引起的断裂只有在 DNA 末端能正确连接的情况下才能被正确修复。DNA 末端常常不能存在于细胞中,DNA 分子断裂的末端常与其他的断裂末端相连。细胞中某一特定双链 DNA 断裂的同时常包含有其他的断裂,这样一个断裂末端就会有很多可能的片段与它相连接。不同染色体上断裂末端的连接将导致 DNA 片段从一个染色体易位至另一个染色体,这样的一个易位就可能活化一个原癌基因。因此,人们认为射线和化学致癌的作用可能就是由于双链 DNA 断裂引起 DNA 片段易位,活化了癌基因的结果。

二、肿瘤的预防及治疗

肿瘤的发生是多步骤、复杂的、长期发展的过程,是在生物学不同水平上的损伤及细胞内的基因和生物化学变化积累的过程。正是由于肿瘤的形成,其浸润、转移癌是不断发展形成的,因此对肿瘤的预防应包括对肿瘤发生的预防及肿瘤发展的预防。有效的预防措施能控制肿瘤的发展,在肿瘤细胞侵入转移之前进行积极的干预也可能延缓甚至终止致癌的过程。

(一)肿瘤的预防

目前,我们对肿瘤的发病原因及机制并不完全了解,通过对肿瘤发展的研究认为,需要从内在及外在两个方面预防肿瘤的发生。

1. 遗传学预防　有 5%～10% 的肿瘤是由遗传引起的。一项调查报告在 10 年内对某地区有乳腺癌、结直肠癌的发病史 789 个家庭,1 059 个个体为研究对象,进行家族性癌的研究。55% 家庭的 437 个个体为显性遗传;19% 家庭 147 个个体不具有遗传现象,但是这个群体聚集性患乳腺癌、卵巢癌、结直肠癌及子宫内膜癌,另外 205 个家庭未发现有遗传性癌症综合征的早期发病。基因检测结果显示:49% 家庭成员的 DNA 有突变,在乳腺癌及卵巢癌的家系中发现 59% 家庭成员的 DNA 发生遗传畸变,其中仅患乳腺癌的家系畸变率达 21%。在微卫星不稳定(microsatellite instability,MSI)阳性的结肠癌家系中存在生殖细胞的突变。因此,有家族性癌的家系成员须在发病早期做原癌基因及肿瘤抑制基因的检测,并积极配合治疗才能更好地预防肿瘤的发生发展。

2. 行为预防　良好的生活习惯不利于肿瘤的发生,而吸烟、酗酒、不合理的膳食结构、含有辐射物的工作环境等是人们更加容易患癌的因素。

吸烟是人类致癌的主要因素,人类 1/3 的肿瘤与吸烟有关。我国人群肺癌的死亡率也以每年 4.5% 的速度递增,农村上升速度达 10%。研究表明,吸烟者癌症发病率比不吸烟者高 6～10 倍。香烟的烟雾中含有几十种致癌物,其中最强的突变原是苯并芘,最强的致癌物当属亚硝胺 NNK,吸入这些致癌物可促使体内细胞发生癌变。肺癌发病的日益增多显然是与吸烟泛滥和吸烟率上升密切相关,与吸烟最密切的病例类型为小细胞肺癌,其次是鳞癌。此外,头颈部癌、食管癌、膀胱癌、肾癌、宫颈癌、结肠癌、白血病等的发生均与吸烟有着一定的关系。

约3%的人类肿瘤与饮酒有关,酒精浓度越高,对口腔、咽喉及食管黏膜的刺激也越大,口腔、咽喉癌、食管癌的患癌风险就越大。同时过多酒精的摄入使得肝脏的负担不断增加,则易患肝癌。现认为酒精中主要致癌因素是乙醛。乙醛的致癌过程与多胺有关,多胺可促使乙醛转化为一种能致癌的物质即乙丁烯醛(CrA),乙丁烯醛修改DNA,生成一种称作Cr-PdG加合物的变异碱基。酒精促癌作用机制如下:酒在选料或酿造过程中可能选择受污染的原料,夹杂着致癌物质,如亚硝胺类、黄曲霉素B1等;酒精损伤组织后引起的细胞修复再生可能给肿瘤的发生提供了机会;酒精经肝脏分解后形成乙醛,再经肝脏醛脱氢酶的作用转变为乙酸,过量的乙酸超出肝脏的解毒负荷,会使多种致癌物不能有效地被破坏;过度饮酒的人常伴有营养不良、酶代谢功能降低、免疫力低下。

此外,合理的营养膳食,适当的运动并保持正常的体重也可以帮助我们预防肿瘤的发生。还有工作环境存在致癌物的,这些致癌物主要是通过吸入,以及经口腔、皮肤等途径进入体内的,平时需要注意日常防护,避免或减少接触有害物质,适当地采取一些措施,如戴口罩、手套、穿防护衣,保持工作环境通风等措施避免肿瘤的发生。

3. 疫苗预防 目前上市的有乙型肝炎病毒(HBV)疫苗、人乳头状瘤病毒(HPV)疫苗和幽门螺杆菌疫苗,对肝癌、宫颈癌及胃癌会有预防作用,可以降低癌症的发病率和死亡率。

(二) 肿瘤的治疗

适当的临床治疗对于肿瘤的治疗是必需的。传统治疗肿瘤的方法有外科手术、辐射治疗、化疗,其他还有最新的治疗方法包括免疫治疗及肿瘤的靶向治疗。

1. 肿瘤的免疫疗法 肿瘤的免疫疗法分为被动免疫疗法(passive immunotherapy)与主动免疫疗法(active immunotherapy)。

(1) 被动免疫疗法:是指以单克隆抗体、细胞因子及过继免疫治疗为基础的治疗,因此也称为过继免疫治疗(adoptive immunotherapy),包括被动性细胞免疫治疗和以单克隆抗体为基础的被动免疫治疗。被动性细胞免疫治疗的过程是先从患者体内的免疫系统中提取特异性效应细胞,后对其进行激活并扩增,将这些被激活的效应细胞直接输入患者,提高患者的免疫力以达到治疗的目的。人体内虽然会产生抗肿瘤的T细胞,但其经常会被肿瘤细胞所抑制,因此有效的T细胞数量很少,故采用体外培养的方式可有效保证T细胞的数量和质量,以达到更好的抗癌效果。但是被动性细胞免疫治疗依赖于输入细胞进入肿瘤内并滞留,在富含趋化因子的肿瘤中治疗效果更好。故在趋化因子缺乏的肿瘤患者体内同时导入趋化因子基因,可明显增加疗效。以单克隆抗体为基础的被动免疫治疗有两种:一种是运用杂交瘤技术在体外检测并制备大量特异性抗肿瘤的单克隆抗体治疗肿瘤的方法;另外一种方法是用特异性的单抗为载体,将抗瘤药物、放射性核素或毒素等细胞毒性物质靶向性携带至肿瘤病灶局部,可特异性杀伤肿瘤细胞,而对正常细胞损伤较轻。连接在单抗上的分子包括植物毒素、细胞毒素、抗瘤药物或放射性核素,单克隆抗体可以把这些毒素专一性地带至肿瘤细胞,以达到靶向性治疗肿瘤的效果。目前治疗乳腺癌、结直肠癌和肺癌等恶性肿瘤的抗体已投入临床使用。

(2) 主动免疫疗法:是以肿瘤疫苗(tumor vaccine)为主体的治疗,着重激发机体抗肿瘤免疫应答能力,不能像对一般感染性疾病那样用于预防接种,而只能用于对患者进行治疗或对手术后的复发进行预防,分为肿瘤疫苗及非特异性免疫治疗。肿瘤疫苗发挥抗肿瘤的作用必须要有其表达的肿瘤抗原,尤其是特异性肿瘤的抗原进入机体后能诱导产生对肿瘤特异性的细胞毒性T细胞(cytotoxic T-lymphocyte,CTL),从而杀伤肿瘤细胞。非特异性免疫治疗主要是应用卡介苗(BCG)、短小棒状杆菌(PV)和左旋咪唑等具有佐剂作用的免疫调节剂,可非特异性刺激机体免疫系统,强化抗肿瘤免疫效应。此外,也可局部或全身给予细胞因子,如IL-2、IL-12、IL-15,也可促进免疫细胞活化,增强其抗肿瘤免疫效应。

2. 肿瘤的靶向治疗 肿瘤的靶向治疗是指利用肿瘤细胞可以表达特定的基因或基因的表达产物,将抗癌药物锁定到肿瘤细胞的靶分子上,精确打击肿瘤细胞,最终使肿瘤细胞死亡。现在有很多其他的分子靶点得到国内外肿瘤界的普遍关注,如人表皮生长因子受体(human epidermal growth factor receptor,HER)、酪氨酸激酶、Bcl-2、细胞分化相关蛋白、Ras-Raf-MEK-MAPD 通路,以及一些蛋白酶体。

自 1997 年第一个分子靶向药物利妥昔单抗(美罗华)上市以来,针对不同分子靶点的抗肿瘤药物不断出现。目前被批准治疗肿瘤及临床应用主要是抑制肿瘤生长的靶向药物包括:利妥昔单抗(美罗华)治疗淋巴瘤;曲妥珠单抗(赫赛汀)治疗乳腺癌;伊马替尼(格列卫)治疗白血病、胃肠道间质瘤;吉非替尼(易瑞沙)治疗非小细胞肺癌;西妥昔单抗治疗大肠癌;Bevacizumab(贝伐珠单抗)治疗大肠癌、乳腺癌;(厄勒替尼)(edotinib)治疗非小细胞肺癌。其中最令人瞩目的是胃肠道间质瘤(GIST)的靶向治疗药物伊马替尼,据报道其治疗 GIST 效率已达到 80%。伊马替尼是一种酪氨酸激酶的抑制剂,与 ATP 结合位点相互作用,从而抑制下游蛋白的磷酸化及一系列信号转导,以达到抑制肿瘤增殖的效果。虽然伊马替尼在治疗 GIST 发挥着较好的效果,但仍有约 15% 的病人存在原发耐药或继发耐药。

(郭玮玮)

参考文献

[1] Muller PA, Vousden KH. p53 mutations in cancer. Nat Cell Biol, 2013, 15(1):2~8.

[2] Wheeler HE, Maitland ML, Dolan ME, et al. Cancer pharmacogenomics: strategies and challenges. Nat Rev Genet, 2013, 14(1):23~34.

[3] Bunn PA Jr. Worldwide overview of the current status of lung cancer diagnosis and treatment. Arch Pathol Lab Med, 2012, 136(12):1478~1481.

[4] Kalia M. Personalized oncology: recent advances and future challenges. Metabolism, 2013, 62 (Suppl 1):S1~S4.

[5] Tobias A, Ahmed A, Moon KS, et al. The art of gene therapy for glioma: a review of the challenging road to the bedside. J Neurol Neurosurg Psychiatry, 2013, 84(2):213~222.

[6] Trapé AP, Gonzalez-Angulo AM. Breast cancer and metastasis: on the way toward individualized therapy. Cancer Genomics Proteomics, 2012, 9(5):297~310.

[7] Scodkowska J, García-Rojo M. Digital pathology in personalized cancer therapy. Stud Health Technol Inform, 2012, 179:143~154.

[8] Ogino S, Fuchs CS, Giovannucci E. How many molecular subtypes? Implications of the unique tumor principle in personalized medicine. Expert Rev Mol Diagn, 2012, 12(6):621~628.

[9] Bendall SC, Nolan GP. From single cells to deep phenotypes in cancer. Nat Biotechnol, 2012, 30(7):639~647.

第五章
出生缺陷研究进展

人体形成的过程即为形态发生,涉及非常复杂的细胞生物学机制,尽管对所涉及的机制还知之甚少,但科学界已开始了大量的研究。在许多出生缺陷的发生发展过程中,遗传因素起到了非常重要的作用。有 2 400 种异形综合征(dysmorphic syndrome)是由于单基因缺陷引起的病变,其中至少有 500 个基因已经被克隆,另有 200 个基因已经被定位。

出生缺陷(birth defect)也称为先天畸形(congenital malformation),是患儿在出生时即在外形或体内所形成的(非分娩损伤所引起的)可识别的结构或功能缺陷。出生缺陷的发生原因比较复杂,有些与遗传因素有关,有些与环境因素有关,有些则是遗传与环境因素共同作用的结果。出生缺陷一般不包括代谢缺陷的患者在内。

第一节 出生缺陷的发病率

估计有 50% 的人类妊娠在"孕妇"没有知觉的情况丢失了。在所知道的妊娠中 15% 在 12 周因自发流产而终止了妊娠;进一步的研究显示因自发流产而终止妊娠的"胎儿"80%~85% 具有大体形态结构上的异常,这些异常包括"胚囊"里完全缺乏胚胎到非常扭曲的身体到某一器官系统的缺失等。三体、单体、三倍体等染色体异常是 50% 自发流产发生的原因。

一、先天畸形和围产期死亡率

围产期死亡包括妊娠 28 周后的死产和出生后 1 周死亡的婴儿。在所有围产期死亡中,25%~30% 死于严重的结构畸形,其中 80% 明确与遗传因素有关。在发展中国家,由于结构畸形引起的围产期死亡相对较低,而环境因素引起的围产期死亡则相对较高。

二、新生儿发病率

已经在全世界范围内开展了新生儿的畸形调查。新生儿的畸形包括严重畸形(major anomaly)和轻度畸形(minor anomaly)。所谓严重畸形是严重影响患者某些功能或社会接收度的畸形,而轻度畸形往往是指没有医学上或外观上意义的畸形。但所谓严重畸形和轻度畸形也不是绝对的,如腹股沟疝有时不那么严重,有时则会导致肠绞窄,需要外科手术加以处理。

调查显示,新生儿中有 2%~3% 在出生时有严重畸形,考虑到某些畸形在出生时没被觉察(如脑的畸形),新生儿严重畸形的真实发生率是 5%,轻度畸形的发生率为 10%。严重畸形的后果取决于出生缺陷的严重程度,以及是否采取了治疗措施。一般而言,25% 在早期死亡,25% 具有严重的智能或身体上的残疾,50% 经过治疗后预后良好(表 5-1)。

表5-1 常见严重的先天性结构畸形的发病率

系统和畸形	发病率/1 000 出生
心血管	10
室间隔缺损(ventricular septal defect)	2.5
房间隔缺损(atrial septal defect)	1
动脉导管未闭(patent ductus arteriosus)	1
法洛四联症(tetralogy of fallot)	1
中枢神经系统	10
无脑畸形(anencephaly)	1
脑积水(hydrocephaly)	1
小头畸形(microcephaly)	1
隐性脊柱裂(lumbosacral spina bifida)	2
消化系统	4
唇/腭裂(cleft lip/palate)	1.5
膈肌先天缺损(diaphragmatic hernia)	0.5
食管闭锁(esophageal atresia)	0.3
肛门闭锁(imperforate anus)	0.2
肢体	2
横向截肢(transverse amputation)	0.2
泌尿生殖系统	4
双侧肾发育不全(bilateral renal agenesis)	2
多囊肾(polycystic kidneys)(婴儿型)	0.02
膀胱外翻(bladder exstrophy)	0.03

三、儿童死亡率

先天畸形是儿童期死亡的重要原因,在婴儿期25%的死亡原因是严重的结构畸形;1~10岁间下降到20%;10~15岁又下降到7.5%(表5-2)。

表5-2 结构畸形的发病率

发病率	%
自发流产	
前3个月	80~85
第2个3个月	25
所有儿童	
出生时出现严重畸形	2~3
后来出现的严重畸形	2
轻度畸形	10
围产期死亡	25
出生后第1年死亡	25
1~9岁死亡	20
10~14岁死亡	7.5

第二节 出生缺陷的分类与临床诊断

一、出生缺陷的定义和分类

1. 简单畸形(simple abnormalities) 简单畸形可能是以遗传为基础的,也可能是非遗传性的。畸形学家将简单畸形分为畸形、变形、畸化和发育不良(图 5 - 1)。

(1) 畸形(malformation):是某一器官或器官的某一部分原发性缺失,其基本原因是发育过程中的遗传缺陷,导致发育过程的阻滞或方向错误。常见的例子包括房间隔缺损、室间隔缺损在内的先天性心脏病、唇裂或和腭裂、神经管缺损等。许多仅涉及单个器官的畸形显示呈多基因遗传,是基因和环境因子之间交互作用的结果。多发性畸形更可能是由于染色体畸变。

(2) 畸化(disruption):是环境因子干扰了正常发育过程而导致器官或组织的异常,有时也称为继发性畸形。环境因子包括缺血(ischemia)、感染(infection)、外伤(trauma)。根据定义,变形是非遗传性的,但遗传因素会成为变形发生的易感因子。

(3) 变形(deformation):是一种因为不正常的机械力扭曲牵拉正常的结构所形成的缺陷。例如,由于羊水减少(oligohydramnios)或孪生使宫内拥挤或子宫异常而导致的髋部转位、畸形脚(talipes)。变形常发生于妊娠的后期,所以有给予治疗的可能,因为器官的基本结构是正常的。

(4) 发育异常(dysplasia):是细胞不正常地形成组织。这一异常可出现于机体所有特定的组织中,如有一种骨骼发育异常(thanatophoric dysplasia)是由于成纤维细胞生长因子受体(fibroblast growth factor receptor 3,FGFR3)基因突变所致,患者全身骨骼都出现发育异常;相似的一个例子是外胚层发育异常(ectodermal dysplasia),异常存在于由外胚层起源的多种组织中,如毛发、牙齿、皮肤、指甲等。大多数发育异常是由单基因缺陷引起的。

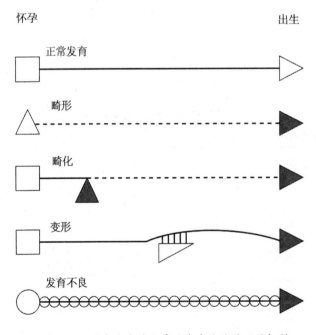

图 5-1 形态发生过程导致出生缺陷的不同机制

2.多发性畸形

(1)序列征(sequence):是由单个因素引发的级联反应(cascade)而导致的单一器官缺陷(图5-2)。如在Potter序列征(Potter sequence)发生中,羊水的慢性渗漏或胎儿尿液排除缺陷羊水过少(oligohydramnios),这导致胎儿压迫(fetal compression),表现为被压扁的面部特征(squashed facial features)、髋部转位、畸形脚、肺发育不全(pulmonary hypoplasia),新生儿常死于呼吸衰竭。

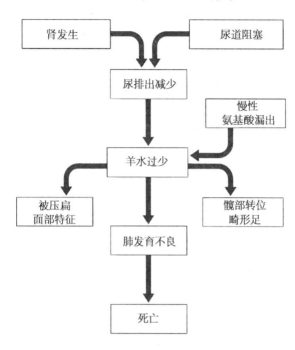

图5-2 Potter序列征

(2)综合征(syndrome):虽然综合征一词的使用十分广泛,但在理论上,综合征是指已知致病病因,并具有一定的可识别的畸形模式(pattern)。如染色体畸变引起的Down综合征、单基因缺陷引起的Van der Woude综合征等。已认识的多发性畸形综合征有几千种,这在临床上称为畸形学(dysmorphology),根据关键的异常特征所建立的庞大数据库有助于多发性畸形综合征的临床诊断。尽管如此,还是有许多畸形不能进行诊断,也无法进行预测或再发风险评估。

(3)关联征(association):是指几种畸形在发生机制上并不能用上述的序列征、综合征发生的机制来解释,但又非随机地一起发生。关联征的名字通常是首字母缩略词,如VATER关联征是脊椎的(vertebral)、直肠的(anal)、气管食管(tracheoesophageal)、肾脏(renal)畸形的总称。一般认为,关联征的发生与遗传因素没有关系,所以再发风险低。

二、出生缺陷的诊断

由于完全防止畸形的发生几乎是不可能的,故胎儿宫内早期诊断是预防的必要补充。随着医学的发展,越来越多的畸形可以在出生前做出明确诊断,有些畸形还可进行宫内治疗。曾生育过严重畸形儿的孕妇,多次发生自然流产、死胎、死产的孕妇,孕早期服用过致畸药物或有过致畸感染或接触过较多射线,长期处于污染环境及羊水过多或过少的孕妇,均应进行宫内诊断。

产前出生缺陷的诊断方法主要包括:①通过羊膜囊穿刺吸取羊水,分析胎儿的代谢状况、胎儿的染色体组成、基因是否有缺陷等;②通过绒毛膜活检分析胚体细胞的染色体组成;③在B超的引导下将胎儿镜插入羊膜腔中,直接观察胎儿的体表(四肢、五官、手指、脚趾和生殖器官等)是否发生畸形,并可以通过活检钳采集胎儿的皮肤组织和血液等样本做进一步检查;④B型超声波检查是一种简便易行且安全可靠的宫内诊断方法,可在荧光屏上清楚地看到胎儿的影像,不仅能诊断胎儿外部畸形,还可诊断某些明显的内脏畸形(先心、内脏外翻、多囊肾、神经管缺陷、无脑儿、脑积水、水肿儿、葡萄胎等);⑤将水溶性造影剂注入羊膜腔,便可在X线荧屏上观察胎儿的大小和外部畸形,如果将某种脂溶性造影剂注入羊膜腔,使其吸附于胎儿体表,便可在X线下清楚地观察胎儿的外部畸形;⑥脐带穿刺是在B超引导下于孕中期、孕晚期(17～32周)经母腹抽取胎儿静脉血用于染色体或血液学各种检查,亦可作为因羊水细胞培养失败,或在错过绒毛和羊水取样时机的补充。

第三节 出生缺陷的遗传基础

许多先天畸形的原因已经明确,但还有多达50％的先天畸形尚不清楚其原因(表5-3)。

表5-3 出生缺陷的原因

原因	％
遗传性因素	30～40
染色体	6
单基因	7.5
多基因	20～30
环境性因素	5～10
药物和化学制剂	2
感染	2
母亲疾病	2
物理因素	1
不明原因	50
总计	100

一、染色体畸变

染色体畸变是6％可识别先天畸形的原因。一般而言,常染色体任何可被检测到的不平衡,如重复、缺失、三体、单体等都将引起严重的结构和发育上的畸形,导致妊娠早期的流产;常见的染色体畸变引起的疾病如Down综合征、Turn综合征、Klinefelter综合征、猫叫综合征等。遗传不平衡是导致这类畸形发生的原因。

二、单基因缺陷

所有先天畸形中7％～8％是由于单基因突变引起的,部分病例仅涉及单器官的畸形,但也可引起涉及多系统、多器官的多发性畸形,确定单基因缺陷与先天缺陷的关系,不仅有助于了解畸形发生的机制,对于正确的遗传咨询也非常重要(表5-4)。

表 5-4　常见出生缺陷的遗传方式

	遗传方式	畸形
单一系统畸形		
中枢神经系统		
脑积水(hydrocephalus)	XR	
巨脑畸形综合征(megalencephaly)	AD	
小头畸形(microcephaly)	AD/AR	
视觉系统		
无虹膜(aniridia)	AD	
白内障(cataract)	AD/AR	
小眼畸形(microphthalmia)	AD/AR	
肢体		
短指畸形(brachydactyly)	AD	
缺指畸形(ectrodactyly)	AD/AR/XR	
多指/趾畸形(polydactyly)	AD	
其他		
婴儿型多囊肾	AR	
多发性畸形		
Apert	AD	颅面畸形、并指
EEC	AD	外胚层发育异常、缺指、唇/腭裂
Meckel	AR	脑膨出、多指、多囊肾
Roberts	AR	唇/腭裂、海豹肢畸形
Van der Woude	AD	唇/腭裂、先天性唇凹

1. Noonan 综合征　Noonan 综合征最早于 1963 年由 Noonan 和 Ehmke 描述,发病率较高,达 1/2 000 出生,无性别差异。女性的临床特征类似于 Turner 综合征:身材矮小、颈璞、肘外翻、先天性心脏病等,肺动脉狭窄最为常见,室间隔缺损、房间隔缺损、肥厚性心脏病也常发生;轻度胸廓畸形是本病的特征;面部器官间距宽、低耳、低斜睑裂。

在一个连续 3 代的荷兰家系中,1994 年,Noonan 综合征被定位于 12q22;2001 年,Noonan 综合征被证明与蛋白酪氨酸磷酸酶(非受体型)11(*PTPN*11)基因突变有关;基因型-表型相关研究显示,*PTPN*11 突变患者易发生肺动脉狭窄,其他症状则较为少见;*PTPN*11 突变是差不多一半 Noonan 综合征发生的原因。在部分未发生 *PTPN*11 突变的病例中,已发现 *SOS1*、*SHOC2*、*KRAS* 或 *MAPZK*1 基因发生了突变,这些基因的产物都属于一个通路,即 RAS-MAPK 通路,*PTPN*11 的产物 SHP-2 和 SOS1 一起将信号转导到下游分子 Ras-GTP;Noonan 综合征患者 KRAS 突变导致 K-ras蛋白对 GTPase 激活蛋白的反应障碍(图 5-3)。

多年来,人们发现 Noonan 综合征与比较罕见的 Cardio-Facio-Cutaneous 综合征及 Costello 综合征在临床上有部分症状上的重叠,现在知道这些是 RAS-MAPK 通路上不同基因突变的结果(表 5-5)。

70

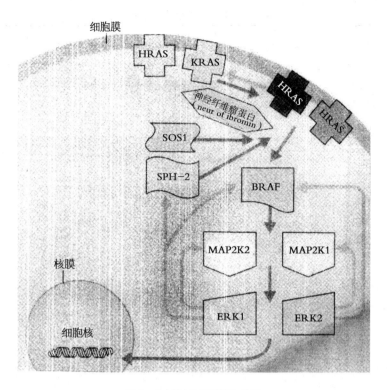

图 5 - 3 RAS-MAPK 通路

表 5 - 5 Noonan 综合征、Cardio-Facio-Cutaneous 综合征和 Costello 综合征比较

基因	Noonan 综合征	Cardio-Facio-Cutaneous 综合征	Costello 综合征
*PTPN*11	常见≤50%	—	—
KRAS	罕见	罕见	罕见
HRAS	—	—	常见≥50%
*SOS*1	罕见	—	—
BRAF	—	常见≤50%	某些
*MAP2K*1	罕见	某些	某些
MAP2K	—	罕见	—

2. **Sotos 综合征** 最早于 1964 年描述,是一种过渡生长(overgrowth)综合征,出生时体重过重、巨头;早期因喂养困难和低张力而求医,经常伴有运动延迟、共济失调;身高在百分位数中偏上,但成年后的身高并不明显增加,大手、大脚,影像学上显示脑室增大,面部特征是前额突出;面部器官间距宽伴低斜脸裂、儿童期特征性鼻形态、长尖下巴;青春期可发生脊柱侧凸;偶有连续几代的家系报道。2002 年日本学者发现 Sotos 综合征患者在 5q35 处存在 2.2Mb 的缺失,缺失导致具有 23 外显子的雄激素受体相关的辅助调节子(androgen receptor-associated co-regulator,NSD1)的缺失,少部分病例显示移码突变,但有趣的是,在欧洲的一些病例中,突变明显多于缺失。

三、多基因遗传

绝大多数出生缺陷是多基因遗传的,包括一些累及心脏、中枢神经系统、肾脏的单一畸形。在这种情况下,基于流行病学研究可以得到经验风险,因此对于已经生有一个患儿的夫妇再生育时可以得到再发风险的评估。

(一) 神经管缺陷

在胚胎发育的第4周,中枢神经系统形成一个与表面外胚层脱离的、关闭的位于胚体背部中轴线上的神经管,神经管的头部发育增大形成脑,其余部分仍保持管状,形成脊髓。如果由于某种原因神经沟未能关闭,神经组织就依然露在外面,这样的缺损可长达胚胎身体的全长,也可以只局限于一小区域,通常称为开放性神经管缺陷。如果局限于脊髓的部分,这种异常通常就叫做脊髓裂(myeloschisis),而头端部分的未关闭则叫无脑儿。脊髓裂必然合并脊柱裂(spina difida)。无脑儿和各种类型的脊柱裂是常见的神经管缺陷畸形(图5-4),民间称之为"蛤蟆胎"、"怪胎",其他为裸脑、脑膨出和脑积水等。

神经管缺陷的病因比较复杂。有遗传因素(多基因遗传)和环境因素(叶酸缺乏、高热、酒精及药物致畸等),以及这些因素共同干扰神经管的闭合。此病常造成死胎、死产和瘫痪。

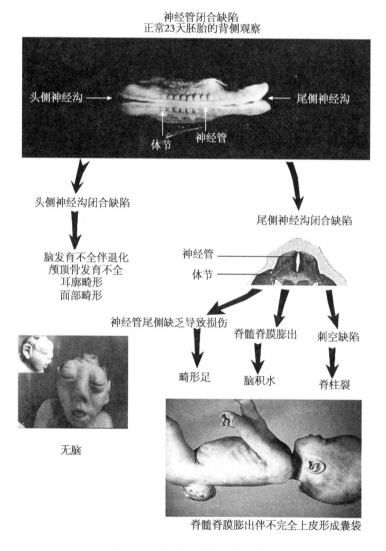

图5-4　各种类型脊柱裂示意图

1．脊柱裂 包括许多缺陷，从字面上解释，它表示一个分裂的脊柱，其最简单的形式是脊椎的背部没有互相合并。这样的异常往往位于腰骶部，外面有皮肤覆盖着，并且除了在患部的表面有一小簇毛外，常不引起注意，称为隐性脊柱裂(spina bifida occulta)。在这种情况下，脊髓和脊神经通常是正常的，没有神经症状。

如果缺陷涉及一两个脊椎，则脊膜就从这个孔突出，在表面就能看到一个用皮肤包着的囊，称为脑脊膜突出；有时这个囊很大，不但包含着脊膜，而且还包含着脊髓及其神经，这种异常称为脊髓脊膜突。另一种脊柱裂是由神经沟没有关闭而形成的，神经组织就很广泛地露在表面，称为脊髓突出或脊髓裂(myelocele)。偶尔，这种神经组织呈现有过度的生长，而过多的组织通常在出生前不久或在出生后不久即坏死。

脊髓脊膜突出通常合并延髓和一部分小脑向尾端移位到椎管。上位的颈神经根往往从其椎间孔的水平向着尾端固定在骶部的脊髓下降。由于枕骨大孔被延髓或小脑所阻塞，故脊髓脊膜突出往往合并脑积水。这些异常的合并发生就叫做 Arnold-Chaiari 畸形(Arnold-Chaiari malformation)。

2．无脑儿 特点是神经管的头部没有合拢，并且在出生时脑是一块露在外面的变性组织。这种缺损几乎总是连通到一个颈部开放的脊髓。没有颅盖，因而使头部具有特别的外观：眼向前突出，没有颈部，脸面和胸部的表面处在一个平面上。由于这种胎儿缺少吞咽的控制机构，故妊娠最后2个月的特点就是羊水过多(hydramnios)。在用X线检查胎儿时，这种异常很容易被认出，因为其没有颅盖。无脑儿是一种常见的异常(1∶1 000)，并且女性比男性多4倍。在白种人中也比在黑种人中多4倍。

3．神经管缺陷的产前诊断 对曾有过神经管缺陷生育史的孕妇、夫妇双方或一方有阳性家族史、常规产前检查有阳性发现者，都应该考虑实施产前诊断。

检查内容包括：①在孕16～18周，抽取孕妇静脉血，检测其血清甲胎蛋白(AFP)，当受试者血清AFP值高于标准值时，则可判为阳性；②孕14～18周即可作超声波检查，一般可明确诊断；③当孕母血清AFP测定结果2次阳性，而B超检查不能明确诊断时应做穿刺检查，穿刺时间最佳为孕16～20周，将穿刺所取羊水进行AFP和乙酰胆碱酯酶检测；④于孕20周后进行X线检查，可作为神经管缺陷的补充诊断；⑤其他实验室检查可辅助神经管缺陷的诊断。

(二)先天性心脏病

先天性心脏病(congenital heart disease，CHD，简称先心病)是胎儿时期心脏血管发育异常而致的畸形疾病，是少年儿童最常见的心脏病。近年来，心血管外科进展迅速，绝大多数先心病大血管畸形均能得到矫治，成功率逐步提高。

过去估计先心病发生率为0.3%左右，近年随着诊断水平提高，据新近几个大系列的调查统计，存活新生儿中先心病发生率在0.70%～1.17%之间，平均为0.8%。国内报道0.3%～1%。先心病合并其他系统疾病依次为：肌肉系统(8.8%)、中枢神经系统(8.5%)、泌尿系统(5.3%)和消化系统(4.2%)。由于在发生学上心脏和血液同源于中胚层血岛，故不少血液病(珠蛋白生成障碍贫血、凝血系统疾患等)均可伴有先心病。其病因是遗传-环境相互作用的结果。

从遗传学的角度看，先心病的病因包括三大类：①多基因遗传所致的先心病，此类患者以心血管畸形为唯一的临床异常；②染色体畸变所致先心病；③单基因遗传的先心病。在后两类病变中，先心病患者多伴有心外其他系统的畸形或病损，常为其多系统损害的一个组成部分，仅极少数单基因遗传病以先心病为唯一病损。据Pexieder(1981)的统计，由遗传因素决定或与遗传相关的先心病占本病总数的95%～98%。而单纯由环境因素引起的先心病仅占2%～5%。房间隔缺损、室间隔缺损、法洛四联症等为先心病常见类型。

1．房间隔缺损(atrial septal defect，ASD) 简称房缺，是原始心房间隔在发生上吸收和融合时出现异常，左右心房之间仍残留未闭的房间孔。房缺可单独存在，也可与其他心血管畸形合并存在。房缺约占先天性心脏病的 15%,发生率为 0.7%～0.9%。约 84% 的病例为单独出现。按缺损部位可分为 6 类:①中央型房缺也称为卵圆孔型、Ⅱ孔型房缺,为最常见的类型,位于房间隔中心,此型占 76%;②上腔型房缺也称为静脉窦型,位于房间隔后上方,缺损与上腔静脉入口没有明确的界限,常合并右上肺静脉畸形引流,此型占 3.5%;③下腔型房缺位于房间隔后下方,没有完整的房间隔边缘,左心房后壁构成缺损的后缘,此型占 12%;④原发孔房缺又称Ⅰ孔型房缺,常为心内膜垫缺损的一部分,呈半月形,常伴二尖瓣和(或)三尖瓣裂,形成二尖瓣和(或)三尖瓣关闭不全,此型也称为部分型房室管畸形;⑤冠状窦型房缺是由于胚胎时冠状窦与左房分隔不全或全无分隔,使左心房的血能经冠状窦入右心房,此型常伴有左上腔静脉存在;⑥混合型房缺有两种以上缺损同时存在。房缺伴先天性或后天性二尖瓣狭窄者称为 Lutembacher 综合征。

典型病例只需经过心脏听诊、X 线、心电图和超声心动图无创检查就能明确诊断,无须进行右心导管或心脏造影检查。但当合并肺动脉高压时应做右心导管检查测定肺动脉压力,并估计其手术危险性和预后。本病主要的治疗方法是手术修补。

2. 室间隔缺损(ventricular septal defect,VSD) 简称为室缺,是常见的先心病。群体发生率为 1.2‰～3.1‰,占先心病的 25%～44%,早年资料国内仅占 15.5%。女性患病率稍高,但男女性别间无显著差异。室间隔在胚胎期发育不全,形成异常交通,在心室水平产生左向右的血流分流,它通常是单独存在,但也可以是某种复杂心脏畸形的组成部分。本病也是合并其他系统出生缺陷最多的一种先心病,24%～50% 的室缺伴心外畸形,包括骨骼畸形(15%)、先天愚型(15%)、肾畸形(8%)、唇或腭裂(8%)等。根据胚胎发育情况可将室缺分为膜部缺损、漏斗部缺损和肌部缺损三大类型,其中膜部型最多见,而肌部型最少见。从临床实用角度,各型又可分出若干亚型。缺损大小可从筛孔状到整个室间隔缺如。一般缺损直径多在 10mm 左右,大者可达 20mm。室缺与邻近组织的关系最主要是与传导组织的解剖关系,如希氏束(又称房室束)与膜部缺损的后下角关系密切,它总是隐行于肌肉之中,而缺损边缘的纤维环中无传导组织。

根据病史、体征、X 线和心电图检查,再结合超声心动图、心导管检查和心血管造影,可明确诊断。外科手术修补是本病的主要治疗方法。

3. 法洛四联症(tetralogy of Fallot) 也称发绀四联症,是一种常见的先天性心脏病,占 12%～14%,在发绀型心脏畸形中占首位,为 50%～90%,人群发病率为 0.3‰～1‰,其病理基础是一种属于大血管圆锥动脉干转位的发育畸形,主要缺陷包括肺动脉狭窄、室间隔缺损、升主动脉骑跨和右心室肥厚。

根据临床表现,以及心电图、X 线检查、超声心动图、右心导管检查和右室造影可明确诊断。

第四节 出生缺陷的病理生理学

一、出生缺陷的发生因素

Wilson(1972)综合分析了 5 次国际出生缺陷讨论会的资料,表明遗传因素引起的出生缺陷占 25%,环境因素占 10%,原因不明者占 65%;Nelson(1989)的资料显示,遗传因素引起的出生缺陷占 36%,环境因素占 20%,原因不明者占 44%(表 5-6)。这一方面说明,随着科学的进步,越来越多的原因不明缺陷得到解释;另一方面也显示遗传因素在出生缺陷发生中的重要地位。

表 5-6　69 277 新生儿中出生缺陷的病因分类

病因类型	数量	百分比（%）
染色体畸变	157	10.1
单基因突变	48	3.1
家庭性因素	225	14.5
多基因遗传	356	23.0
致畸剂	49	3.2
宫内因素	39	2.5
双胎或多胎因素	6	0.4
其他未知因素	669	43.2
总计	1 549	100.0

　　另外，出生缺陷发病率在全球范围内存在集中高发区的现象，这说明出生缺陷的发生与原生环境异常有着某种必然联系。2008 年，北京大学人口研究所调查了我国出生缺陷高发的山西省中阳和交口县，与流行病学普查点相对应，逐自然村采集耕层土壤样品，测量微量元素，采用回归分析方法，证明出生缺陷高发区与土壤中的微量元素含量有直接关系：土壤中的微量元素 Sn、Se、Zn、Sr、Pb、Fe、Ca、Al 和 K 含量与出生缺陷发生率呈负相关效应，说明这 9 种微量元素含量越高、出生缺陷发病率越低；而 As、Mo、Ni、Mg、V、Cu、Na 与出生缺陷发生率呈正相关效应，说明这 7 种微量元素含量越低、出生缺陷发病率越高。

（一）遗传因素与出生缺陷

　　遗传因素引起的出生缺陷包括染色体畸变及基因突变。

　　神经和性腺组织对染色体的异常十分敏感。有染色体畸变的个体常发生智能发育不全和不育，并且最常见的畸形之一是神经管发育的缺陷。染色体畸变包括染色体数目的异常和染色体结构异常。染色体数目减少可引起出生缺陷，常染色体的单体型胚胎几乎不能存活，性染色体的单体型胚胎约有 97% 死亡，3% 成活，但有畸形，如 Turner 综合征（45, X）。染色体数目的增多也可引起畸形，三体型多见（如 21 三体、18 三体、13 三体和 47, XXY 即 Klinefelter 综合征）。染色体的结构畸变也可引起畸形，如 5 号染色体短臂末端断裂缺失可引起猫叫综合征。

　　基因突变也可导致出生缺陷（表 5-7）。现认为 5% 左右的出生缺陷是由基因突变引起的。由基因突变引起的出生缺陷主要有软骨发育不全、肾上腺大、小头畸形、无虹膜、多囊肾、皮肤松垂症、睾丸女性化综合征等。

表 5-7　部分导致出生缺陷的基因

基因	蛋白质类型	综合征	出生缺陷
BOR1	转录因子	Branchio-oto-renal	外耳畸形、听力伤失、肾缺陷
COL2A1	细胞外基质蛋白	stickler	骨发育不良、唇裂、近视
EMX2	转录因子	Schizencephaly	脑裂
EvC	转录因子	Ellis-van Creveld	骨发育不良、多指、心脏缺陷
GLI3	转录因子	Greig	
GLI3	转录因子	Pallister-Hall	
GLI3	转录因子	Polydactyly type A	
HOXA13	转录因子	Hand-foot-genital	多指、肾脏和生殖缺陷
HOXD13	转录因子	Synpolydactyly	多指、指与指融合
KIT	受体分子	piebaldism	局部皮肤色素减弱
LMX1	转录因子	Nail-patella	骨、肾脏、指甲异常
MITF	转录因子	Waardenburg	色素减弱、听力障碍

基因	蛋白质类型	综合征	出生缺陷
MSX1	转录因子	—	唇裂、腭裂,缺指
Noggin	细胞外蛋白	多发性 synostosis	骨融合、听力障碍
P63	转录因子	Ectrodactyly	四肢、牙齿和毛发缺陷
PAX2	转录因子	—	肾脏和视神经缺陷
PAX3	转录因子	Waardenburg	色素减弱、听力障碍
PAX6	转录因子	Aniridia	发育不良
PAX9	转录因子	Oligodontia	牙齿缺如
RIEG1	转录因子	Rieger	牙齿、耳畸形
SALL1	转录因子	Townes-Brocks	肾脏、四肢、耳畸形
SHH	信号分子	Holoprosencephaly	脑发育异常
SOX9	转录因子	Campomelic	发育不良、骨异常、性反转
SOX10	转录因子	Hirschsprung	肠蠕动缓慢
TBX3	转录因子	Ulnar-mammary	上肢畸形、乳房及生殖腺异常
TBX5	转录因子	Holt-Oram	上肢畸形、心脏缺陷
TCOF1	转录因子	Treacher Collins	小颌、外耳缺陷
WT1	转录因子	Denys-drash	肾脏缺陷、性反转
7-DHCR	裂解酶	Smith-Lemli-Opitz	智力障碍、多发性器官缺陷

75

(二) 环境因素与出生缺陷

环境因素的致畸作用早在 20 世纪 40 年代就已被确认,能引起出生缺陷的环境因素统称为致畸剂(teratogen)。影响胚胎发育的环境有 3 个方面,即母体周围的外环境、母体的内环境和胚体周围的微环境。这 3 个层次的环境中引起胚胎畸形的因素均称为环境致畸剂。外环境中的致畸剂有的可穿过内环境和微环境直接作用于胚体,有的则通过改变内环境和微环境而间接作用于胚体。环境致畸剂主要有生物性致畸剂、物理性致畸剂、致畸性药物、致畸性化学物质和其他致畸剂。

1. 生物性致畸剂 包括各种传染因子,特别是病毒。虽然胚胎或胎儿对这些微生物的侵袭有一定的抵抗力,但有些可导致流产,有些则产生出生缺陷或疾病胎儿。有些致畸微生物可穿过胎盘屏障直接作用于胚体,有些则作用于母体和胎盘,引起母体发热、缺氧、脱水、酸中毒等,或干扰胎盘的转运功能,破坏胎盘屏障,从而间接地影响胚胎发育。目前已经确定对人类胚胎有致畸作用的生物因子有风疹病毒、巨细胞病毒、单纯疱疹病毒、弓形虫、梅毒螺旋体等。还有一些病毒,如流行性腮腺炎病毒、流感病毒等,对动物有明显的致畸作用,但对人类有无致畸作用尚未确定。

(1) 风疹病毒(rubella virus)是传染性致畸剂最突出的例子。前 4 周受感染,致畸危险为 61%,5~8 周时为 26%,9~10 周时为 6%。风疹病毒诱发的出生缺陷除白内障外,还有耳聋(破坏内耳柯替器)和心脏畸形(动脉导管未闭、心房和心室间隔缺损)。此外,偶尔有脉络膜视网膜炎、青光眼、小眼、小头、智能发育不全和牙釉缺损等。上述这些畸形的发生与胚胎在不同发育时期受病毒感染有关。在妊娠第 6 周感染病毒,则产生白内障;第 9 周感染产生耳聋;第 5~10 周感染引起心脏畸形;第 6~9 周感染引起牙釉缺损;第 4~6 个月感染引起中枢神经系统的异常。

(2) 妊娠前 16 周水痘病毒(chickenpox virus)感染可致畸,包括眼的缺陷,如白内障、小眼球、视神经萎缩以及脑损伤和肢体发育不全等。分娩前 4 天孕妇感染水痘,有 20% 的新生儿死亡。

(3) 巨细胞病毒(cytomegalovirus)的感染主要损害中枢神经系统,产生小头、脑积水、微小脑回、小脑发育不全、脑软化、脑钙化和脑的囊性损害等畸形。除中枢神经系统外,亦有报道各种眼的异常(如脉络膜视网膜炎、视神经萎缩)、先天性心脏病、脐疝、腹股沟疝、畸形足、腹直肌分离和肝脾大。本病通常是致死性的,存活的病例则因脑膜脑炎而有严重的智能发育不全。由于妊娠妇女感染巨细胞病毒无可见的症状,故尚无法知道胚胎发育早期或晚期感染有何差异。可能在妊娠早期

（头3个月）感染时，胚胎不能存活而引起流产，而在妊娠后期感染，则发生上述畸形。进行病毒分离和尿中脱落细胞查找病毒包涵体，均可证明感染的存在。

（4）弓形虫（toxoplasma）感染主要表现为眼的疾患，90%有脉络膜炎，50%～60%有癫痫、小头和脑积水。即使感染得到控制，也常遗留眼或脑的损害。弓形虫在我国孕妇中易感者多，免疫者少，对于妊娠妇女，弓形虫是一个更为重要的致畸微生物。弓形虫可能是我国微生物致畸因素的头号因子，居于首位，应当引起重视。

（5）其他病毒。除上述几种比较肯定致畸的生物因素外，还有母亲感染单纯疱疹病毒、亚洲流感病毒、流行性腮腺炎、脊髓灰质炎、麻疹、柯萨基等病毒和梅毒螺旋体引起胎儿出生缺陷的报道。单纯疱疹病毒的感染通常发生在妊娠晚期，可能大多数在临分娩时。在出生前数周被感染的胎儿有小头、小眼、视网膜发育异常，以及肝脾大和智能发育不全等表现，如分娩时胎儿在母体产道中受感染则发生炎症反应（如脉络膜视网膜炎）。

2. 物理性致畸剂　目前已确认的对人类有致畸作用的物理因子有射线、机械性压迫和损伤等。另外，高温、严寒、微波等在动物确有致畸作用，但对人类的致畸作用尚证据不足。

（1）电磁辐射：辐射中离子电磁辐射有较强的致畸作用，包括α、β、γ和X射线，其致畸作用与各射线的穿透力有关。日常，人们都或多或少地接触射线，有的人还因居住环境或职业关系可能接触更多的射线，但对其致畸作用要做具体分析。非电离性辐射，包括短波、微波及紫外线等，其致畸作用较弱。其中紫外线对DNA修复机制有缺陷的患者是一种致突变因子。

（2）X线照射：一般情况下，诊断性"X线"检查对胎儿的危害不大，但也与照射部位有关，如胆囊造影可使胎儿接受0.000 006 Sv（注：Sv是剂量当量单位，1 Sv＝100 rem），而钠灌肠造影检查，由于直接照射骨盆，则可使胎儿接受0.0 035 Sv。另外治疗剂量要大得多。治疗脑肿瘤、乳腺癌（单侧）均可使胎儿接受0.09 Sv，治疗肺癌可接受0.25 Sv。因此，用于治疗的X线有致畸的危险。

（3）放射性物质：各种组织对不同的放射性核素吸收量不同，如口服5 mci的^{131}I，甲状腺可接受100 Sv，而性腺只有0.12 Sv；口服4 mci^{32}P，有1.0 Sv进入骨髓、肝、脾，而其他部位则不过0.1 Sv；胎儿对放射性核素的吸收程度还与胎龄有关。例如，胎儿在第10周，从循环中结合的碘比母亲甲状腺结合的还要多。因此，如孕妇必须用放射性碘进行诊断时，应在胎龄第5～6周之前进行，即在胎儿甲状腺分化之前完成。

X线、同位素及其他外源性离子辐射对分裂细胞的影响，包括杀伤细胞、抑制有丝分裂、改变细胞的正常迁移和彼此联系，以及造成染色体畸变和基因突变等。植入前期，大剂量照射可导致胚胎死亡，这是由于致死性染色体畸变或细胞分化受损所致。胚胎2周后的任何时期接受超过1.0 Sv的射线，均可造成器官畸形或生长受阻，其中以中枢神经系统最为敏感，0.25 Sv时就可发生小头畸形、智力低下。有实验证明，不伴有神经系统异常的其他畸形，并非由辐射引起。此剂量目前为大多数所接受的致畸剂量标准，胎儿接受0.25 Sv以上的照射，有致畸危险。美国学者大多数以0.1 Sv作为阈值来推断致畸危险。有时尽管不发生畸形，但轻微的损伤可引起智商降低，将来癌变也很难排除与辐射的关系。

3. 致畸性药物　20世纪60年代"反应停事件"后，药物的致畸作用引起了人类的普遍重视，并开始对药物进行严格的致畸检测。沙利度胺的商品名为反应停（thalidomide）又名酞胺哌啶酮，60年代在欧洲和日本曾广泛用于治疗妊娠呕吐，大受孕妇欢迎，但结果却是导致大量残肢畸形儿（俗称"海豹肢（phocomelia）"）的出生，酿成了举世震惊的"反应停事件"。据报道，"反应停"在德国造成的先天畸形为20%，在日本为3%。

（1）抗肿瘤药物：多数抗肿瘤药物有明显的致畸作用，如氨基蝶呤可引起无脑、小头及四肢畸形；白消安（白血福恩）、苯丁酸氮芥、环磷酰胺、6-巯基嘌呤等均能引起多种畸形。

（2）抗生素：某些抗生素也有致畸作用，如孕期大剂量服用四环素可引起胎儿牙釉质发育不全，大剂量应用链霉素可引起先天性耳聋,大剂量应用新生霉素可引起先天性白内障和短指畸形等。

(3)抗惊厥药物:某些抗惊厥药物,如唑烷、乙内酰脲、三甲双酮有致畸作用。三甲双酮会造成胎儿智力低下、发育缓慢、面部发育不良、唇腭裂、房间隔缺损及两性畸形等。

(4)抗凝血药:某些抗凝血药,如苄丙酮香豆素、肝素也有致畸作用。苄丙酮香豆素可引起胎儿软骨发育不良,多表现为低出生体重及智力低下,中枢神经系统有异常。早孕妇女服用此药,胎儿约1/3发生畸形。

(5)碘化钾和^{131}I:碘化钾和^{131}I可引起先天性甲状腺肿。丙硫氧嘧啶干扰胎儿甲状腺的形成,所以可引起先天性甲状腺肿。

(6)激素:雄激素去甲睾丸酮衍生物用于避孕,可使女胎男性化;雌激素复合物枸木缘酸氯底酚胺可致畸,使非整倍体增加,可出现椎骨、心脏、肢体的畸形;皮质激素有诱发缺肢、先天性心脏病的报道;胰岛素可使神经管缺陷增多,还可造成先心病和肢体缺陷。

有些药物在动物实验中有明显的致畸作用,但对人类有无致畸作用尚需进一步证实,如苯妥英钠、可的松等。

4."三废"、农药、食品添加剂和防腐剂　在工业"三废(废气、废水、固体废弃物)"以及农药、食品添加剂和防腐剂中,含有一些有致畸作用的化学物质。目前已经确认对人类有致畸作用的化学物质有:某些多环芳香碳氢化合物,某些亚硝基化合物,某些烷基和苯类化合物,某些农药如敌枯双,某些重金属如铅、砷、镉、汞等。研究表明,有些化学物质对动物有明显的致畸作用。

5.酗酒、吸烟、吸毒、缺氧、严重营养不良　酗酒、吸烟、吸毒、缺氧、严重营养不良等因素均有一定的致畸作用。孕期过量饮酒可引起多种畸形,称胎儿酒精综合征(fetal alcohol syndrome),其主要表现是发育迟缓、小头、小眼、短眼裂、眼距小等。流行病学调查显示,吸烟者所生的新生儿平均体重明显低于不吸烟者,且吸烟越多其新生儿的体重越轻。一天吸烟10支的孕妇,其胎儿出现畸形的危险性增加90%。吸烟引起胎儿的畸形主要是由于尼古丁使胎盘血管收缩,胎儿缺血使胎儿缺氧。另外,吸烟所产生的其他有害物质,如氰酸盐,也可影响胎儿的正常发育。吸烟不仅引起胎儿出生缺陷,严重者可导致胎儿死亡和流产。

(三)环境因素与遗传因素在畸形中的相互作用

在畸形的发生中,环境因素与遗传因素的相互作用是非常明显的,不仅表现在环境致畸剂通过引起染色体畸变和基因突变而导致出生缺陷,而且表现在胚胎的遗传特性,即基因型决定和影响胚胎对致畸剂的易感程度。流行病学调查显示,在同一地区同一自然条件下,同时怀孕的孕妇在一次风疹流行中都受到了感染,但其新生儿有的出现畸形,有的却完全正常。原因在于每个胚胎对风疹病毒的易感性不同。决定这种易感性的主要因素是胚体结构和生化特性,而这又取决于胚体的遗传特性。对致畸剂的种间差异更是如此,如可的松对小白鼠有明显的致畸作用(主要引起腭裂),但对猪、猴等则几乎无致畸作用。人类和其他灵长类动物对反应停非常敏感,可引起残肢畸形,但对其他哺乳动物几乎无致畸作用。

在环境因素与遗传因素相互作用引起的出生缺陷中,衡量遗传因素所起作用的指标称为遗传度。某种畸形的遗传度越高,说明遗传因素在该畸形发生中的作用越大。

二、影响致畸发生的因素

在致畸剂作用下,是否发生畸形,结果如何,还取决于下列一些因素:①孕妇对致畸剂的易感性,在个体之间存在着差异。②胎儿发育的不同阶段,对致畸剂的感受性不同,大多数致畸剂有其特定的作用阶段(图5-5)。③致畸剂的作用机制有所不同。例如,有些致畸药物可抑制酶或受体的活性,有些可干扰分裂时期纺锤体的形成,还有的封闭能源并抑制能量的产生,进而抑制正常形态发生所需的代谢过程。许多药物和病毒对某种组织、器官有特别的亲和性,故特别易侵及某种组织和器官,如所谓亲神经性或亲心脏性等,它们会损伤一些特定的器官,影响其发育。④致畸剂的损伤与剂量有关,通常剂量越大,毒性越大。理论上讲,应该有安全剂量。但实际上,由于致畸过程具有多方面的决定因素,难以一概而论,故已经确定的致畸剂在妊娠期间应绝对避免。⑤致畸剂的作用后果,包括胎儿死亡、生长发育延迟、畸形或功能缺陷。究竟出现何种后果,则取决于致畸剂,以及母体和胎儿胎盘的相互作用如何。

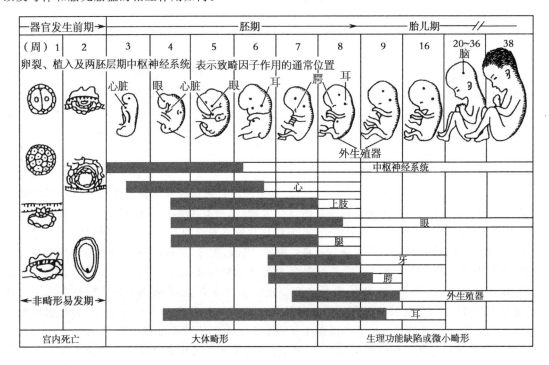

图 5-5 人胚胎主要器官的致畸敏感期

三、发育异常的机制

1. **诱发基因突变和染色体畸变** 有些外来化合物作用于生殖细胞或体细胞,都可诱发基因突变和染色体畸变,导致 DNA 的结构和功能受损,造成胚胎正常发育障碍,出现畸形,并具有遗传性。但也有不同的看法,有人观察到发生染色体畸变的细胞,与透过胎盘的外源化学物接触后,一般 24 小时内已消失。即使存在稳定的畸变,如小缺失、倒位和相互易位等,经过几个细胞分裂周期也不再存在,故认为染色体畸变或突变可能并非致畸的直接原因,而与外源化学物对胚胎组织中 DNA 损害引起的 DNA 合成减少有关。

2. **致畸物的细胞毒性作用** 由于致畸物对细胞基因复制、转录和翻译或细胞分裂等过程的干扰,影响细胞的增殖,即表现出细胞毒性作用,引起某些组织细胞死亡。因此,在出生时形成畸形。如果接触致畸物的剂量较低,也可引起细胞死亡,但速度及数量可被存活细胞的增殖所补偿,故出生时未能形成畸形。若致畸物剂量较高,在短期内造成大量细胞死亡,胚胎出现无法代偿的严重损伤,则表现出胚胎致死作用。

3. **细胞分化过程的某一特定阶段、步骤或环节受到干扰** 此种机制与上述细胞毒性作用引起坏死机制不同。例如,除草醚(nitrofen)的立体结构与甲状腺激素相似,可引起心脏、膈、肾畸形和肺发育不全,其作用机制主要是干扰甲状腺激素功能。除草醚在母体及胚胎体内代谢产物为 4-羟基-2,5-二氯-4'-氨基二苯基醚(4-hydroxy-2,5-dichloro-4'-aminodiphenyl ether),具有甲状腺激素 T3 的活性,T3 不能透过胎盘,但此种代谢物能透过胎盘,以致引起胚胎早熟,以及心脏等畸形。

在细胞分化增殖过程中,一些重要酶类的抑制或破坏,将影响胚胎正常发育过程,并引起畸形,如核糖核酸酶、DNA 聚合酶和碳酸苷酶等。

4. 对母体及胎盘稳态的干扰 母体必需的某种营养素,如维生素 A 和叶酸的缺乏,某些重要营养素的拮抗物的作用依地酸[如(EDTA),为某些微量元素的拮抗物]、母体营养失调(如蛋白质和热量供给不足)、营养素由母体至胚胎的转运受阻,以及子宫和胎盘血液循环障碍包括高血压症和接触 5-羟色胺、麦角胺、肾上腺素等作用于血管的化学物都可破坏母体及胎盘稳态,造成畸形,甚至引起胚胎死亡和生长迟缓。

5. 非特异性发育毒性作用 非特异性发育毒性作用也是发育毒性作用机制之一。此机制主要与生长迟缓和胚胎死亡有关,不涉及畸形作用。此种非特异性细胞毒性作用的特点是对全部胚胎组织细胞基本生命现象的干扰。一旦细胞内能量代谢的降低超过一定程度,全部组织将受到损害,并引起胚胎全面生长迟缓,甚至胚胎死亡;不存在靶部位或靶组织,也不可能有部分组织受损与畸形儿出生。

(刘 雯)

参考文献

［1］ Wallingford JB, Niswander LA, Shaw GM, et al. The continuing challenge of understanding, preventing, and treating neural tube defects. Science. 2013, 339(6123):1222002. doi: 10.1126/science.1222002.

［2］ Sistino JJ, Bonilha HS. Improvements in survival and neurodevelopmental outcomes in surgical treatment of hypoplastic left heart syndrome: a meta-analytic review. J Extra Corpor Technol, 2012, 44(4):216～223.

［3］ Ginter E, Simko V. Type 2 diabetes mellitus, pandemic in 21st century. Adv Exp Med Biol, 2012, 771:42～50.

［4］ Meeker JD. Exposure to environmental endocrine disruptors and child development. Arch Pediatr Adolesc Med, 2012, 166(10):952～958.

［5］ Roberts AE, Allanson JE, Tartaglia M, et al. Noonan syndrome. Lancet, 2013, 381(9863):333～342.

［6］ Kirkpatrick JN, Kim YY, Kaufman BD. Ethics priorities in adult congenital heart disease. Prog Cardiovasc Dis, 2012, 55(3):266～273.

［7］ van der Bom T, Bouma BJ, Meijboom FJ, et al. The prevalence of adult congenital heart disease, results from a systematic review and evidence based calculation. Am Heart J, 2012, 164(4):568～575.

［8］ Blue GM, Kirk EP, Sholler GF, et al. Congenital heart disease: current knowledge about causes and inheritance. Med J Aust, 2012, 197(3):155～159.

［9］ van den Berg MM, van Maarle MC, van Wely M, et al. Genetics of early miscarriage. Biochim Biophys Acta, 2012, 1822(12), 1951～1959.

第六章

药物基因组学及个体化治疗

不同个体对药物应答方式多样性的现象普遍存在,个体遗传背景的差异是主要原因之一。药物基因组学的主要目的在于阐明疾病发生和药物应答在不同个体和不同人群中差异的遗传机制,为个体化医疗的实现奠定基础。个体化医疗代表着生物医学重点从普通的治疗疾病向纠正个体功能失调的方向发展,是疾病治疗向疾病预防转变的新模式。

第一节 药物基因组学概述

一、药物基因组学概念

1. **药物基因组学定义** 药物基因组学(pharmacogenomics)是在基因组水平上研究不同个体及人群对药物反应的差异,并探讨用药个体化和以特殊人群为对象的新药开发的学科。包括研究影响药物吸收、转运、代谢、消除以及药物靶分子等基因在不同群体和个体中的差异特性,研究这些差异与药物效应或毒副作用之间的相关性及其发生机制,并发展合理的基因分型方法用以指导合理用药,从而保证患者在治疗中获得最大的疗效和最小的毒副作用。它是实现个体化医疗(personalized medicine)的基础和前提,是依赖个体独特的遗传构成选择用药种类、剂量、组合的理想药物的治疗方法,同时对新药发现和临床试验的设计与病例选择具有直接的促进作用。

2. **药物效应的个体多样性**

(1) 药物治疗作用的多样性:药物在带来有效作用的同时也常常带来药物不良反应(adverse drug reaction,ADR)。在临床用药中普遍存在个体差异,几乎不存在既能针对所有人群、疗效又好,同时又安全的药物(图6-1)。人们早就观察到同样的药物、同样的剂量对有些个体安全有效,而对另一些个体,则可导致出现不良反应。不同个体对同一药物同一剂量反应存在的这种量与质的差别被称之为个体差异。如不同人对氨基糖苷类抗生素的耐受剂量不同,部分人接受常规剂量治疗时可发生耳聋性不良反应,另有部分人接受很低剂量治疗时就可能发生耳聋。实际的临床实践显示,只有近1/3的患者在遵照医嘱服药后达到了预期效果,另外2/3的患者或者未产生足够的药效,或者由于较严重的不良反应而无法耐受某种药物治疗。

(2) 药物效应的影响因素:产生药物效应个体差异的主要原因,可归因为非遗传因素和遗传因素两大方面。非遗传因素主要包括药物学因素、药物相互作用、个体的生理状态、心理状态、患者的年龄、性别、生活环境和营养因素等。遗传因素是来自机体本身的信息,是个体遗传背景的差异,包括与药物代谢动力学和药物效应动力学相关基因的组成、结构,以及功能状态。就个体遗传差异而言,基因变异导致的慢乙酰化个体发生率在不同人种中存在着明显的差异。

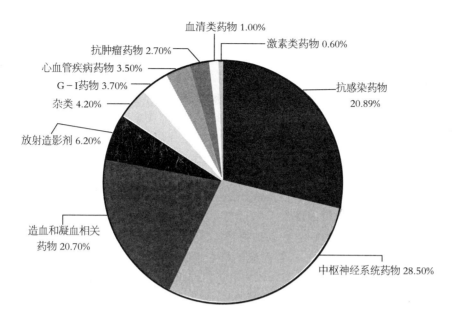

图 6-1 各类药物产生药物不良反应的发生率

药物基因组学关注个体和群体之间的遗传多态性,目前能够作为遗传标志物的 DNA 序列多态性主要有限制性片段长度多态性、微卫星序列多态性、单核苷酸多态性、拷贝数变异等。其研究重点在于阐明个体对药物不同反应的遗传学基础,并通过制订个体化治疗方案来达到减少不良反应和提高治疗效果的最终目标。

3. 遗传药理学与药物基因组学 遗传药理学(pharmacogenetics)研究药物代谢的遗传差异和不同个体对药物反应的遗传差异,为指导医生用药的个体化提供理论根据。人类基因组计划(HGP)的启动、实施和完成,对单个基因的研究逐渐转变为基因组层面对多基因变异与功能对药物应答影响的研究,遗传药理学演变为药物基因组学。药物基因组学从基因组整体出发研究基因序列的多态性与药物效应多样性之间的关系,研究基因本身及其突变体对不同个体药物作用效应差异的影响,并以此为平台发现新的药物靶标,开发新的个性化药物。

二、单核苷酸多态性与国际人类基因组单体型图计划

单核苷酸多态性(single nucleotide polymorphisms,SNP)是指不同个体基因组 DNA 序列上单个碱基的差异。国际人类基因组单体型图计划(The International HapMap Project)的目标是以 SNP 为标志构建人类 DNA 序列中多态位点的常见模式,即单体型图,简称 HapMap。通过识别在人类基因组中常见的大约 1 000 万个 SNPs 的大多数,来确定人类的大部分遗传多样性的分子基础。2010 年 9 月发表的 HapMap 数据,共 160 万常见 SNPs 在来自全球 11 个人群的 1 184 个个体中进行了分型反应,使 HapMap 具有更广泛的代表性。由于 SNPs 在临床诊断、药物开发、疾病相关基因鉴定和药物基因组学等领域的巨大实用价值,已有许多研究部门及生物技术公司从事 SNPs 标志人类全基因组作图的工作,并构建了多个开放式 SNPs 数据库,如 SNP 研究联盟(http://snp. cshl. org/)等。

HapMap 计划的实施为人类致病基因的寻找提供了一条捷径,成为研究人类健康和疾病,以及对药物和环境反应影响的相关基因的关键信息源。通过对比健康和患病人群 SNPs 发生频率的差异,确定 SNPs 与疾病之间的相关性,或者比较高危人群与低发人群 SNPs 的差异,可能寻找到药物应答个体差异和疾病易感性的遗传标记。而揭示这类表型的遗传模式需要大量的群体样本和众多的 SNPs 进行关联分析,这在 HapMap 构建之前几乎是不可能的。

三、药物基因组学的研究方法

筛选和鉴定与疾病或药物应答表型相关的遗传标志物是药物基因组学研究的核心内容,常用的遗传分析方法有连锁分析和关联分析。连锁分析(linkage mapping)是从分析单基因病发展起来的,关联分析(association study)多用于复杂性疾病和药物应答研究。由于遗传模式不固定、具有遗传异质性和表型异质性,难以用连锁分析确定精细的致病基因或定位,最有效的研究方法就是关联分析。关联分析在本质上属于病例-对照研究的范畴,通过比较和分析病例与对照个体遗传标记出现的频率确定关联度,如果病例组频率较高,则该标记与表型关联。根据遗传标记涵盖的范围大小,关联分析又可分为基于候选基因的关联分析和基于全基因组的关联分析。

1. 候选基因分析 候选基因分析(candidate gene approach)首先要假设与该药物药代动力学和药效动力学相关的基因变异与药物效应或毒性应答具有相关性。然后通过查阅文献和应用病理生理、药理学等相关知识发现相关代谢途径、药物转运、药物靶分子或信号通路中的某个或某些候选基因与药物应答或疾病的表型相关,收集确诊的患者和匹配的对照,做基于病例-对照或基于家系背景的关联分析。阳性结果常常能为临床提供有价值的信息,但阴性结果往往意味着可能还有多种解释,其中样本数量少是分析不准确的主要原因,或者是真正变异的基因没有被纳入候选,或者是真的没有相关性。将候选基因内的序列变异作为遗传标志物,分析与药物应答或疾病表型之间的关联,SNPs 是最常用的遗传标志物。

2. 全基因组关联分析 随着 HapMap 的开展和发展,出现了基于全基因组的关联研究(genome-wide association study, GWAS),即在全基因组范围内寻找与药物应答相关的遗传变异。其假设是基因组上任何基因的变异都与药物效应或毒性应答具有相关性。该研究突破了仅选择数个候选基因的局限性,针对全基因组进行病例-对照研究,具有鉴定与药物应答或多基因疾病表型相关的多个遗传变异的能力。

HapMap 的完成使候选基因或全基因组的病例-对照关联分析在全球范围得到普及,并且促进了多个复杂性疾病遗传因素分析计划的立项和实施,其共同特点是采用包含标签 SNPs 的全基因组芯片进行 GWAS 研究,即直接通过对上千份的大量样品进行整个基因组的关联分析研究。除 SNPs 之外,包括可鉴定 CNVs 的基因组规模的微阵列基因分型芯片、比较基因组杂交阵列芯片、转录水平的基因表达分析芯片,以及大量数据库和分析软件的发展,更为 GWAS 研究提供了丰富的技术平台。

药物基因组学研究已成功地开展到药物研究的整个领域,包括将遗传信息应用到疾病风险预测(如 *BRCA1* 基因突变与乳腺癌发病危险性的关系)、治疗方法选择(如 *HLA-B * 1502* 基因型与卡马西平的严重毒副作用发生)、指导用药剂量选择(如 *CYP2C9* 和 *VKORC1* 基因变异与华法林代谢速度、*UGT1A1 * 28* 基因型与伊立替康毒副作用发生)、指导新药临床试验(如 *Her2/neu* 过表达与曲妥珠单抗的临床试验)等方面。

第二节 药物基因组学与临床个体化医疗实践

一、遗传变异与药物应答

(一)基因多态性与药物代谢

通常将药物代谢的氧化、还原和水解称为 I 相代谢,结合反应为 II 相代谢。药物代谢酶基因的多态性是产生药物代谢多样性的基础,其中最丰富的酶系是 I 相代谢酶细胞色素 P450。

1. 细胞色素 P450(cytochrome P450,CYP) CYP 参与内源性和外源性化合物如激素、药物、毒素的代谢。细胞色素 P450 超家族分为家族、亚家族和酶 3 级。一个基因家族成员的氨基酸序列一致性＞40％的归为一个家族,用一个阿拉伯数字代表,如 CYP3;氨基酸序列一致性＞55％的归为同一个亚家族,用一个大写英文字母来代表,如 CYP3A;同一亚家族内的各种单酶,根据被鉴定的先后顺序,用一个阿拉伯数字编序,表示不同的每种酶,如 CYP3A4。人体内共发现了 50 多种 CYP450,其重要性按照代谢药物的百分比排列有 CYP3A4(40％)、CYP2D6(20％)、CYP2C9(15％)、CYP2C19(5％),以及 CYP1A2、CYP2B6 等。

CYP 在人群中具有基因和酶活性的多态性是导致众多药物反应个体差异的一个重要原因。由于 P450 基因多态性造成酶结构与活性的改变,表现出超高、高、受损或者降低的不同酶活性,表 6-1 归纳了部分 CYP 基因由于核苷酸的变异导致的酶功能活性改变。拥有不同基因变异型的个体也因此可被划分为超快速代谢型(ultrarapid metabolizer, UM)、快速代谢型(extensive meta-bolizer., EM)、中等代谢型(impaired meta-bolizer., IM)和慢代谢型(poor meta-bolizer., PM)。其中慢代谢型个体很容易发生药物在体内的蓄积中毒,超快代谢型则常常因为达不到药物有效浓度而对药物无应答。目前已经有很多针对药物代谢酶的基因分型方法可帮助临床工作者选择正确的药物进行治疗,以降低潜在的药物毒性、确定正确的服用剂量。

表 6-1 部分 CYP 多态性和酶活性

CYP 及变异等位基因	核苷酸改变	氨基酸改变	酶功能改变
CYP1A2 * 1k	−729C→T		酶活性降低
CYP2A6 * 4/CYP2A6 * 9	CYP2A6 缺失/−48T→G		酶失活/酶活性降低
CYP2B6 * 8	13072A→G	赖 139 谷	酶活性降低
CYP2C8 * 3	2130G→A/30411A→G	精 139 赖/赖 399 精	酶活性降低
CYP2C9 * 2/CYP2C9 * 3	3608C→T/42614A→C	精 144 半胱/异亮 359 亮	酶活性降低
CYP2E1 * 2	1132G→A	精 76 组	酶活性降低
CYP3A4 * 17/CYP3A4 * 18	15615T→C/20070T→C	苯丙 189 丝/亮 293 脯	酶活性降低/酶活性增高

CYP2D6 是许多药物的关键代谢酶,包括许多抗抑郁剂、镇静药、抗心律失常药,以及其他常用药物。已发现 10 多种 CYP2D6 基因(OMIM * 124030)的多态性与药物治疗效应相关(表 6-2)。资料显示 CYP2D6 酶活性差异在不同人种中所占比例不一致,其中有 5％～10％的白种人为酶活性缺失型,5％的白种人为超高代谢型,而亚洲人群中酶活性降低的比例很低,日本人一般低于 1％。可见,如果能够根据基因型和酶活性调整用药剂量和治疗方式,则可避免一些毒副作用的发生。例如,对 CYP2D6 慢代谢者需要较高的可待因剂量才能达到足够的镇痛效果。当然在此同时不能忽略药物之间的相互作用,许多药物已知是 CYP2D6 酶的抑制剂,在存在抑制剂的情况下,快速代谢型可能转变为慢代谢型。

表 6-2 *CYP2D6* 多态性和酶活性

CYP2D6 等位基因	核苷酸改变	酶活性(代谢型)	代谢药物举例
*CYP2D6 * 1*	无(野生型)	正常(EM)	阿米替林
*CYP2D6 * 1×n(n≥3)*	CYP2D6 复制	活性增加(UM)	
*CYP2D6 * 2*	2850C→T	正常(EM)	丙咪嗪
*CYP2D6 * 2×n(n=2,3,4,5 或 13)*	2850C→T,CYP2D6 复制	活性增加(UM)	
*CYP2D6 * 3*	2549 缺失 A	失活(PM)	去甲替林
*CYP2D6 * 4*	1846G→A	失活(PM)	他莫昔芬、氟西汀
*CYP2D6 * 5*	CYP2D6 缺失	失活(PM)	利培酮
*CYP2D6 * 6*	1707 缺失 T	失活(PM)	帕罗西汀
*CYP2D6 * 7*	2935A→C	失活(PM)	氟哌啶醇
*CYP2D6 * 8*	1758G→T	失活(PM)	美托洛尔
*CYP2D6 * 9*	2615～2617 缺失 AAG	活性降低(IM)	噻吗洛尔
*CYP2D6 * 10*	100C→T	活性降低(IM)	可待因
*CYP2D6 * 11*	883G→C	失活(PM)	右美沙芬
*CYP2D6 * 12*	124G→A	失活(PM)	
*CYP2D6 * 17*	1023C→T	活性降低(IM)	

CYP2C19 的遗传多态性也影响着许多药物的代谢。如奥美拉唑能否成功治疗胃及十二指肠溃疡,很大程度上取决于患者 *CYP2C19* 的基因型和表型。奥美拉唑联合阿莫西林治疗幽门螺杆菌感染的治疗率依次为慢代谢型 100%、中等代谢型 60%、快代谢型 29%。

2. 尿苷二磷酸葡萄糖醛酸基转移酶(uridine diphosphate glucuronosyl transferases,UGTs)
UGTs 是约 35% 的治疗药物排泄的主要酶,催化药物[吗啡、氯霉素、硝西泮(硝基安定)等]、环境毒物、类固醇和甲状腺激素的葡萄糖醛酸化;参与胆红素、雌二醇等内源性化合物的生物代谢。

人 UGTs 超家族可分为参与酚和胆红素代谢的 UGT1 及参与类固醇代谢的 UGT2 两个家族,每一大家族又分为许多亚家族。UGTs 基因缺陷和多态性会影响每个同工酶的活性,产生十分有害的甚至潜在的致命性作用。*UGT1A* 基因定位于 2q37,*UGT1A* 基因的遗传多态性是个体间葡萄糖醛苷酸活性差异的主要原因。该基因启动子(TA)nTAA 盒的多态性与化疗药物伊立替康的毒性反应密切相关。已发现 30 多种 *UGT1A* 基因多态性形式引发的尿 UGTs 活性缺失或降低可导致Crigler-Najjar 综合征(1 型和 2 型)或 Gilbert 综合征的发生。

除 UGTs 之外,对硫代嘌呤甲基转移酶、N-乙酰转移酶、二氢嘧啶脱氢酶等的基因多态性与功能活性和遗传毒性的研究也取得了很大进展。

(二)基因多态性与药物转运

药物转运蛋白分为泵入和泵出两个系统,如泵出系统主要为 ABC 转运蛋白超家族,重要成员有多药耐药蛋白(multi drug resistance protein, MDR)和多药耐药相关蛋白。其中 *MDR1* 编码产生的 P-糖蛋白是一重要的药物转运体。

P-糖蛋白(P-glycoprotein)定位于细胞膜。当药物顺浓度梯度进入细胞,在能量作用下,进入胞内的药物通过"药泵"作用被泵出,使胞内药物浓度降低。如此反复,胞内的药物不断被泵出,是产生 MDR 的重要机制之一。P-糖蛋白能够转运大量的化学结构不同的药物,如抗癌药物秋水仙碱和长春碱、作用于心脏的地高辛和奎尼丁、HIV 蛋白酶抑制剂、免疫抑制剂环孢素（环孢菌素）、β-肾上腺素受体拮抗剂等。

MDR1 有 50 多种 SNPs。其中位于 *MDR1* 基因外显子 26 的 C3435T 与药物应答的关系比较密切。*MDR1* 基因外显子 21 的 G2677T/A 多态性与 C3435T 多态性构成的单体型与器官移植患者使用免疫抑制剂的血药浓度具有一定的相关性。

（三）基因多态性与药物效应靶分子

药物需要与机体中特定部位的靶分子结合才能引发药物效应，靶分子可以是受体、信号分子、细胞因子、激素等。人群中表达受体的结构基因或影响结构基因表达的调节基因在序列结构上通常呈遗传多态性，表现为一定比例的个体在受体的数量、结构和功能等方面存在不同形式的变异，有可能因此影响到相应受体所介导的药理或生理效应。

如表皮生长因子受体（EGFR）在很多肿瘤中存在不同程度的表达，包括乳腺癌、结直肠癌、肺癌、头颈部鳞癌等。EGFR 的过度表达常常与预后差、转移快、生存时间短相关，阻断 EGFR 可以有效阻止肿瘤生长。已有多种针对 EGFR 的单克隆抗体或小分子拮抗剂用于相应肿瘤的治疗，如吉非替尼、厄洛替尼、西妥昔单抗、曲妥珠单抗、贝伐珠单抗，EGFR 表达程度以及基因突变状态均与治疗效果相关。表皮生长因子 2 型受体（Her2/neu）过度表达的乳腺癌与曲妥珠单抗疗效成正相关，EGFR 基因突变的非小细胞肺癌与吉非替尼和厄洛替尼应答相关。检测 EGFR 基因表达与突变形式能对部分患者提供有益的给予 EGFR 抑制剂治疗的预测信息。

二、基因分型指导临床用药

随着药物基因组学研究对多种基因多态性与药物应答关系的逐渐阐明，随着各种基因检测和基因分型技术的快速发展，特别是在肿瘤、心血管疾病等的治疗方面，多种基因分型已经或正在走向临床，为临床个体化合理用药提供有益的参考信息。这里简介一下选择几种药物和基因多态性关系。

（一）肿瘤化疗

1. 5-氟尿嘧啶与二氢嘧啶脱氢酶 5-氟尿嘧啶（fluorouracil, 5-FU）在体内活化为 5-氟-2-脱氧尿嘧啶核苷（5-FdUMP），抑制胸苷酸合成酶（thymidylate synthetase, TS）的活性，干扰 DNA 合成所需的嘧啶核苷酸而发挥抗肿瘤作用。可单独应用或与其他药物联合应用于治疗各种恶性肿瘤，特别是实体瘤，其毒副反应包括恶心呕吐、腹泻、骨髓毒性、口腔炎、手掌与脚底皮肤剥脱，以及较少见但严重的心脏毒性和神经毒性。

体内 80%～90% 的 5-FU 需经过肝脏的二氢嘧啶脱氢酶（dihydropyrimidine dehydrogenase, DPD）代谢降解为不具活性的代谢物 5-氟尿二氢嘧啶（5-FUH2）而失活（图 6-2）。DPD 活性降低则不能灭活 5-FU，形成过量活性代谢物，导致血液、神经和消化系统毒性，甚至致死。

不同个体 DPD 活性差异可达 20 倍。高水平的 DPD 活性可降低治疗的疗效并缩短生存期，而缺乏 DPD 的患者 5-FU 治疗后会产生严重的威胁生命的毒性。已发现了 30 多种编码 DPD 的 *DPYD* 基因变异，其中最常见的是无活性突变体 *DPYD * 2A*，其外显子 14 侧翼的剪切位点处的 GT 供体发生了 G 至 A 的突变。另一个常见的无活性突变体是 *DPYD * 13*，其酶活性部位的 T 至 G 的突变。大多数 DPD 酶活性缺陷个体内至少可以检测到一种 *DPYD* 基因突变，如果在 5-FU 用药之前进行 DPD 基因型和表型的筛选，指导给药方案，则将在很大程度上降低药物治疗毒副作用的发生。

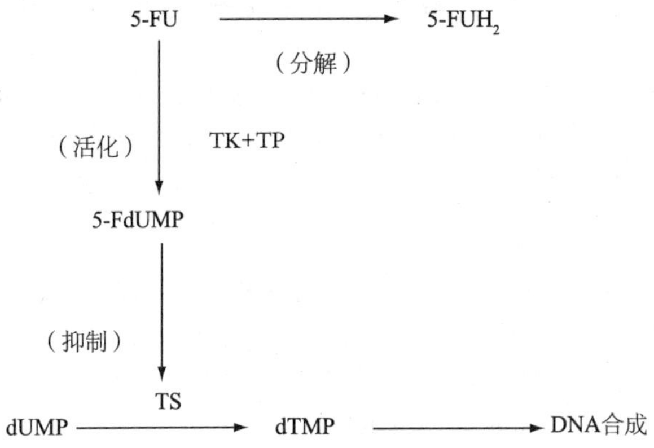

```
            5-FU  ─────────────────────→  5-FUH₂
                              （分解）

      （活化） │  TK+TP
              │
              ↓
          5-FdUMP

      （抑制） │
              ↓
               TS
    dUMP  ─────────────────→  dTMP  ───────────→  DNA合成
```

图 6-2　5-氟尿嘧啶的体内代谢

2. 5-FU 与胸苷酸合成酶(TS)　TS 是胸苷酸从头合成的关键酶,是 5-FU 等化疗药物抗肿瘤作用的主要靶点。治疗中与 5-FU 的活化代谢产物 FdUMP 形成稳定的复合物,从而抑制脱氧胸苷酸 dTMP 的合成,进而抑制 DNA 合成。

胸苷酸合成酶基因(TYMS)的遗传多态性与 5-FU 应答变异性相关。研究较多的有 3 个 TYMS 基因多态性:①位于 TYMS 基因 5'-启动子增强子区域(ER)的由 28 bp 碱基对串联重复构成的多态性,不同个体重复次数从 2(TSER * 2)至 9 个(TSER * 9)不等。与 TSER * 2 纯合子基因型患者相比,TSER * 3 纯合基因型个体肿瘤组织内胸苷酸合成酶 mRNA 水平和蛋白表达水平增高。②TSER * 3 等位基因的第二重复区内存在 G 至 C 多态性,该多态性会破坏转录因子上游刺激因子 1(USF1)结合位点,从而影响胸苷酸合成酶表达;③位于 3′非翻译区终止密码子下游 447bp 处的 6bp 缺失,人群研究显示不同人种 TSER 等位基因频率不同,已有多项研究提示不同 TSER 等位基因患者对 5-FU 治疗应答具有差异性。

3. 他莫昔芬与 CYP2D6　他莫昔芬(tamoxifen)可明显减少绝经前后乳腺癌患者的复发率、降低病死率,并被确认有预防乳腺癌的作用。但有超过 50% 的患者在接受治疗后出现复发或者由于抗药性产生或者无应答而死亡,常见的不良反应有血管舒缩症状、潮红,以及血栓形成,少见有子宫内膜癌发病率增高等。

CYP2D6 基因多态性影响该蛋白质功能,进而影响他莫昔芬的治疗效果。CYP2D6 * 4 / * 4 基因型为典型的慢代谢型,CYP2D6 基因型与他莫昔芬代谢活化为 endoxifen 相关。携带 CYP2D6 * 4 / * 4 基因型的女性乳腺癌患者具有更高的复发风险。CYP2D6 基因多态性有很多种 (表 6-2),其基因多态性与他莫昔芬反应的更深的临床意义还在进一步研究之中。

4. 铂类化疗药物与 DNA 修复相关基因 ERCC1,XPD 和 XRCC1　顺铂、卡铂和奥沙利铂是治疗非小细胞肺癌、卵巢癌、乳腺癌、胃肠和睾丸癌的常规药物。这些药物的细胞毒性机制为抑制 DNA 复制。核酸修复复合体的 16 种基因的多态性都可能影响铂的治疗效果,DNA 修复能力提高是铂类耐药的重要机制。

着色性干皮病基因 D(XPD)的多态现象包括 Lys751Gln 和 Asp312Asn,其在普通人群中的等位基因频率分别高达 29% 和 42%,XPD 基因的 Lys751Gln 多态性影响奥沙利铂/氟尿嘧啶治疗;切除修复交叉互补 1(ERCC1)基因的单核苷酸多态性 C118T,基因频率为 46%;另一常见的 ERCC1 基因多态性为 C8092A,基因频率为 4%,ERCC1 基因的高表达与卵巢癌和胃癌的铂类治疗耐药相关等;X 射线修复交叉互补基因(XRCC1)的 399 密码子 G 至 A 的转变,导致 Arg399Gln,人群中等位基因频率为 25%,与 DNA 修复能力降低有关。这 3 种基因的多态性可能影响铂的治疗效果。

5. EGFR 靶向拮抗剂与 EGFR 基因突变　吉非替尼和厄洛替尼通过结合 EGFR 的酪氨酸激酶

结构域而发挥抑制其活性的作用。研究发现吉非替尼和厄洛替尼应答与非小细胞肺癌患者 *EGFR* 基因突变相关。2004 年,Lynch 等对吉非替尼和厄洛替尼应答的患者进行测序分析了 *EGFR* 基因的 28 个外显子,发现 9 例应答者中的 8 例存在 *EGFR* 基因突变,而 7 例非应答者没有基因突变,癌旁组织没有突变。该研究提示,检测 EGFR 基因突变形式能对部分患者提供有益的给予 EGFR 抑制剂治疗的预测信息。其他化疗药物与基因多态性见表 6-3。

表 6-3 其他影响化疗药物应答的多态性基因

多态性基因	化疗药物
尿苷二磷酸葡萄糖醛酸基转移酶(*UGT1A1*)	伊立替康,尼洛替尼
硫代嘌呤甲基转移酶(*TPMT*)	6-巯基嘌呤
谷胱甘肽 S-转移酶(*GST*)	苯丁酸氮芥,磷酰胺芥子气
甲基四氢叶酸还原酶	甲氨蝶呤
N-乙酰转移酶(*NAT*)	氨萘非特
CYP3A4 CYP3A5 CYP3A7	环磷酰胺,依托泊苷
芳香酶(*CYP19*)	芳香酶抑制剂
多药耐药基因 1(*MDR-1*)	天然抗癌药物

（二）心血管疾病用药

1. 血管紧张素转换酶抑制剂与 RAAS 相关基因多态性

（1）血管紧张素原(angiotensinogen,AGT)基因多态性:AGT 是经典的肾素-血管紧张素-醛固酮系统(renin-angiontensin-aldosterone system,RAAS)最重要的组成成分,其浓度从根本上影响着血管紧张素Ⅰ(angiotensin Ⅰ,Ang Ⅰ)和 Ang Ⅱ 的生成。人 *AGT* 基因位于 1q42-q43 上,第 2 外显子区存在的 Met235Thr 等位基因的个体倾向于具有更高的血浆 AGT 水平,可能是部分原发性高血压患者的发病原因,同时对血管紧张素转换酶抑制剂(angiotensin-converting enzyme inhibitor,ACEI)卡托普利、依那普利、赖诺普利等降压药物应答更好。

（2）血管紧张素转换酶(ACE)基因多态性:ACE 使无活性的十肽 Ang Ⅰ 转换为具高度血管活性、能刺激醛固酮分泌的八肽 Ang Ⅱ,并促进缓激肽降解。人 ACE 基因位于 17q23,*ACE* 第 16 内含子中有一段 Alu 序列的插入(I)/缺失(D),据此将 *ACE* 分为 3 种基因型:I/I、I/D 和 D/D 型。D 等位基因的数目增多,ACE 水平也增高,与原发性高血压的发病相关;与 ACEI 类降压药赖诺普利的降压效果相关;与卡托普利的不良反应干咳有关。

（3）血管紧张素Ⅱ受体(angiotensin II receptor,ATR)基因多态性:ATR 主要有 AT1R 和 AT2R 两种亚型。AT1R 介导 Ang Ⅱ 的主要功能。人类 *AT1R* 基因至少有 50 种不同的多态性,其中 A1166C 的多态性与 ACEI 类药物的降压疗效相关,且此相关性在老年患者和超体重患者中更加明显。AT2R 所介导的生物学作用多与 AT1R 相拮抗,主要介导血管舒张、尿钠排泄和平滑肌细胞凋亡。

（4）醛固酮合成酶(aldosterone synthase)基因多态性:醛固酮合成酶是合成醛固酮的关键酶,该基因 *CYP11B2* 转录调控区的-344T/C 多态性与原发性高血压,以及氢氯噻嗪的降压疗效相关。

2. 受体阻滞剂与 *CYP2D6* 基因多态性 β受体阻滞剂包括非选择性(代表药物普萘洛尔)和选择性 β₁ 受体阻断剂(代表药物美托洛尔等)。在抗高血压、抗心律失常,以及防治慢性心力衰竭、猝死、急性心肌梗死等方面具有重要作用。通过阻断交感神经活性,减少去甲肾上腺素的释放,从而降低血压。

大部分β受体阻滞剂依赖 CYP2D6 进行代谢,CYP2D6 基于多态性可区分为 4 种不同的代谢型,如慢代谢型个体使用美托洛尔后,血浆药物浓度时间的曲线下面积(AUC)及消除半衰期分别为快代谢者的 3 倍和 6 倍。一项研究显示普萘洛尔用药后在不同人种和个体中的血药浓度相差可达到 20 倍,口服后华人血浆药物浓度明显低于白种人,提示华人对β受体阻断剂更为敏感,在治疗高血压和心律失常时应使用较低的剂量。

3. 他汀类药物与载脂蛋白 E 他汀类药物是 3-羟甲基戊二酰辅酶 A(HMG-CoA)还原酶抑制剂,通过减少肝脏胆固醇调节库中胆固醇的储存量来上调低密度脂蛋白(LDL)受体的活性,有效降低总胆固醇(TC)和低密度脂蛋白-胆固醇(LDL-C)血浓度和心血管病的发病危险。目前常用的药物有阿托伐他汀、辛伐他汀、普伐他汀、洛伐他汀和氟伐他汀等,其疗效的个体差异较大。这类药物降血脂相关的基因多态性是近年研究的热点之一,如细胞色素 P450、有机阴离子转运体等;如载脂蛋白 E(ApoE)和 HMG-CoA 还原酶基因等。

其中 *ApoE* 基因多态性影响他汀类治疗的反应。由于 ApoE 的 112 位和 158 位上单个氨基酸的不同而构成人类 ApoE 的 3 种异构体(E2,E3,E4),携带 E2 者的血浆三酰甘油(甘油三酯)水平明显高于 E3 者。原发性高胆固醇血症患者应用普伐他汀治疗,*ApoE2* 等位基因携带者 LDL-C 下降的程度大于 *ApoE3* 纯合子和 *ApoE4* 基因携带者,且有统计学意义。

4. 华法林与维生素 K 环氧化物还原酶和 *CYP2C9* 基因多态性 华法林(warfarin)具有抗凝和溶栓的双重作用,用于肺血栓栓塞症防治、卒中和心脏病发作的心房纤维颤动等治疗。华法林血浆药物浓度的个体差异相差可以达到 10 倍,疗效存在明显的个体差异和种族差异,治疗过程中可能发生自发性出血并发症,随着抗凝强度的增大,这种并发症的发生率也随之升高。因此,华法林用药剂量的个体化非常重要。

CYP2C9 和维生素 K 环氧化物还原酶亚单位 1(*VKORC1*)基因的多态性是影响华法林药物应答的两大重要遗传因素。*CYP2C9* 的单核苷酸多态性 *CYP2C9*2(C3608T)* 和 *CYP2C9*3(A42614C)* 的存在,分别导致 Arg144Cys 和 Ile359Leu 改变,结果致使编码 CYP2C9 的酶活性分别仅为野生型酶活性的 40% 和 10%,在正常剂量下其发生出血性不良反应的危险性较野生型个体增加 2~3 倍。人群中,常见的 *VKORC1* 基因多态性有 10 个 SNPs。由于连锁,10 个 SNPs 形成了 9 个主要的单体型,其中与低剂量华法林用药剂量相关的单体型为 H1(CCGATCTCTG)和 H2(CCGA G CTCTG),与高剂量相关的是 H7(TCGGTCCGCA)和 H9(TACGTTCGCG)。*VKORC1* 单核苷酸多态性形成的单体型更加重要,比单独 SNP 可提供更多的信息。中国人群最常见的是 H1 单体型。

多项研究数据显示,综合考虑遗传因素和非遗传因素,目前大约能够使华法林的用药剂量预测比例达到 60%。其中 *VKORC1* 单体型可以预测所需华法林剂量的 20% 左右,结合 *CYP2C9* 基因型则可以将预测比例提高至 30%,加上年龄、性别、体表面积、药物相互作用等信息,可以使预测比例达到 60%。遗憾的是余下的剂量变化用现有的知识仍然无法解释。

(三)哮喘治疗与 β2 肾上腺素受体基因多态性

部分参与诱导哮喘发作、严重程度及影响其药物应答的基因有白细胞介素类细胞因子、肿瘤坏死因子、β_2 肾上腺素受体、白三烯 C4 合成酶和 5-脂氧合酶等。

β_2 受体激动剂是哮喘治疗中应用最广泛的药物。它通过支气管平滑肌上的 β_2 肾上腺素能受体(β_2-AR)发挥作用。β_2-AR 基因位于 5q33,编码区和启动子内存在多个单核苷酸多态性。其中有 4 种可引起编码氨基酸改变的错义突变而导致受体功能的改变,它们分别是 Arg16Gly、Gln27Glu、Val34Met 和 Thrl64Ile,最常见的多态性是 16 和 27 位的突变。Evans 等(2003)的研究显示 β_2-AR27Glu/Glu 纯合子个体对异丙肾上腺素应答强于杂合子个体;β_2-AR16Arg/Arg 纯合子个体对沙丁胺醇的应答反应强于 β_2-AR16Gly 携带者,然而对异丙肾上腺素的应答反应却相反。5 脂氧合酶活性的抑制能明显改善哮喘患者的临床症状。有关 5 脂氧合酶基因启动子多态性与 5 脂氧合酶抑制剂药物效应多样性的关系也已有多项研究。

（四）阿尔茨海默病与载脂蛋白 E 和 CYP 2D6 基因多态性

已发现 100 多个基因与阿尔茨海默病(Alzheimer disease，AD)的发病和药物应答相联系。研究较多的有载脂蛋白 E(ApoE)、细胞色素 P450、血管紧张素转换酶、早老素、β 淀粉样肽前体蛋白以及 Tau 蛋白的相应基因等。如具有 ApoE 4/4 纯合子等位基因的个体对常规治疗应答性最差，CYP2D6 慢代谢者和超快代谢者的药物应答有明显的个体差异，血管紧张素转换酶基因表达的高低可影响与认知、情绪和行为治疗的药物应答。APOE 和 CYP2D6 的相互反应对 AD 治疗也存在一定影响。当整合考虑 ApoE 和 CYP2D6 基因型对治疗应答时，发现 ApoE 4/4 基因型可以将 CYP2D6 * 1 / * 1 快代谢型个体转变为慢代谢表型，提示 ApoE 4/4 纯合子基因型对 CYP2D6 药物代谢能力具有很强的影响。

基因多态性大约与 AD 治疗中药物代谢动力学和药物效应动力学个体差异的 60% ～ 90% 相关。虽然每一种药物与哪种或者哪些基因相关联、其作用机制如何还有待进一步阐明，但很明显药物基因组学的应用对 AD 的有效治疗和新药研发具有重要作用。

（五）药物标签与合理用药指导

使用基因组学试验以指导药物治疗将形成从目前以群体为基础的治疗实践向个性化治疗的显著转变。经美国食品药品监督管理局(FDA)批准的药物中已经有大约 10% 的药物在药物标签上标注了药物基因组学信息。我国卫生部在 2007 年颁发的《医疗机构临床检验项目目录》中新增补了临床细胞分子遗传学专业，检验内容包括 P450 家族代谢酶基因的基因突变检测、用于化学药物用药指导的基因检测、用于病毒、细菌用药指导的基因检测、大肠癌易感基因的基因检测、家族性乳腺癌基因的基因突变检查、K-Ras 和 P53 基因突变检查等项目。在指导合理用药方面向前迈进了一大步。部分经美国 FDA 批准的标注于药物标签上的药物基因组学与用药关联信息见表 6-4。

表 6-4 美国 FDA 批准的部分药物标签有效遗传标志物信息

生物标志物	药物标签内容
C-KIT 表达	伊马替尼(imatinib)可通过抑制 c-kit 活性而抑制胃肠基质肿瘤(GIST)细胞增殖。由于 c-kit(CD117)突变，GIST 患者表达异常高活性的 c-kit，该药可用于 kit 表达阳性的 GIST 治疗，包括不能手术切除的和(或)转移性 GIST 患者
EGFR 表达	EGFR 抑制剂，如厄洛替尼(erlotinib)对 EGFR 表达阳性、非吸烟的非小细胞肺癌肿瘤患者对应答好；西妥昔单抗(cetuximab)或吉非替尼多用于头颈部鳞状上皮细胞癌(SCCHN)治疗；西妥昔单抗、吉非替尼(gefitinib)、帕尼单抗多用于 EGFR 表达阳性结直肠癌患者的治疗。治疗前应进行 EGFR 表达评估
KRAS 基因突变	具有 KRAS 12 或 13 号密码子突变的转移性结直肠癌患者，对帕尼单抗应答效果不好；同时对抗 EGFR 单克隆抗体西妥昔单抗效果也不好，不建议使用
NAT 变异	N-乙酰转移酶(NAT)为抗结核药物利福平、异烟肼和吡嗪酰胺的主要代谢酶。同时也代谢抗心绞痛药硝酸异山梨酯、抗高血压药物肼屈嗪。NAT 基因突变的慢乙酰化个体将导致血药浓度增高，毒性反应增大
费城染色体（Ph）阳性	Ph 阳性的 CML 对白消安治疗应答好，阴性患者无应答。Ph 阳性的成人急性淋巴细胞白血病(Ph+ ALL)患者对达沙替尼和尼罗替尼治疗应答好
UGT1A1 基因变异	UGT1A * 28 等位基因个体对伊立替康治疗的毒性反应危险性(中性粒细胞减少、高胆红素血症)明显增强，特别是纯合子个体，应降低用药剂量。UGT1A * 28 纯合子等位基因个体接受尼罗替尼治疗时发生高胆红素血症的毒性反应危险性明显增强

生物标志物	药物标签内容
CYP2C19 基因变异	CYP2C19 突变导致的慢代谢者,对氯吡咯雷抗血小板药物应答率低,心血管系统不良反应危险发生率高,应根据基因型调整用药剂量。15%～20%的亚洲人群、3%～5%的白种人为 CYP2C19 慢代谢者。使用该类药物时应调整剂量,以避免药物不良反应发生
CYP2C9 基因变异	CYP2C9 * 2 或者 CYP2C9 * 3 等位基因携带者使用华法令时出血性不良反应发生率高,建议对携带一个 CYP2C9 * 2 等位基因的个体用药剂量至少需要减少 17%,携带一个 CYP2C9 * 3 等位基因的个体用药剂量至少需要减少 37%。CYP2C9 慢代谢的基因型个体,使用赛来昔布时可能发生血浆药物浓度异常增高,应根据基因型调整用药剂量
CYP2D6 超快代谢型(UM)	CYP2D6 * 2x2 基因型(UM)个体具有可待因超快代谢率,可加速其转化为活性形式吗啡,导致吗啡血浆浓度增高,引发嗜睡、神智不清、浅呼吸等不良反应发生。该超快代谢型在不同人群中的存在率不一致,亚洲人约占 0.5%～1%,白种人 1%～10%
CYP2D6 慢代谢型(PM)	对于 CYP2D6 慢代谢型 PM 个体,应注意减量使用以其为主要代谢酶的药物,包括氟西汀类、西维美林、托特罗定、曲马多、氯氮平、阿立派唑等

第三节 药物基因组学与新药研发

人类基因组计划的实施和完成,使研究人员预计具有药理作用的药物靶分子数量接近 8 000 个,其中大约 5 000 个能与传统的药物分子发生作用,大约 2 400 个能与抗体分子发生作用,800 个可与蛋白类分子发生作用。然而目前在研的靶分子虽然有 1 000 多个,但确认成药的药物靶点仅有 300 多个。靶点中酶分子占大约 50%,其次为受体、通道和转运蛋白,细胞因子和调节分子,以及核受体、结合蛋白、抗原、结构蛋白等。

药物基因组学主要研究基因多态性与药物效应之间的关系,可有效指导药物设计、药物开发以及临床合理用药。

一、新药研发面临的挑战

根据 Bebout(2010)的统计数据,导致药物不良反应(ADR)的最普遍的药物主要是抗感染类、中枢神经系统和血液系统用药。在美国由于严重 ADR 而入院的患者占住院患者的 3%～7%;住院患者中 ADR 的发生率为 10%～20%,其中 10%～20%属于严重 ADR,死亡率为 0.5%～0.9%。中国内地每年的 ADR 发生率超过 500 万人次,导致约 20 万人死亡。

针对药物不良反应问题,应用基因组学和蛋白质组学研究成果,开展基于生物标志物的药物研发(biomarker-based drug development)模式,将疾病治疗从现在的给所有患者使用同一剂量和治疗的通用模式(one size fits all)逐渐转化为量体裁衣式的用药模式(tailored approach),即针对每一患者开具适合的药物和剂量的个体化医疗。这样不仅可提高药物筛选的成功率,更可提高临床试验的针对性,降低药物不良反应的发生率。

二、药物基因组学与药物研发新模式

（一）指导有效药物靶分子的发现和药物设计

药物基因组学不仅能从基因水平关注药物作用的安全性,还是筛选和鉴定药物靶点的有用工具,可针对特定人群筛选和鉴定理想的药物靶点,指导药物设计特别是靶向药物设计。

1. 靶分子筛选和功能研究 药物基因组学揭示疾病发生和药物应答相关的生物标志物,包括

基因、蛋白质和代谢物质,这些标志物往往能成为理想的药物干预候选靶分子。通过阐明候选靶分子的作用机制,筛选或设计能够与其发生药理作用的先导化合物,可极大地促进新药的发现(图6-3)。

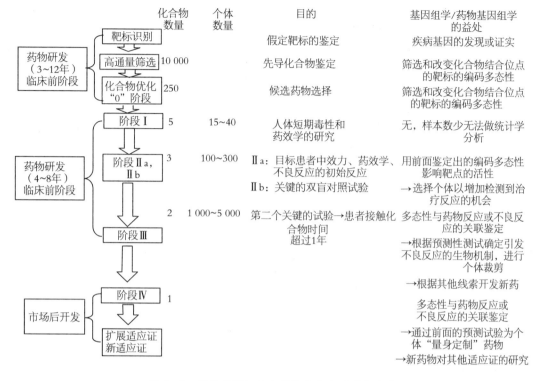

图6-3　药物基因组学在药物研发中的预期益处

（1）基因芯片与复杂疾病药物靶分子的发现:基因芯片技术使通过对健康人群和疾病人群基因组比较,从而获得药物靶分子成为可能。这方面最值得一提的是全基因组关联分析(GWAS)在鉴定复杂疾病药物靶分子研究中的应用。

（2）靶分子功能鉴定:研究靶分子与先导化合物之间的相互作用是一项具有挑战性的工作,因为这种作用可能很弱或者很复杂,涉及受体、酶分子、信号转导分子、蛋白质、核酸、代谢产物多种分子,以及这些分子的各种调节因子构成的复杂网络系统。这种研究通常需要结合应用多学科的知识和技术,包括遗传学、基因组学、系统生物学和生物信息学等,在阐明操控细胞和器官功能的蛋白质、RNA、激素,以及彼此之间的精细作用当中,甄别出与药物相互作用时可产生最好效应比的最佳的靶分子。

2. 靶向药物的设计与开发　曲妥珠单抗(trastuzumab),商品名赫赛汀(Herceptin),是第一个以药物基因组学为基础开发出来的靶向抗肿瘤药物,也是靶向药物研发最成功的例子。

*HER2*基因(又称*HER2/neu*、*ErbB2*)是酪氨酸蛋白激酶家族成员之一,在配体丝裂酶原的触发下与家族其他受体成员发生异二聚化,激活胞内的Ras/MAPK信号途径和PI3K/Akt途径。HER-2/neu通常在胎儿时期表达,成年以后只在极少数组织内低水平表达。信号途径的异常激活可导致早期反应基因如*c-fos*,*c-jun*,*c-myc*转录活性的增加,Akt磷酸化,导致酪蛋白依赖性激酶(CDKs)受抑制,使细胞转变为更具有侵袭性的表型,增殖能力、侵袭能力增加,并伴随血管增生。有20%~30%的乳腺癌存在*HER2/neu*基因的扩增和过度表达,使用抗体阻断HER2/neu与配体的结合可阻止细胞的恶性增长。强烈提示HER2/neu是一种有效的抗肿瘤靶标。

美国Genetech公司依据HER2/neu靶分子设计并开发了人源化单克隆抗体曲妥珠单抗,该抗体可结合 HER2/neu 受体胞外第 4 结构域,使细胞停滞在 G1 期,细胞增殖降低。这种作用主要通过下调 HER2/neu 受体并干扰受体二聚化,阻止磷脂酰肌醇脂 3-激酶(PI3K)信号途径激活,从而有效抑制 CDKs 的活性而实现。另外,曲妥珠单抗还具有诱导抗血管生成因子生成和抑制血管生成因子的作用,从而抑制血管生成。该项研发于 1998 年获得美国食品药品监督管理局(FDA)的批准而用于治疗 HER2 阳性的转移性乳腺癌。该产品的研发,是药物基因组学在新药研发领域的首次成功应用,其产品也成为 FDA 首次批准的药物和诊断试剂组合产品。在疗效上,曲妥珠单抗虽然仍有不良反应,但是其危险性比传统的化学治疗已经低了许多。曲妥珠单抗对早期乳腺癌同样具有良好的疗效,同时发现体内其他部分肿瘤如卵巢癌、肺癌、原发性肾细胞癌、胃癌、膀胱癌等也存在 HER2/neu 的高表达。因此,FDA 后续又相继批准了曲妥珠单抗用于一些新的适应证。

在曲妥珠单抗研发成功的基础上,国际多个大型制药公司针对多个其他靶点设计的特异性抗体药物和化学药物也相继研发成功,并在药物的临床应用中使用药物基因组学筛选适应证患者。如近年来经 FDA 批准上市的一些靶向药物有针对 EGFR 的吉非替尼、厄洛替尼和西妥昔单抗,针对 Ber-Abl、血小板衍生生长(PDGFR)、c-kit 的伊马替尼,针对 VEGF(血管内皮生长因子)的贝伐株单抗(bevacizumab)等。

3. 靶分子筛选与诊断试剂研发 在疾病治疗时需要对患者进行基因检测以确定哪些人可受益于哪种药物,哪些药物可能在某些人体内发生较大的毒副作用。因此针对药物靶分子的诊断研究对新药的临床试验和临床治疗具有更重要的意义。如针对 EGF2 型受体(Her2/neu)过表达的乳腺癌与曲妥珠单抗疗效成正相关之外,还有 EGFR 基因突变的非小细胞肺癌与吉非替尼和厄洛替尼应答相关,K-ras 基因突变与西妥昔单抗应答不良相关,等等。

(二)开创临床试验新模式

1. 指导临床试验设计和有效病例筛选 在药物基因组学时代,一旦发现候选药物有因为基因多态性导致严重药物不良反应的可能性,便可协助决策是否有必要对此候选药物继续进行研发。在临床试验阶段,同样的药物基因组信息可以用作筛选和划分参与临床试验人群的标准,减少参试人群数量,用更少的病例数达到所需的统计学意义,明显节约了临床试验的费用和时间,同时增加药物应答率,避免不良反应的发生。

2. 加速新药研发进程 伴随着对疾病分子机制的不断深入了解、药物分子靶点的不断发现,新药研发模式已经从随机筛选向着基于发病机制的靶向筛选方式转变。伊马替尼的研发就是一个典型例子。伊马替尼属于 2-苯胺嘧啶类衍生物,特异性结合细胞内酪氨酸激酶结构域,从而抑制其激酶活性。研发公司正是针对 BCR-ABL 断点串集区-埃布尔森原癌基因(breakpoint cluster region-abelson proto-oncogene)激酶的活性结构域开发了特异性抑制剂伊马替尼,特异性阻断底物磷酸化(图 6-4),用于治疗慢性髓样白血病(CML)。

由于该药物的靶向性决定了其临床试验患者的可选择性。与一般须经过 11～13 年研发历程的新药相比,伊马替尼在 1998 年 6 月进入 I 期临床试验,31 例参与的病人在用药数周后白细胞计数即恢复正常;II 期临床试验显示,干扰素治疗失败后的 CML 慢性期病人可获得 88% 的血液学应答和 49% 的总体主要细胞遗传应答。仅仅 32 个月后研发公司就在全球范围递交了新药申请,美国 FDA 于 2001 年 3 月通过了给予其优先审批的资格,2001 年 5 月在尚未完成 III 期临床试验的情况下就被 FDA 批准提前上市,用于治疗费城染色体阳性或者 BCR-ABL 融合蛋白高表达的 CML 患者。其审批进程比同类药物快了 1 倍,速度之快,可谓空前。

伊马替尼是第一个在了解癌症的病因后合理设计开发,并取得了显著成效的肿瘤治疗药物,开创了靶向性酪氨酸激酶抑制剂研发的新模式。

3. 提高新药研发的成功率 不同人群和个体在基因结构上多态性的存在,直接影响着对某些疾病易感性、病程发展、特定药物和治疗方案的有效性、毒副作用,以及愈后效应的巨大差异。通过

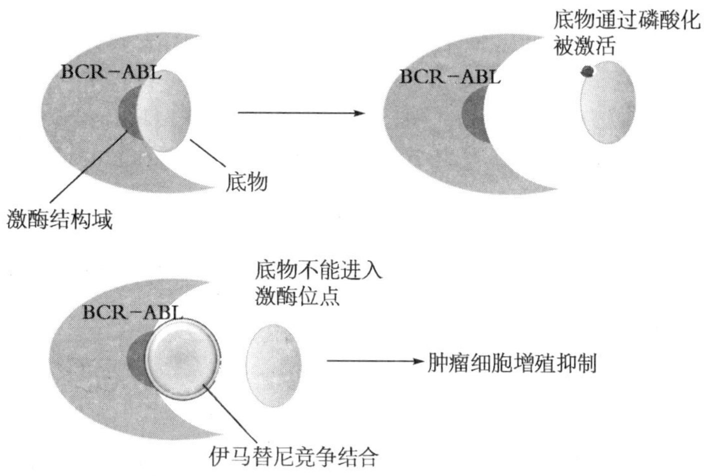

图 6-4 伊马替尼靶向抑制 BCR-ABL 激酶活性机制示意图

人群细分,可能发现药物在特定人群中的作用,并可以挽救某些药物的开发,使部分新药研究起死回生,从而开发出针对特定人群的有效药物。这方面的一个很好例子就是抗心力衰竭候选药物BiDil 的研发。

早在 20 世纪 80 年代,就开始了 BiDil 对心力衰竭治疗的临床试验,然而并未得出令人满意的结果,导致此药的研发工作一度中断。研发公司在后来的研究中发现,白种人患者和黑种人患者对BiDil 的临床反应似乎存在明显差异。为此,2001 年 5 月,该公司决定再次组织临床试验,专门研究此药在非洲裔美国籍心力衰竭患者中的疗效和安全性。他们在全美 160 多个临床研究单位总共纳入了 1 050 名正在接受常规治疗的非洲裔美国籍中度至重度心力衰竭患者,结果显示:与安慰剂组相比,BiDil 可使非洲裔美国籍患者死亡率下降 43%,因发生心力衰竭而导致的住院率下降 39%,而且患者心力衰竭症状也相对较轻。基于以上临床试验结果,2005 年 6 月,美国 FDA 批准了 BiDil 用于治疗黑种人心力衰竭患者。这是史上首次批准一种专门用于某个种族疾病治疗的药物,也标志着疾病治疗个体化时代的到来。

药物基因组学还是一门发展中的科学,欲使研究结果惠及广大患者,实现真正的个体化医疗,还面临着多方面严峻的挑战,包括如何在复杂的网络中去认识基因、基因产物,以及他们的功能,如何阐明基因与药物间的相互作用,如何阐明疾病基因型与药物应答表型的关联度,确定具有临床意义的遗传标志物,如何最大限度地降低靶向治疗的脱靶可能性等。

(杨保胜)

参考文献

[1] 赵晶,赵雪倩,何洪静. 临床药物基因组学. 北京:化学工业出版社,2008.

[2] Bebout K. Adverse Drug Reaction (ADR) Reporting at UIHC: program overview and update. P&T News,2010,31(3):14~19.

[3] Cooper GM, Johnson JA, Langaee TY, et al. A genome-wide scan for common genetic variants with a large influence on warfarin maintenance dose. Blood,2008,112(4):1022~1027.

[4] Pilotto A, Franceschi M, D'Onofrio G, et al. Effect of a CYP2D6 polymorphism on the efficacy of donepezil in patients with Alzheimer disease. Neurology,2009,73:761~767.

［5］ Ross K A，Bigham A W，Edwards M，et al. Worldwide allele frequency distribution of four polymorphisms associated with warfarin dose requirements. J Hum Genet，2010，55：582～589.

［6］ Weber WW. Pharmacogenetics. 2nd ed. New York：Oxford University Press，2008.

［7］ Zhu Q，Pao G M，Huynh AM，et al. BRCA1 tumour suppression occurs via heterochromatin-mediated silencing. Nature，2011，477：179～184.

［8］ http://www. hapmap. org 国际人类基因组单体型图计划（HapMap）

第七章

遗传多态性及其与疾病的关系

　　遗传多态性(genetic polymorphism)也称基因多态性,是指同一群体中两种或两种以上不连续的变异型并存的现象。生物体通过遗传物质将与亲代相似的性状传递给子代的遗传过程,保证了物种的相对稳定性,但物种的进化过程中由于变异,亲子代之间以及子代个体之间,遗传信息不会完全相同,即使是同卵双生子之间也或多或少地存在着遗传多态性,并且这种变异在个体基因组中稳定存在且可遗传。遗传与变异的共同作用,保证了多态性的存在,是物种形成进化和稳定繁衍、生物多样性和疾病易感性的基础。

第一节　遗传多态性概述

　　宏观上来看,遗传多态性可以由自然选择造成正向或负向选择产生,也可由遗传漂变造成中性突变产生。在微观上,遗传多态性主要来源于染色体重组和基因突变,即在细胞水平上,主要来源于减数分裂形成配子时或受精卵发育成个体的过程中染色体结构发生改变,在分子水平上,主要来源于 DNA 复制过程中 DNA 碱基的增加、缺失或改变而引起的基因结构序列的改变。

　　早期对人类基因组中的遗传多态性的研究发现了 DNA 限制性位点多态性和 DNA 重复序列多态性,随着研究手段的不断革新,单核苷酸多态性和 DNA 片段拷贝数变异也陆续被发现,关于此将在后文详细介绍。按照重复序列的数量,可分为非重复的单一序列变异,如双等位基因的转换或替换、限制性位点多态性,低拷贝重复序列变异如拷贝数变异,也有拷贝数较多的重复序列多态性。按照片段长度大小,可分为单碱基多态性,如单核苷酸多态性;若干碱基或短片段多态性,如 DNA限制性位点多态性;中等片段长度多态性,如 DNA 重复序列多态性;长片段多态性,如 DNA 片段拷贝数变异等。

一、DNA 限制性位点多态性

　　DNA 限制性位点多态性(restriction site polymorphism,RSP),是 20 世纪 70 年代中后期最早发现的一种基因多态性,由于单个或若干碱基突变,包括置换、移码、缺失、插入或重复所引起限制性内切酶位点变化而产生酶切产物长短种类的多态性,被广泛用于基因组遗传图谱构建、基因定位以及生物进化和分类研究的分子标记。其检测手段包括 DNA 限制性片段长度多态性(restriction fragment length polymorphism,RFLP),利用特定探针杂交检测限制性内切酶位点单碱基改变引起的酶切 DNA 片段长度变化,是第一代基因分型 DNA 标记技术。在疾病研究中 RFLP 可作为分子标记用于病例-对照分析。在此基础上结合聚合酶联反应(PCR)技术衍生出的其他检测手段,诸如随机扩增的多态性 DNA(random amplified polymorphic DNA,RAPD),即运用随机引物扩增寻找多态性 DNA 片段作为分子标记;还包括扩增片段长度多态性(amplified fragment length polymorphism,AFLP),是基于 PCR 技术扩增基因组 DNA 限制性片段的一种分子标记技术等。

二、DNA 重复序列的多态性

DNA 重复序列的多态性(repeat sequence polymorphism,RSP)是 20 世纪 80 年代发现的由不同拷贝数的重复序列构成基因多态性,多为非编码序列,包括长散在重复元件(long interspersed elements,LINE),长度>1 kb,例如 L1 家族,约 10 万拷贝;短散在重复元件(short interspersed elements,SINE)长度<500 bp,例如 Alu 家族,拷贝数为 50~70 万份,相当于人类基因组中每隔 4 bp 就有一个 Alu 序列;短串联重复序列(short tandem repeat,STR),如卫星 DNA、小卫星 DNA 和微卫星 DNA。卫星 DNA 约 100bp,重复次数依据物种而不同,主要分布于染色体着丝粒,1985 年发现的小卫星(minisatellite)DNA 由 15~65 bp 的基本单位串联而成,重复约 3 000 次,总长通常不超过 20 kb,重复次数在人群中是高度变异的,也称可变数目串联重复序列(variable number of tandem repeats,VNTR),其重复单位长度为 6~12 个核苷酸,可用于个体鉴定,例如 DNA 指纹技术(DNA finger printing)。在疾病研究中小卫星可作为分子标记用于病例-对照分析,如 5-羟色胺转运体(5-HT transporter)基因 SLC6A4 启动子区的长短多态性(serotonin-transporter-linked polymorphic region,5-HTTLPR)和第二号内含子的可变数目串联重复序列 VNTR 与精神分裂症相关。又如智力迟滞病因之一"脆性 X 染色体综合征"是由于位于 X 染色体 Xq27.3 区域的 FMR1 基因 5′-UTR 的 CGG 重复序列增多造成的,并且增多三核苷酸拷贝数在世代间会产生代际突变的数量递增。类似的强直性肌营养不良 I 型基因(myotonic dystrophy type 1,DM1)的非编码区 CCG、CTG 和 CAG 的三核苷酸重复序列拷贝数过度增加时会增加强直性肌营养不良的疾病易感性,并且小卫星序列的改变可以影响邻近基因的表达;1989 年发现的微卫星(microsatellite)DNA 基本序列只有 1~8bp,而且通常只重复 10~60 次。人类基因组有至少 3 万个微卫星位点,不同个体有多态性,但遗传上却高度保守,因此成为构建遗传图谱的第 2 代遗传标记,并被广泛运用于基因组连锁分析。

三、单核苷酸多态性

单核苷酸多态性(single nucleotide polymorphism,SNP)是 1996 年发现的散在的单个碱基的双等位基因的(biallelic)变异,包括置换、缺失和插入等,在基因组中分布频密,可实现自动化和批量化检测,是目前研究较热的新一代遗传标记。

DNA 片段拷贝数变异是近几年随着重测序技术的出现而发现的一种多态性,并成为复杂疾病研究尤其是病例-对照分析和测序分析的热点。包括拷贝数变异(长度在 1 kb 至几十 kb),亚显微结构(sub-microscopic)的微重复(microduplication)和微缺失(microdeletion)(长度在 5 kb 以上),统称 Indels,属于基因组结构变异(structural variation,SV)。

基因多态性可以发生在编码序列,造成蛋白质肽链中的片段缺失、截断以及不同异构体等,这些遗传多态性会直接导致疾病的发生,如拷贝数变异(CNV)、Indels 和点突变等;也可发生在调控序列,造成 mRNA 转录和蛋白质翻译合成的改变,如影响 mRNA 剪接或启动子转录活性的调控遗传变异等(此将在下文详细介绍),这些遗传多态性倾向于间接影响疾病的易感性。基因的多态性在保证遗传密码传递准确性的同时,又提供了转录和翻译的选择多样性和兼容性,保证了生物界的物种稳定和多样化。

一个群体中各种变异类型的比例可以长期保持稳定,呈现平衡稳态。例如,人类 ABO 血型由一个含 3 个复等位基因的位点控制,ABO 之间的比例在同一种群中保持平衡型稳定多态;也可以是一种类型在取代另一种类型的过程中所呈现的过渡型多态。例如,当环境条件改变而成为有利于原来比较稀有的突变型时,这种稀有的类型便会定向选择逐渐取代野生型。在生物进化中,遗传多态性也提供了生物繁殖过程的多样性、种群稳定性和物种进化的可能。

在疾病研究中，遗传多态性产生了个体差异和种群差异，直接或间接影响疾病的致病性和易感性。由于遗传多态性可以作为基因组分子标记用于连锁和关联分析，并且有助于疾病基因定位克隆，所以提供了疾病易感性和症状异质性的研究切口。例如，最早的基因多态性临床研究是主要组织相容性复合体（major histocompatibility complex，MHC），人类主要组织相容性复合体也叫人类白细胞抗原（human leucocyte antigen，HLA），是人类最具多态性的基因。HLA 为人类 6 号染色体上的一个基因簇，编码白细胞抗原。有数据表明 HLA-B27 等位基因与强直性脊椎炎的发生密切关联。正常血红蛋白基因 HbA 由 SNP 突变为 HbS，产生镰状细胞贫血也是遗传多态性点突变和疾病相关研究早期的经典案例。基因多态性的分型还可用于疾病的遗传诊断、易感性预防、药物耐受性和毒性反应预测、药物代谢个体差异以及个性化治疗。例如，抑癌基因 p53 多态性分型与肿瘤转移的预测，基于基因多态性分型的高血压的治疗将改变通用药物血管紧张素转化酶抑制剂（ACEI）、钙拮抗剂或交感神经受体阻断剂的选用，从而实现药物和剂量个体化以及并发症防治针对性。基因多态性也可用于环境致病基因的筛选，尤其是人类基因组 DNA 元件百科全书计划（The Encyclopedia of DNA Elements，ENCODE）数据的问世，多态性位点与功能性元件（包括甲基化乙酰化位点）的结合，在表观基因组学水平上打开了遗传与环境相互作用研究的新局面。

第二节　单核苷酸多态性

单核苷酸多态性（SNP）是指由单个核苷酸的变异所引起的一种 DNA 序列多态性，在群体中出现频率不低于 1%。人类基因组中已有一千多万个 SNP 位点被确认，大约每 1 250bp 就会出现一个 SNP。尽管不同人群有 140 万个 SNP，但这只占全基因组的 0.1%，不同人种不同个体之间 99.99% 的基因密码是相同的，正是这 0.1% 的差异决定了人与人之间的个体差异。研究发现，来自不同人种的人比来自同一人种的人在基因上更为相似。因此，SNP 最大限度地代表了不同个体之间的遗传差异，是人类可遗传变异中的最常见的一种，占所有已知基因多态性的 90% 以上。由于其基因组分布密度和遗传稳定性均高于微卫星标记，因而成为研究复杂遗传疾病、药物基因组学及人类进化的第 3 代遗传连锁标记。

一、SNP 的形成及生物学效应

SNP 的产生可由单碱基置换引起碱基置换，即 DNA 分子中一个碱基对被另一个不同的碱基对取代所引起的突变，也称为点突变（point mutation），有转换和颠换两种方式，不同种类嘌呤间或嘧啶间的取代称为转换（transition），嘌呤和嘧啶之间的取代则称为颠换（transversion），一般自发突变中转换多于颠换。约有 25% 的 SNPs 位于 CpG 位点，由于 CG 中的甲基化胞嘧啶 C 会自发脱氨基为 T，易发生 C-T 转换。此外，碱基的插入、缺失或移码突变也是单核苷酸多态性的来源。

上述碱基序列改变在 mRNA 和蛋白质水平上会造成错义突变、无义突变、沉默突变和移码突变等，其中非同义突变诸如错义突变、无义突变、移码突变等只占 cSNP 的 20% 左右。错义突变（missense mutation）是指 DNA 分子中碱基对的取代使 mRNA 的某一密码子编码的氨基酸变成另一种氨基酸。无义突变（nonsense mutation）是指由于碱基取代使终止子（如 UAA）提前产生，形成一条截短的多肽链，蛋白质的生物活性和功能也因此改变。沉默突变（silent mutation）是一种不会造成明显氨基酸水平改变的突变，可以发生在编码序列。例如，同义突变（synonymous mutation），即密码子第 3 位碱基的改变并不改变氨基酸的种类。或者虽然突变在读码框内，但取而代之的氨基酸在蛋白质水平上变化不太显著（例如，亮氨酸突变成异亮氨酸）。沉默突变也可以发生在非编码序列,蛋白质水平没有明显改变。移码突变(frame-shifting mutation)是指在编码序列中单个或若干碱基的缺失或插入使突变位点之后的三联体密码子阅读框发生改变,导致氨基酸序列发生改变、翻译截断或肽链中大片段缺失。SNP 发生在非编码序列还会造成调控遗传变异,如改变启动子转录活性,mRNA 稳定性或剪切位点活性改变,最终调控该基因的表达量。例如,白细胞因子 TNF, IL-4、IL-6、I-10 基因的启动子区域内的 SNPs 与感染和自身免疫性疾病有关,就是一类启动子区域的调控遗传变异(关于调控遗传变异将在下文详细介绍)。如果 SNP 发生在剪切位点也会发生剪接位点的缺失或产生新的剪切位点造成剪接异常,产生异常的表达产物。位于编码序列中的 SNP 称为 cSNP(coding region),估计只占总 SNP 的 20% 左右,更多 SNP 位于非编码序列。SNP 在基因组的分布是不均匀的,在非编码区要多于编码区。编码区的致病 SNP 由于进化上的负选择压力,频率一般很低(甚至<1%),本文介绍的 SNP 泛指所有的单核苷酸水平上的变异。

二、SNP 的检测与分析

对 SNP 等位基因的测定称为基因分型(genotyping)。现在常用的有使用技术包括聚合酶链反应—单链构象多态性分析(PCR-SSCP)、限制性酶切法(只适用于不导致酶切位点的改变的 SNP 位点识别)、等位基因特异性 PCR 或 real time PCR(基于 melting curve 等位基因特异的 G-C clamp)、单核苷酸引物延伸(SNaPshot 技术)、阵列杂交分析(array hybridization assays),即等位基因特异性寡核苷酸探针杂交(allele specific oligonucleotide hybridization,ASO),可以检测多样本多位点 SNP 分型;核酸杂交,常用的有 Taqman PCR-based 荧光共振能量转移(fluorescence resonance energy transfer,FRET)和 PCR-based 分子信标(molecular beacons)、变性高效液相色谱检测(denaturing high performance liquid chromatography,DHPLC)和基因芯片技术。例如,常用的有罗氏(Roche)、Applied BioSystem(ABI)和 Illumina 的商业化 SNP 芯片平台,可以达到在一张芯片上同时进行数百万个 SNP 位点分型,以及可以直接测序进行 SNP 分型。

现在比较常用且信息更新较全面的 SNP 公用数据库是美国国家生物技术情报中心(National Center of Biotechnology Information)与美国国立人类基因组研究所(National Human Genome Research Institute)在原有的人类基因组数据库的基础上,建立的 SNP 数据库 dbSNP(the database of SNP, www. ncbi. nlm. nih. gov/snp),由美国加州大学 Santa Cruz 分校(UCSC)生物分子科学与工程中心(Center for Biomolecular Science and Engineering,CBSE)的跨专业团队组成的基因组生物信息学研究组(Genome Bioinformatics Group)建立的 UCSC genome browser(http://genome. ucsc. edu/cgi-bin/hgGateway),以及欧洲分子生物学实验室 EMBL 数据库(The EMBL Nucleotide Sequence Database, www. ebi. ac. uk/embl/)。

SNP 位点在染色体上的遗传方式并非完全随机组合,换言之在 SNP 组合遗传的概率并不是直接按照 2 的 SNP 数指数次方,而是远小于这个数字,这是由于基因组连锁不平衡的存在,关于连锁不平衡将在下文中详细介绍。简而言之,即在染色体上位置比较接近的 SNP 位点间在进化中较少发生重组,倾向于集合成簇遗传到子代的基因组中。这种紧密连锁成组遗传的 SNP 称为一个单倍域(haplotype block),单倍域内全部 SNP 的线性排列组合类型称为单倍型(haplotype)。单倍型在不同人种中有种族特异性,同种族个体中有 80%~90% 的单体型是一致的。在一个单倍域中往往存在一些 SNP 可以特征性地代表这个单倍域中的常见单倍型,这些 SNP 称为标签 SNP(Tag-SNP, tSNP)(图 7-1)。所以 SNP 基因分型中只要对标签 SNP 而无须对所有的位点进行检测,便可确定一个单倍域,并且一个单倍域还可以作为一个等位基因来进行连锁不平衡分析。单倍域之间的重组率较大,称为重组热点区(hotspot),连锁不平衡相系数低,单倍型数目较多;在非重组热点区域,连锁不平衡系数高,单倍型数目较少。在 SNP 研究结果基础上,国际单倍型图谱计划(Haplotype Map Project)对人类基因组不同人种的单倍型进行了系统的作图,并将结果公布于免费的单倍型块数据库：http://www.hapmap.org(将在下文详细介绍)。由 Broad Institute of MIT and Harvard 建立的 haploview database(www.broad.mit.edu/mpg/haploview)以及 HaploviewHaploview 软件可以高速批量地寻找单倍型,常用的定义单倍型的算法有 Confidence Intervals,four Gamete Rule 和 Solid Spine of LD。

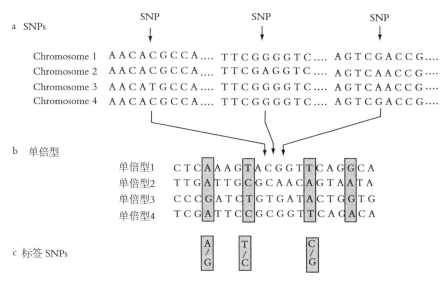

图 7-1　SNP,haplotype block 和 Tag-SNP 的关系(http://www.hapmap.org)

三、SNP 与疾病的关系

SNP 作为一类基因组覆盖广、基因分型高通量自动化的新一代分子标记,在复杂疾病的病例-对照研究中被广泛应用。例如,载脂蛋白 E(apolipoprotein E,APOE)基因的 SNP 遗传多态性造成阿尔兹海默病或疾病易感性已被深入研究和报道。APOE 基因编码一类分布在乳糜微粒和中密度脂蛋白中参与三酰甘油酯代谢的载脂蛋白,该基因在肝脏和脑中高表达。该基因的两个 SNP rs429358(C/T),rs7412(C/T),分别位于第 112 和第 158 号氨基酸。当等位基因为 T 时编码半胱氨酸(Cys),等位基因为 C 时,编码精氨酸(Arg),属于错义突变。所以 APOE 有 3 种亚型,ApoE2 (cys112,cys158)、ApoE3 (cys112,arg158), and ApoE4 (arg112,arg158)。其中 ApoE3 在人群中占 79%,为中性亚型,不致病,ApoE2 在人群中占 7%,E2/E2 基因型与继发性高脂蛋白血症亚型Ⅲ (hyper lipoproteinemia type Ⅲ)和动脉粥样硬化发病相关,ApoE4 在人群中占 14%,与阿尔兹海默症和动脉粥样硬化发病相关。不携带 APOE4 的人群只有 9% 的风险度患阿尔兹海默症,携带一份 APOE4 等位基因的人群患阿尔兹海默症风险度增加至 29%,携带两份 APOE4 等位基因的人群到 80 岁时患阿尔兹海默症风险度增加至 50%。又如,在对非胰岛素依赖性糖尿病(non-insulin-dependent diabetes mellitus,NIDDM)即 2 型糖尿病(DM)的研究发现至少有 16 个 SNP 与 2 型 DM 有关,其中过氧化物酶体激活受体 γ 基因(PPARG)与 2 型 DM 关联分析结果最为显著。又如与肺癌易感性相关的有代谢酶基因多态性,如人细胞色素 P450、N-乙酰基转移酶基因和髓过氧化酶 (MPO)等。MPO 基因启动子(-463G>A)多态性导致该基因低表达,可以降低肺癌患病的危险性。携带 N-乙酰基转移酶基因慢乙酰化基因型的吸烟者可能是肝癌的高危人群。再如白细胞因子肿瘤坏死因子(TNF)、IL-4、IL-6、IL-10 基因的启动子区 SNPs 与感染和自身免疫型疾病有关。

SNP 在药物代谢、个体应答差异以及药物筛选的研究中也提供了新的思路。例如,SNP 可以预测蛋白结构或药物靶位,降低已知药物的不良反应提高其疗效;也可以挽救因个体不良反应而被淘汰的可能的优良药物,同时有助于研究开发新型复合制剂用于个体用药。如细胞色素 P450 (CYP450)酶系包括 500 多种亚型,其中 CYP1A2、CYP2D6、CYP2C19 的多态性对个体药物应答非常重要。例如,CYP2D6 的多态性导致 CYP2D6 不能及时代谢如美托洛尔、普罗帕酮等抗心律失常药;又如,治疗白血病的药物 6-巯基嘌呤(6-MP)会通过腺嘌呤甲基转移酶(TPMT)的代谢降解失活,但 TPMT 的多态性会导致 6-MP 代谢缓慢,携带该多态性的白血病患者易引起蓄积中毒。又如,人的 N-乙酰甲基转移酶有多种多态性,使用抗结核药物异烟肼时,快型多态性半衰期为 1 小时,慢型为 3~4 小时;而使用抗抑郁症药物苯乙肼的疗效慢型优于快型。所以测定代谢类型可准确投放剂量,减少不良反应的发生,达到个体化用药的目的。又如不同阿片受体多态性对 β-内啡肽的亲和力不同,因此利用受体基因多态性在对应激、疼痛的耐受性和成瘾性方面的个体差异可以有效控制药物成瘾性,防止复发。

有些 SNP 在进化上产生杂合体选择优势。例如,人类的镰状细胞贫血基因血红蛋白 S(HbS) 和野生型基因血红蛋白 A(HbA)是共显性的,血红蛋白链的第 6 位密码子 SNP(T 变成 A)会造成野生型基因 HbA 突变成镰状细胞贫血基因 HbS。正常纯合体 HbA/HbA 不患贫血症,可是对于疟疾的抵抗力较弱;镰状形细胞纯合体(HbS/HbS)对于疟疾有较强的抵抗力,可使患贫血症患者易夭折。杂合体 HbA/HbS 既不是贫血症患者,又对于疟疾有较强的抵抗力,因而在非洲许多疟疾流行地区具有选择优势。这些地区的群体中都保持一定数量的 HbS 基因而使群体呈现多态性。北美非洲人群则 HbS 显著减少,这是由于移民到疟疾绝迹的地区 HbS 纯合体不利于生存。所以,功能性 SNP 对疾病的保护型和风险型应该将人种、特定疾病和特定环境考虑在内。

第三节 拷贝数变异

随着基因组检测手段分辨率的提高和全基因组测序技术的问世,拷贝数变异(copy number variations,CNV)是继 SNP 后近年来人类复杂遗传疾病的又一研究热点。

CNV 是基因组结构变异(structural variation,SV)的一种,是指基因组中大片段 DNA 序列的变异,包括染色体水平的缺失、插入、重复。比如正常染色体上几个基因的拷贝数为 A-B-C-D,有 C 重复 CNV 的染色体片段为 A-B-C-C-D,有 C 缺失 CNV 的染色体片段为 A-B-D。CNV 约占人类基因组的 12%,长度从 1 kb 到几百万碱基(Mbp,megabase)。

DNA 拷贝数变异在人类基因组的广泛分布直至人类基因组计划数据公布才被发现。无血缘关系的人基因组之间约有 0.4% 的差异来源于 CNV。CNV 中有遗传产生的 CNV(inherited CNV),一般只在一定的家系成员中出现,对基因组同源度很高的双生子研究也发现了自发出现的 CNV(de novo CNVs),即非遗传产生的 CNV,自发突变 CNV 可在无血缘关系的人群中重复出现。重现率高的 CNV 称为重现 CNV(recurrent CNV),既包括一部分遗传的 CNV,也包括一部分自发突变产生的 CNV。

CNV 可以出现在单个基因序列中,也可以包含多个连续的基因。CNV 涉及区域基因的重复(duplication)。部分或全部缺失(deletion)会导致多于或少于正常水平的基因表达产物,也会引起基因功能改变。这些都有可能致病或引起疾病易感性。与 SNP 类似,CNV 除了一部分会致病以外,也可以作为一种遗传多态性存在于人类及其他物种的基因组上,影响疾病易感型或提供进化的来源。通常发生率<1% 的称为拷贝数变异(copy number variation,CNV),>1% 的称为拷贝数多态性(copy number polymorphism,CNP)。本文中的 CNV 泛指任何基因拷贝数的改变。

检测 CNV 的方法包括针对特定基因以及全基因组的扫描。针对特定基因的检测方法,基于 PCR 的有:实时定量 PCR、多重可扩增探针杂交技术(multiplex amplifiable probe hybridization,

MAPH)、多重连接探针扩增技术(multiplex ligation-dependent probe amplification,MLPA)等;基于杂交技术的有:Giemsa 显带、原位免疫荧光(fluorescent *in situ* hybridization,FISH)、Southern 印迹技术、比较基因组杂交技术(comparative genomic hybridization,CGH)、全基因组扫描的方法;基于芯片的有:芯片比较基因组杂交技术(aCGH:array-based comparative genomic hybridization),包括基于克隆的 1 Mb 长度和基于核苷酸的 30 kb 长度;也有 SNP 芯片,包括 Affymetrix SNP 6.0,Illumina Human1M BeadChip 等芯片平台;还可以通过第 2 代测序(next-generation sequencing)和序列拼接的方法进行检测。

传统检测 CNV 的方法,比如 Giemsa 显带、原位免疫荧光、Southern 印迹技术、比较基因组杂交等,操作繁琐,分辨率低,难以提供变异区段的具体信息。基于芯片技术的比较基因组杂交(aCGH)平台提高了分辨率和分析通量,在同一张芯片上通过标记不同荧光素的病例和对照基因组 DNA 共杂交,可以直观地反映疾病基因组 DNA 在整个染色体组的缺失或扩增(图 7-2)。例如,肿瘤全基因组 CNV 检测,缺失片段可能包含抑癌基因,而扩增片段则可能存在致癌基因。

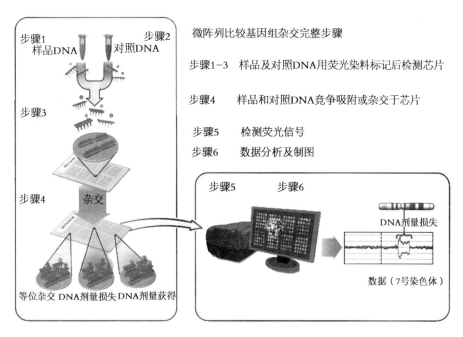

图 7-2 SNP,基于芯片技术的比较基因组杂交(aCGH)原理和流程(Theisen, A. (2008),
Microarray-based comparative genomic hybridization (aCGH). Nature Education 1(1)

SNP 芯片是最近几年出现并被广泛应用的 CNV 检测技术。现在常用的有 Affymetrix SNP 6.0 和 Illumina Human1M BeadChip 平台,Affymetrix SNP 6.0 芯片于 2007 年问世,选择 180 多万个遗传多态位点,包含 906 600 个 SNP 探针和 946 000 CNV 非多态探针,其中 202 000 个探针针对 5 677 个由 Toronto Database of Genomic Variants 数据库得到的 CNV 区域,另外 744 000 个探针平均分布于全基因组。Illumina Human1M BeadChip 芯片包含 650 000 个基因内 SNP 探针,270 000个与 CNV 相关的 SNP 探针,其中 206 665 个 SNP 探针在已报道的 CNV 区域,另 52 000 个 SNP 探针在新发现的 CNV 区域。

全基因组测序和序列拼接的方法是最近几年出现并迅速称为该领域研究热点的方法,将在下文详细介绍。

染色体缺失、重复、倒位、易位等基因组结构变化会造成 CNV,这种基因组结构变化的两端通常存在低拷贝重复(low copy repeats,LCRs)。LCR 是一种区域特异性的重复序列,其介导染色体结构变化的效力受插入缺失片段的大小、方向、序列同源度和拷贝数之间的距离的影响。分段重复图谱（segmental duplications map，SDs map）对进化上古老的重复区域的研究发现，两侧有重复序列的区域比随机区域产生重复的概率高 10 倍，称之为重复阴影（duplication shadowing）。其他复杂CNV 产生的机制，如 2007 年有研究报道 CNV 产生的机制是在 DNA 复制过程中产生"复制叉停滞与模板交换"（fork stalling and template switching，FoSTeS）。此种机制可以解释那些不符合NAHR、NHEJ 等突变机制的具有复杂结构的 CNV。随后又有报道其机制主要是因为微小同源片段介导的断裂诱发复制（microhomology-mediated break-induced replication，MMBIR）。

在疾病研究中也发现 CNV 与许多复杂遗传疾病的致病机制或易感性相关。例如，在肿瘤研究中发现，肿瘤细胞中一些基因的 CNV 拷贝数增加，例如 EGFR 基因在非小细胞性肺癌中比旁侧组织拷贝数高。又如高拷贝的 CCL3L1 基因与 HIV 感染的低风险性显著相关。低拷贝数的FCGR3B 基因（CD16 细胞表面免疫球蛋白受体）（cell surface immunoglobulin receptor）会增加系统性红斑狼疮（systemic lupus erythematosus）和相关自身免疫炎症疾病的易感性。神经精神疾病中，拷贝数变异也与孤独症、精神分裂症以及散发智力迟滞和学习障碍相关。最近精神疾病研究领域引起关注的一个热点 CNV 是 Weiss，Marshall，Kumar 等发现人类染色体 16 号短臂 16p11.2 区域的 CNVs。该 CNV 与孤独症障碍综合征、精神分裂症和智力迟滞等多种精神疾病相关联（Kumar，2008；Marshall，2008；Weiss，2008）。该区域拷贝数的缺少可增加孤独症障碍综合征发病风险 100倍，重现率和遗传性在所有已发现 CNV 中占首位，发生率列居第 2（1%）。该区域拷贝数的增加也与孤独症障碍综合症发病相关，但缺失的相关程度和外显性更高（Weiss，2008；Bridget，2010）。更值得关注的是，有报道显示该区域的拷贝数增加与精神分裂症相关（Shane，2009）；还有报道该区域的拷贝数的缺少与智力迟滞相关（Bijlsma，2009）；甚至在对照组正常人群中也发现了低频率16p11.2 拷贝数缺失的发生（Weiss，2008；Bijlsma，2009）。16p11.2 区域长约 600kb，包括 25 个基因和两端高度一致的约 147kb 的低拷贝重复（LCR，包括至少 3 个基因）。其中包含多个很可能与精神疾病易感性相关的基因，例如，生物信息学分析提示其中 12 个基因很可能定位在同一个通路网络中，DOC2A、MAPK3 和 ALDOA 基因涉及的信号通路中有与孤独症障碍综合征发病相关的突触后密度蛋白基因，MAZ 涉及 GABA 和 5-羟色胺信号通路，SEZ6L2 与癫痫发作有关，HIRPIP3 与DiGeorge 综合征和发育迟滞有关等（Kumar，2008）。基因突变研究也发现了该拷贝数变异的区域有基因存在罕见遗传变异（例如，在 SEZ6L2 基因的启动子区域和部分外显子区域）。但近期也有研究显示，一项在 8 类常见疾病中例如类风湿关节炎（rheumatoid arthritis）的 CNV 全基因组关联分析（genome-wide association study of CNV）没有发现绝大多数 CNV 与复杂疾病相关性的证据。

CNV 致病的机制可能是缺失或重复的基因导致了表达产物剂量变化，尤其是对于剂量敏感基因，CNV 会使其表达产物的量高于或低于非致病范围，进而诱发疾病或产生疾病易感性。也可能是因为基因间调控区域的缺失间接影响了基因的表达调控或基因通路间的作用，从而参与调节疾病的发病时间、病程和易感性。CNV 致病的另一种可能是由于单侧染色体拷贝数缺失造成的对侧原本不致病的隐性或突变基因凸显为致病基因，通常可以运用测序方法找到对侧染色体的突变基因。

在多数 CNV 中，基因获得功能（gain of function）比失去功能（loss of function）的多，这表明在进化上 CNV 被正向选择，对生物进化或生理功能有益。例如，在快速生长的大肠埃希菌（Escherichia coli）细胞内发现，DNA 复制起点附近的基因比复制终点的基因拷贝数高 4 倍，说明低等生物通过瞬时改变基因拷贝数来增加该基因编码的蛋白，达到某种生理目的；又如，人类唾液淀粉酶基因（salivary amylase gene，AMY1）在黑猩猩中有 2 个双倍体拷贝，人类平均有 6 个拷贝，甚至有高达 15 个拷贝，这显示了人类对高淀粉含量的饮食消化能力的适应性进化；再如，染色体倒位可以减少倒位区域中的基因重组，因而可以使倒位区域的基因作为一个超基因进行整体遗传。如果一种多态性状由若干连锁的基因所控制,那么这几个基因构成一个超基因时就有利于多态的保持。通过功能分类分析和基因组基因平均分布情况比较发现,与免疫防御、感官知觉、细胞黏附和信号传导相关的基因显得特别易于缺失,而编码核酸结合蛋白和核酸代谢相关的基因缺失却很少见。研究显示 CNV 与 SNP 相似,不同群体其频率和拷贝数存在差异,提示 CNV 与 SNP 可能有共同的进化历史,检测与其连锁的 SNP,将能有效地预测 CNV。因此,通过大规模的群体研究,寻找常见的 CNV 多态性,研究这些 CNV 多态性在基因组的分布特征,并推断出检测这些常见 CNV 多态性的 SNP 集合,将有可能降低大片段 DNA 拷贝数多态性的检测费用。

第四节 遗传多态性在疾病中的研究与分析方法

群体遗传学研究发现,基因多态性在人群中的等位基因频率和基因型频率分布符合 Hardy-Wenberg 平衡原理,即在一个无限大的群体中随机婚配,没有重组、突变、选择、种群混合或迁移、遗传漂变和始祖效应(founder effect)时,群体内一个位点上的基因型频率和基因频率将代代保持不变,处于遗传平衡状态。由于位于同一染色体上两个基因位点(如致病基因与标记基因)在减数分裂的过程中会发生交换与重组,染色体上的两个位点间距离越远,发生重组的概率就越大,两个位点在一起传给后代的机会就越少,即连锁程度弱,反之紧密连锁的两个位点一起传递到子代基因组的概率大,这样由标记位点与疾病位点间的重组率可估算出两者间的距离以及连锁程度,达到基因定位的目的。在遗传多态性和疾病研究中广泛使用的连锁分析和关联分析就是基于这一原理,并被运用于基因图谱构建、定位克隆以及流行病学分析。

连锁分析(linkage analysis)检测在一个家系中等位基因与疾病的传递是否相关,利用统计学指标连锁优势对数分数(logarithm of odds, LOD score)判定两位点是否连锁,计算遗传标记是否与疾病产生共分离,从而确定致病基因在染色体上的大致位置。由于连锁分析的样本通常只有在世的几代人中,位点之间重组机会较少。因此,鉴定得到的疾病相关基因的染色体区域往往很大,在染色体上的定位通常是厘摩尔根 cM(centi-Morgen, cM)级别。cM 是指在减数分裂中两个位点之间进行交换重组的概率,1% 的重组率称为 1cM,一般包括百万个碱基对上千个基因。例如,在多发家系中,采用 RFLP、微卫星或 SNP 分子标记进行全基因组扫描,计算每个位点的 Lod 值,通过最大连锁优势对数分数(maximized LOD score, MLS)和 cM 作图来寻找和疾病连锁的位点。通常,LOD 值>1 表明支持连锁,>3 表明有显著连锁,<−2 否定连锁。LOD 值>3 意味着在一个家系中两个位点不连锁的概率<1/1 000。LOD 值可以从各种标准家系和重组率构成的数据表上查到。

连锁分析有参数型(parametric linkage analysis)和非参数型 considered evidence for linkage(non parametric association)两种亚类,参数型适合对符合孟德尔遗传的单基因病进行分析,可以用 LINKAGE 软件,非参数型适用于多基因,可以用 GENEHUNTER,Mapmarker,基因组表达系列分析(statistic analysis of genome epidemiology, SAGE),受累谱系成员(affected pedigree member, APM),Allegro ,SLINK,MLINK 等软件。LINKAGE 适用于大家系,其中每个个体只用少量遗传标记的分析。GENEHUNTER 则用于小家系,其中每个个体需用大量的遗传标记进行分析,并且还给出上述的非参数分析。构造遗传图可用 CRIMAP 软件,两点连锁分析可用 linkage package、GENEHUNTER,多点连锁分析可用 GENEHUNTER、FASTLINK、allegrc,遗传异质性分析可用 HOMOG 等。

关联研究(association study)又叫连锁不平衡分析(linkage disequilibrium analysis),也称病例-对照研究,在无亲缘关系群体中比较标记位点(SNP 等)的等位基因频率在病例和对照组间是否存在显著差异,检测在一个群体中等位基因和疾病的存在与否相关,属于群体相关性分析。由于人口增加和世代传递中连锁的单倍型被重组不断打乱,遗传漂变和选择产生的不平衡在不连锁的基因座将很快消失,而紧密连锁基因座之间的连锁不平衡消失很慢,理论上在随机交配的群体中疾病相关位点范围会被缩小至很小的范围,即经许多代数传递后仍保留完好的疾病相关 DNA 变异及其周边片段,甚至有时只含有一个基因或基因片段,其中的等位基因非随机关联而组成单倍型就是连锁不平衡。因此,关联研究是以群体历史上的重组为基础,在大量家系中进行的大规模连锁分析,连锁不平衡可以被认为是对连锁分析的补充,更适合在未知连锁的条件下对致病基因位点进行精细定位,更易找到多基因遗传模式的微效基因,以及在人群中患病率低,且不易获得众多家系研究对象的疾病。

关联分析(连锁不平衡分析)用连锁不平衡系数(coefficient of linkage disequilibrium, D')和 R Square(r^2)检测位点间的重组,用统计学 P 值计算等位基因频率在病例和对照组间差异的显著性,一般 $p < 0.05$ 表明位点与疾病有相关性。因此,除了连锁分析使用的 LOD 值(LOD score),还可以用 D' 和 R Square 进行连锁不平衡分析(linkage disequilibrium, LD)。

关联分析分为无亲缘群体关联分析(population-based association study)和家系内关联分析(family-based association study),后者包括对隐性遗传模式非常有效的传递不平衡(transmission disequilibrium test, TDT)、患者家系对照者分析(affected family-based controls, AFBAC),以及单倍型相对风险率分析(haplotype relative risk, HRR)等。找到与疾病关联的标记位点后,标记位点可能本身即致病位点,也有可能致病位点与标记位点紧密连锁。相关分析为非参数性分析,不需设定遗传方式,并且检出力高于连锁分析,在多基因疾病中,不仅可检出主效基因,而且可检出相对风险率<5%的次效基因,这正是同一位点相关分析阳性而连锁分析阴性的原因之一。

大量研究数据显示,连锁分析和关联分析的结果在不同样本中重复性不佳。原因大致包括以下几点:首先由于诊断标准不同,研究者的临床技能、疾病异质性等造成不同研究中取样的差异,例如多数神经精神疾病都有较高的遗传异质性,不同的患者往往有不同程度和症状的临床表现,迄今为止对精神疾病的临床定义仍可能是多种亚型疾病的组合。例如,精神分裂症可分为意识障碍、双向型人格障碍倾向等亚型。孤独症谱系障碍也包括自闭障碍即"典型的"孤独症、Asperger 综合征、非特异性广泛性发育障碍(pervasive developmental disorder not otherwise specified, PDD-NOS)以及罕见综合征(脆性 X 染色体综合征和 Rett 综合征等),约75%的孤独症谱系障碍患者伴有不同程度的智力障碍,20%的患者伴有癫痫发作及其他精神疾病,10%患有 X 染色体脆性综合征和结节性硬化症、混淆孤独症(strict autism)和孤独症谱系障碍(autism spectrum disorders)的样本,分析结果大相径庭,并且在不同样本中还存在外显不全、发病早晚不同、对照群体内可存在尚未发病的个体等影响检出率的因素。其次,不同人群的遗传背景和环境。例如,种族、地域、年龄构成、性别比例造成了等位基因频率差异,称为群体分层(population stratification)。对于有分层的样本,阳性结果只反映了两组人群间历史演化、种族等位特异性,人口迁移、性别年龄等方面的差异而已。除此之外,还有方法学上的问题。例如,样本量之间的差异会造成对阳性位点检测的力度(power)不同,病例中的携带者人数不足甚至仅几个,得出的阳性结果就很难在另一个群体中重复,或者病例-对照不匹配。例如,在研究孤独症谱系障碍的病因时病例-样本是孤独症谱系障碍中同时患有脆性 X 染色体综合征的患者,对照应该收集患脆性 X 染色体综合征但无孤独症症状的人群,而非普通意义上的健康人群。对于全基因组范围的连锁分析和关联分析(下文将详细介绍),由于位点数巨大,会产生假阳性结果,必须对结果进行多重修正(multiple correction),修正后根据不同位点数目一般连锁分析的线位体定位信号(MLS)要达到 3.65,关联分析 $P < 2.5 \times 10^{-7}$ 才显著。

如何提高连锁分析和关联分析的结果在不同样本中重复性?首先可以进行以家系为基础的关联研究,并对家系样本增加患者父母未传递的等位片段作匹配比较。例如,连锁不平衡测验(TDT)观察双亲(至少一个是杂合子)将标记位点等位基因传递给患者的频率。其优点是可完全消除群体分层引起的假阳性,还可用于分析父母在基因传递上的差异。但 TDT 分析也有缺点,例如样本获取困难,中老年发病患者中的双亲多已亡故,同时由于对遗传标记的杂合度要求较高,双亲必须至少一个是杂合子才能进行 TDT 分析。其次,对大规模关联分析的候选基因做预筛选,选择原则是离染色体不稳定区域近(例如,有造成罕见病例的染色体结构变化或单基因突),或者离连锁分析阳性区域近,又或者是已知疾病通路上的相关基因,或者选择位于罕见病例相关的 CNV 中的基因(下文将详细介绍)。同时,对于阳性结果在更大规模样本中进行重复,由于确认偏差(ascertainment bias)的存在,通常重复样本必须比发现样本大 5～6 倍才可能得到阳性结果。或者也可用采用连锁与关联分析结合的两步法,即先得到阳性的连锁结果后在同样的群体中对这些位点进行关联分析。另一个方法是运用内表型(endophenotype)将复杂疾病中混杂的表型进行分类,降低疾病异质性,从而增加关联分析检出率。内表型是一种与疾病相关的可测量可遗传可与位点共分离的病理生理性状,将异质性疾病分成亚组或直接研究中间性状的相关位点。例如,与神经精神疾病相关的内表型可以采用语言障碍(说第一个词的年龄)、社会交流障碍、癫痫发作与否、血液中生化因子测量和脑影像学测量等可测量的性状对疾病分类进行研究。近期也有大量研究用基因表达量作为更客观准确的内表型,将复杂疾病的异质性化解为基因和通路中产物表达量的改变。此外,还有一系列的统计学方法可以针对不同的情况增强检出率和重复性,例如用于两个不连锁位点之间相互作用的上位性(epistasis)分析方法,可用 PLINK(http://pngu. mgh. harvard. edu/~ purcell/plink/)、Randompat 和 Multifactor Dimensionality Reduction(MDR)等软件,对于基因分型位点数稀疏的情况,可用 imputation 的方法随机模拟预测旁侧位点,多个等位基因的分析可采用 Logistic 回归分析等。

第五节　遗传多态性在全基因组和疾病研究中的应用

遗传多态性在人类遗传疾病中应用最广泛的是作为分子生物学标记用于基因组图谱的构建,疾病的病例-对照研究和致病基因的定位。人类基因组计划(Human Genome Project,HGP)/国际人类基因组单体型图计划(The International HapMap Project)/千人基因组计划(1 000 Genomes Project)和人类基因组 DNA 元件百科全书计划(The Encyclopedia of DNA Elements,ENCODE)对大量个体进行全基因组的序列测定,发现了大量新的 SNP 和 CNV 位点,并对多态性位点相关的功能性调控原件进行系统分析。以下介绍与 SNP、CNV 等遗传多态性相关的近期研究热点和疾病相关应用。

一、人类基因组计划

人类基因组计划是 1990 年美国能源部与国立卫生研究院(NIH)共同启动非盈利性的科研项目。英法德日和我国相继加入,共同参与了这一与曼哈顿原子弹计划和阿波罗计划并称为三大科学计划的宏大科研项目。中国 HGP 于 1994 年启动,1998～1999 年分别在上海和北京成立了南方、北方基因组中心,1999 年 7 月在国际人类基因组注册,成为参加这项研究计划的唯一的发展中国家,并完成人类 3 号染色体短臂上一个约 30Mb 区域的测序任务,占人类整个基因组的 1%。与此同时,1998 年世界最大的测序仪生产商美国 PE Biosystems 公司成立了 Celera 公司,用 300 台毛细管自动测序仪(ABI 3700)和全球第三的超大型计算机进行了商业化的基因组测序。2000 年 6 月 26 日人类基因组工作草图完成。2001 年 2 月 12 日人类基因组精细图谱及其初步分析结果完成。2001 年 2 月 12 日美国 Celera 公司与人类基因组计划分别在 Science 和 Nature 杂志上公布了人类基因组精细图谱及其初步分析结果。其中政府资助的人类基因组计划采取基因图策略,而 Celera

公司采取了鸟枪策略霰弹枪测序法,两者的结果相似。2003 年人类基因组计划终于完成了人类基因组 DNA 图的绘制,花费了 4.37 亿美元和 13 年时间,包含 30 亿个碱基对 4 万个基因(这个数目现在已由 ENCODE project 改写,详见后文介绍)的测序和染色体定位。信息更新较全面的人类基因组和多态性公用数据库是 NCBI database(www. ncbi. nlm. nih. gov),UCSC genome browser (http://genome. ucsc. edu/cgi-bin/hgGateway)以及欧洲分子生物学实验室 EMBL 数据库(The EMBL Nucleotide Sequence Database,www. ebi. ac. uk/embl/)。

人类基因组计划的主要是对人类的 DNA 测序,包括遗传、物理、序列和基因 4 张谱图。使用的技术主要有基因组 DNA 和 cDNA 文库,YAC 库的筛选克隆和重叠群、杂交细胞或特异细胞系、CEPH 家系基因组(80 个 3 代多个体家系)、DNA 探针、微卫星标记(遗传图)的构建、生物信息分析、大规模 Sanger 法 DNA 测序技术等。人类基因组计划包括对 5 种模式生物:大肠埃希菌、酵母、线虫、果蝇和小鼠的基因组的测序和作图。水稻也是中国人类基因组计划中的一项。此外,还有包括对测序技术、人类基因组序列变异、功能基因组技术、比较基因组学、法律和伦理研究、生物信息学和计算生物学等的研究,目的在于解码生命、了解生命的起源、了解生命体生长发育的规律、认识种属之间和个体之间存在差异的起因、认识疾病产生的机制以及长寿与衰老等生命现象,为疾病的诊治提供科学依据。

遗传图谱(genetic map)又称连锁图谱(linkage map),是以遗传多态性作为标记,以遗传学距离为图距的基因组图。第 1 代标记包括 ABO 血型位点、HLA 位点、限制性片段长度多态性(RFLP),第 2 代标记包括小卫星中心(mini satellite core)即可变串联重复 VNTR(variable number of tandem repeats)和微卫星标记系统(microsatellite marker),第 3 代标记即双等位型标记 SNP(single nucleotide polymorphism)及其组成的单倍型,每一核苷酸突变率约为 10^{-9}。遗传标记的密度增加为绘制遗传图谱、基因识别和定位创造了条件,也使连锁分析的分辨率进一步增加,关联分析的功能性 SNP 和单倍型信息更准确。

物理图谱(physical map)是指基因排列和间距信息,即把全基因组所有基因的遗传信息及其在每条染色体上的相对位置线性而系统地排列出来。物理图谱绘制是 DNA 测序的基础,其基本原理是把基因组 DNA 先"敲碎再拼接",通常采用标记片段的完全以及部分酶解,进行电泳分离、放射自显影和片段比较叠连。完整的物理图谱是由不同载体[包括酵母人工染色体 YAC,细菌人工染色体 BAC,噬菌体人工染色体 PAC 或黏粒(cosmid)库等]人基因组 DNA 克隆片段重叠群图,大片段限制性内切酶切点图,DNA 探针序列标签位点(sequence tags site,STS)路标图,基因组广泛存在的特征型序列(如 CpG 序列、Alu 序列,等容线等)标记图,人类基因组的细胞遗传学图(即染色体的区、带、亚带,或以染色体长度的百分率定标记)为基础,以 Mb、kb、bp 为图距,把克隆片段连接成相互重叠的片段重叠群(contig),最终在分子水平上进行统一。1998 年完成了具有 52 000 个 STS 覆盖人类基因组大部分区域的连续克隆系的物理图谱。

序列图谱是在遗传图谱和物理图谱的基础上对基因组的测序分析,包括 DNA 片段化和碱基分析蛋白质编码,HGP 采用对连续克隆系中排定的 BAC 克隆逐个进行亚克隆测序并进行组装,Celera 公司采取全基因组鸟枪法,将基因组分解成小片段随机测序,利用超级计算机和图谱信息进行组装。

基因图谱是在序列图谱基础上绘制基因结构、位置、功能及表达模式等信息的图谱。主要方法是将基因表达产物 mRNA 反转录成 cDNA 或含部分 cDNA 片段的表达序列标签 EST(expression sequence tag),将其作为探针杂交鉴定染色体位置。2000 年,EMBL 数据库(The EMBL Nucleotide Sequence Database,www. ebi. ac. uk/embl/)中 EST 数量已有 4 229 786 条。基因图谱对不同基因在不同发育时相不同细胞组织不同控制条件下的表达进行了时空动态扫描。

人类基因组计划也发现了染色体缺失综合征和 CNV,包括在 22 号染色体缺失综合征(也叫

DiGeorge/velocardiofacial 综合征）和 7 号染色体的 Williams-Beuren 综合征重现 CNV（recurrent CNV）。

HGP 还利用 DNA 多态性在患病家族连锁不平衡分析中进行疾病基因定位克隆。以往的疾病基因研究往往采用正向遗传学思路，即从功能到表位到蛋白质到基因，在遗传图谱和物理图谱的信息使疾病基因的定位克隆和鉴定转向反求遗传学的新思路，在不知道该基因的生物学功能的情况下，从基因定位到功能研究。HGP 初步确定了 30 多种致病基因，包括亨廷顿舞蹈症、结肠癌和乳腺癌等多种单基因遗传病，为这些疾病的基因诊断和基因治疗奠定了基础。

二、国际人类基因组单体型图计划

国际人类基因组单体型图计划（The International HapMap Project）是继 HGP 后遗传多态性应用研究领域的又一个重大研究计划。HapMap 计划于 2002 年由美加中日英尼日利亚等国研究机构发起。2003 年中国 HapMap 由中科院北京基因组所牵头，承担 3 号、21 号和 8 号染色体短臂单体型图的构建，约占总计划的 10%。HapMap 计划共取样 270 个正常个体，其中欧洲 30 个三联家系；亚洲 45 个中国人，45 个日本人，非洲 30 个三联家系。至 2005 年 10 月 26 日，HapMap 一期完成，共成功分型 110 多万个多态性位点，其中包括 11 500 个错义 cSNPs，全基因组平均 3 kb 一个 SNP 位点，构建了人类基因组单体型图和一个比 HGP 更精细的遗传图谱。HapMap 二期于 2007 年 10 月 18 日完成，进一步扩大 SNP 分型密度，达到平均不到 1kb 一个 SNP，发现了超过 1 000 万的人类基因组的 SNPs，完成了约 310 万 SNPs（频率不小于 5%）的分型，占预测的遗传变异的 25%～35%。2008 年，HapMap 三期公布，在一期和二期的基础上，将样本数大大提高到 1 301 个，其中包含了前两期的 270 个人，覆盖了全球 11 个人种，还对人类基因组 10 个 100 kb 的区域进行了直接测序。不同于传统的 DNA 芯片技术，直接测序除了对常见变异进行分型，还发现了大量的罕见变异（发生率低于 1%）和只在单个个体中存在的 de novo 变异，且罕见变异在人群中呈现不均衡分布，说明共同的常见变异在进化上出现得更早。

HapMap 的构建分为 3 个步骤。首先在多个个体基因组中鉴定 SNPs，然后将相邻且共同遗传的 SNP 组合成单体型，一般约由 5 000～20 000 对碱基组成。最后在单体型中找出可以代表这些单体型的标签 SNP（Tag SNP，tSNP）（图 7 - 3）。利用 HapMap 的位点信息，可以构建不同人种在染色体特定区域的连锁不平衡图（Hapmap Linkage Disequilibrium Plot）（图 7 - 3）。所有的结果都公布于免费的单倍型块数据库（http://www.hapmap.org）供全球研究工作者共享。由 Broad Institute of MIT and Harvard 建立的 haploview database（www.broad.mit.edu/mpg/haploview）以及 Haploview 软件可以高速批量的寻找单倍型，常用的定义单倍型的算法有 Confidence Intervals，four Gamete Rule 和 Solid Spine of LD。

HapMap 图谱提供了许多 HGP 不能提供的新信息。例如，重组率提示基因组的进化痕，连锁不平衡显示基因组版块连锁结构，种群差异 FST 显示种群间基因组结构差异，SNP 的杂合度提示受选择的区域和区域内的基因，SNP 两边延伸的单倍型连锁情况提示进化上远古和现代的选择和传递事件，折射出人类进化和历史上的迁徙、战争、灾难和繁盛等各种对基因组遗传多态性产生影响的事件，为群体进化遗传学的研究提供数据。并且高密度且分布均匀的 SNP 位点，弥补了前几代遗传多态性标记在基因组上分布不够均匀及密度不够高的缺点，为遗传性疾病致病基因在基因组上的精细定位和为全基因组相关性分析（GWAS）提供了可能，同时，一旦在某个群体中某个单倍型被确定，其本身也可作为分子标记用于遗传变异进行病例-对照分析。此外，SNP 在细胞特异性和功能元件的分布，提供了基因的不同元件序列调控蛋白表达和影响个体表型的依据。在疾病研究中，不同人群中 SNP 和单倍型的差异可以解释人群间某些疾病易感性的差异。在不同人种中预测常见和致病 SNP 或单倍型，为不同群体致病基因的确定、早期诊断、药物基因组学、个性化治疗

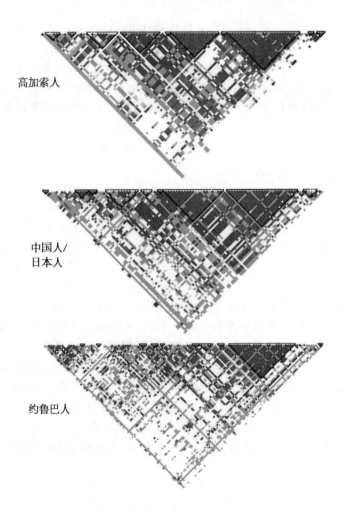

高加索人

中国人/
日本人

约鲁巴人

图 7 - 3 欧亚非三个人种在染色体 8p23.1 上约 100 kb 区域的连锁不平衡图
(Hapmap Linkage Disequilibrium Plot)(http://www.hapmap.org)

提供完整精炼的人类基因组信息和有效的研究工具,大大加速了人类遗传学和药物基因组学的
研究。

三、全基因组关联分析(GWAS)

随着国际人类基因组计划(HGP)及其人类基因组单倍型计划(HapMap)的完成,以及基于基
因芯片的高通量基因分型和基因表达测定方法的发展,GWAS 应运而出,一改过去零打碎敲、盲人
摸象的分析策略和结果难以重复的局面,从基因组层面上系统研究遗传与环境因素对疾病的作用,
成为目前所有各种病因学研究方法中最有力的工具。

GWAS 是基于大规模人群队列研究,结合了分子遗传学和人群临床流行病学两个领域的优势,
通过比较病例-对照人群的全基因组位点扫描信息,再整合序列数据、基因时空表达、家系及种群临
床数据、发现基因序列变化、遗传多态性、基因间关系、基因和环境因素之间的相互作用对疾病的贡
献。2005 年首例 GWAS 研究对年龄相关的黄斑退行性疾病(age-related macular degeneration,
ARMD)进行了研究,随后 GWAS 被陆续应用于糖尿病、高血压与肥胖、心脑血管病、神经精神疾病
(如阿尔兹海默症、精神分裂症和孤独症)、自身免疫性疾病(如系统性红斑狼疮)和各种癌症(如乳

腺癌和前列腺癌)等多种常见复杂疾病研究,并发现了一批重要的遗传易感基因和位点。

例如,早发型阿尔兹海默症(early-on-set AD)由于家系单基因遗传方式,其遗传致病基因 APP、PSEN1、PSEN2 等与载脂蛋白代谢通路的基因已被发现并广泛研究,但相关迟发型阿尔兹海默症(late-on-set AD,LOAD)是多基因散发型疾病,其致病基因难以确定,APOE4 被报道与 LOAD 有关,但也只能解释一部分的 LOAD。GWAS 对 LOAD 致病基因的发现起了推动作用,发现了 CLU、CR1、BIN1、PICALM、NOTCH3 和 SORL1 等新的致病基因。在抗丙型肝炎(hepatitis C)病毒药物反应个体差异的 GWAS 研究中发现编码干扰素(interferon λ3)蛋白的 IL-28B 基因附近的 SNP 基因频率在两种不同的联合用药中出现显著差异,一种联合用药是聚乙二醇化的干扰素 α-2a(pegylated interferon-alpha-2a)与利巴韦林(ribavirin)结合,另一种是聚乙二醇化的干扰素 2b 与利巴韦林结合。并且在随后跟进的研究中发现该位点与自身丙型肝炎病毒清除相关,验证了 GWAS 的位点筛选。但并不是所有的 GWAS 结果重复性都很好,例如在孤独症研究中,对染色体 16p11.2 区域 CNV 研究的同时,也有研究利用全基因组关联分析寻找 16p11.2 区域中与上述精神疾病关联的常见遗传变异,但也收获甚微,其中由传递不平衡分析(transmission disequilibrium test, TDT)发现跨膜基因 C16orf 基因和 54 喹啉酸磷酸核糖基转移酶 QPRT 基因下游的 rs7193756 位点与疾病显著相关,但经过多重修正(mutiple comparison)后显著性消失。但是随后却发现该区域 SNP rs4583255 与精神分裂症有关,并且全基因组范围对孤独症致病基因的 GWAS 扫描,各个独立实验结果的重复性也不理想。2009~2010 年有 3 个最大规模的孤独症 GWAS 研究,分别发现 5 号染色体短臂 14.1 区域的钙黏素(cadherin)基因 CDH9 和 CDH10 之间的位点 rs4307059,以及 5 号染色体短臂 15 区域的信号素轴突导向因子(semaphorin)5A 基因 SEMA5A,还有 20 号染色体短臂 12.1 区域 MACRO domain containing 2 基因(MACROD2)的 rs4141463 位点在多重修正后与孤独症相关,3 个研究的结果都不相同,并且只有钙黏素(cadherin)基因 CDH9 和 CDH10 之间的位点 rs4307059 在跟进的研究中被重复,并且发现该位点位于 5p14.1 区域一个基因稀少的区域,位于一个 3.9 kb 非编码 RNA 序列内,由膜突蛋白(moesin)假基因(moesin pseudogene 1, MSNP1)反义链编码。T 等位基因与 MSNP1 的高表达显著相关。MSNP1 基因与位于 X 染色体的 moesin 基因 MSN 同源度高达 94%,MSN 基因与人类早期神经发育和神经投射相关,并且 MSNP1 反义链的非编码 RNA 能够与 MSN 蛋白结合,MSNP1 的表达量在孤独症患者尸检的小脑皮质比正常人表达高 12.7 倍。类似地在精神分裂症的 GWAS 研究中对疾病基因的结果指向性也不明确(图 7-4)。

由此可见,GWAS 的优势在于从全基因组层面上以非假设驱动进行无偏倚关联分析,但其也有缺陷,例如由于数百万记的多态性位点被同时计入分析,每个位点都被认为是一次独立的计算比较,所以必须对显著性值进行多重修正(multiple correction),以避免由于位点数巨大产生的假阳性。修正后根据不同位点数目,一般全基因组连锁分析的 MLS 要达到 3.65,全基因组关联分析 $P<2.5×10^{-7}$ 才显著。但有的情况下,过于严格的多重修正(例如,Bonferroni correction)也会将真正的阳性位点删除,产生假阴性结果。并且将不同人种样本混合分析,由于种群产生的结构分层和多态性频率差异也会对结果造成巨大差异。再者,基于不同基于分型平台产生的结果 call rate,SNP 覆盖度都会有所不同,不同数据的整合需要有合理的标准。所以人群和遗传标记的选择、数学模型的建立、统计方法的改进等方面都将对结果产生影响。

四、下一代测序\重测序(resequencing)与千人基因组计划

在完成第一个人类基因组测序(HGP)后,随着测序技术的迅速发展,高通量且低价格的测序技术为多个体大规模的进行基因组重测序(resequencing)提供了条件。全基因组重测序是指在人类基因组测序计划后,对已知基因组序列的物种(例如,人类基因组)进行不同个体的基因组测序,并在此基础上进行群体差异性分析,通过个体序列比对,还可以找到大量新的突变和 SNPs、InDels、

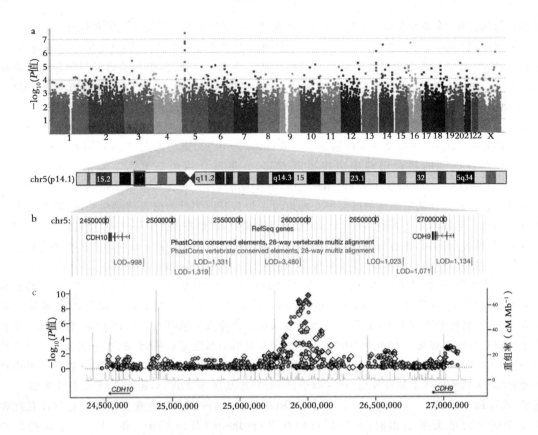

图 7-4　a. 染色体 5p14.1 的曼哈顿图(Manhattan plot)，AGRE 和 ACC 孤独症病例对照的关联分析结果显示了 SNPs 的显著性 P 值(包括值推算值 impute)。b. UCSC Genome Browser 显示的染色体 5p14.1 结构图。c. 各SNP 与 rs4307059 的连锁关系 Common genetic variants on 5p14.1 associate with autism spectrum disorders，Kai Wang，et. al.，*Nature*，2009，459，528-533

CNVs 等位点。各国研究者迅速对各人种的疾病家系进行基因组重测序和精细基因分型，包括各种常见的复杂遗传疾病(如高血压、糖尿病和精神分裂症等)的相关基因及肿瘤相关基因，以识别其变异序列，进而更好地了解人类的进化历史，也更有效地进行疾病预防治疗。

　　高通量测序技术也叫下一代测序(next generation sequencing)、第 2 代测序(second generation sequencing)或深度测序(deep sequencing)，是对传统一代测序的革命性改变，一次实验可以对一个物种的转录组和基因组的几十万到几百万条 DNA 分子进行序列测定。测序深度(sequencing depth)是指测序碱基总量(bp)与基因组(genome)大小的比值，它是评价测序量的指标之一。测序深度与基因组覆盖度呈正相关，与测序错误率或假阳性率呈负相关，换言之，深度测序会增加全基因组的覆盖率，降低测序错误率或假阳性率。重测序的个体一般当测序深度在(10~15)× 以上时，序列准确性可达 9 成以上。

　　最早的 DNA 测序是 1977 年 Frederick Sanger 发明的 Sanger 双脱氧链末端终止法和同年 Maxam 和 WalterGilbert 发明的同位素标记化学降解，由于是人工手动测序，往往一天只能测几十个碱基。1980 年代起人类进入自动测序的时代。应用双脱氧终止法原理，以荧光代替同位素，运用计算机图像识别，大大提高了测序速度。后来又在此基础上改进为毛细管阵列电泳测序仪系列(series capillary array electrophoresis sequencing machines)，即第 1 代测序技术。Applied BioSystem (ABI)公司推出的 3730 xl DNA 测序仪(3730 xl DNA Analyzer)是一代测序的代表。

2007 年,罗氏(Roche)公司收购 2005 年 454 Life Sciences 公司的 454 FLX 焦磷酸测序平台 (454 FLX pyrosequencing platform)改进为 Roche 454 测序仪(Roche GS FLX sequencer),开启了第 2 代测序技术的先河。与此同时,2006 年美国 Illumina 公司收购了 Solexa 公司推出了 Genome Analyzer platform,2007 年 ABI 公司推出了 SOLiD sequencer。这 3 个测序平台即为目前高通量测序平台的代表。相对于传统测序的 96 道毛细管测序,高通量测序一次可读取 1~14G 的碱基数,将测序单个人类基因组从 4.73 亿美元历时 13 年骤然下降到 10 万美元以下 1 周左右时间(图 7-5)。

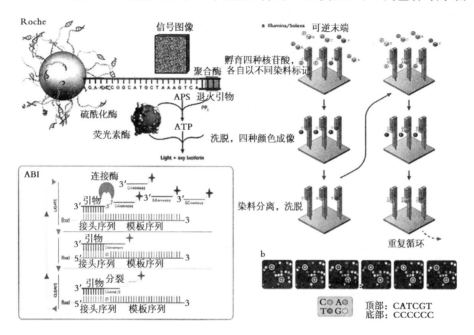

图 7-5 Roche,Illumina 和 ABI 三大第 2 代测序平台的原理和工作流程示意图。Sequencing technologies — the next generation,Michael L,et al.,Nature Reviews Genetics,2010,11,31-46.

Roche GS FLX System 测序原理是依靠生物发光,在 DNA 聚合酶、ATP 硫酸化酶、荧光素酶和双磷酸酶的共同作用下,将引物上一个 dNTP 的聚合与 Pico Titer Plate(PTP)一次焦磷酸氧化成氧化荧光素释放荧光信号偶联起来的焦磷酸测序,无须荧光标记引物或核酸探针和电泳,其测序长度为 450 bp,是目前 2 代测序平台中最长的。Illumina Solexa 的测序原理将 Genomic DNA 随机打断成 100~200 bp 片段,加接头(index)后与含互补的序列的反应玻片(flow cell)连接,进行边合成边测序(sequencing by synthesis)的原位扩增,四色荧光信号被电荷耦合器件(charge-coupled Device,CCD)采集后快速扫描整个阵列,重复几十个循环即得到有关多少 bp 片段序列信息。对其进行改造后可以将对多个个体同时进行全基因组测序,即在 index 外另加上个体特征序列标签,虽然测序深度会降低,但对于选定疾病基因的定点测序,该改进方法被证明在多种神经精神疾病的多基因多样本测序中有效。ABI SOLiD 测序原理是采用乳液(emulsion)PCR 和磁珠富集技术制备单分子模板,以四色荧光标记寡核苷酸进行连续的连接反应,使用了双碱基编码技术(two-base encoding)降低测序错误率,进行随机片段文库和末端配对文库(supported oligo ligation detection)测序,一次即可获得 50GB 数据,是目前 2 代测序平台中数据量最大的,相当于 17 倍人类基因组覆盖度。

在疾病研究中,高通量 2 代测序技术是继高通量 SNP 芯片后的连锁分析关联分析的又一大利器。许多疾病相关的 InDels,CNV 就是借助了 2 代测序技术被发现的。例如,神经精神疾病中染色体 16p11.2 等区域。对疾病已知基因的重测序还可以发现新的低频突变,SNP、InDels 和 CNV,不仅增加了连锁分析关联分析,对于疾病基因的功能研究也有了新的突破口。例如,在孤独症致病基因研究中,NRXN-NLGN-SHANK 通路是被广泛研究的基因群,其中对 NRXN(Neurexin)基因家族的研究曾发现 NRXN1 信号肽位点多态与孤独症有关。最新的测序数据发现 NRXN2 c. 2733delT 移码突变造成的蛋白截断体和 NRXN3 的 14q24.3-31.1 染色体区域的从头微缺失(de novo microdeletion)也与孤独症有关。NLGN(neuroligins)3 的 R451C 错义突变,NLGN4 的 1186insT 移码突变造成的蛋白截断体与孤独症有关。测序发现 SHANK3 的 CNV 与孤独症中 22q11.2 缺失综合征,也叫 DiGeorge 综合征,与 velo-cardio-facial 综合征相关,最近又有报道 SHANK1 的 63.8 kb 半合子微缺失(hemizygous micro deletion)和 63.4kb 自发微缺失(de novo micro deletion)与高加索人男性孤独症相关。SHANK2 基因中也发现了与孤独症相关的低频自发错义突变和遗传多态性。

除了重测序、遗传多态性的鉴定和疾病关联分析,高通量测序还被运用于全基因组 mRNA 表达谱、microRNA 表达谱、ChIP-chip 以及 DNA 甲基化等方面的测序。但是高通量测序也有局限性,读取长度一般只有 25 bp 左右,最长的 Roche 454 测序仪也只有 450 bp,所以对未知基因组进行从头测序(novo sequencing)仍需要读长 850 bp 的传统测序进行拼接。

最近第 3 代测序(third generation sequencing)或下下一代(next next generation sequencing)测序,也叫直接测序或单分子测序,正在进一步加速人类基因组的测序步伐。2006 年,Oxford Nanopore 公司研发了无须荧光标记和 CCD 照相机的价格低廉的纳米孔(nanopore)测序技术,DNA 随机打断成约 100 kb 片段与探针杂交后用离子电流驱动通过纳米孔(nanopore)阵列,对每个孔的电流独立测量实现单分子读取,在基因组上将杂交探针序列重叠连接,从而实现无须扩增 DNA 的单分子测序。2008 年,Helicos 公司推出了 HeliScope 测序仪,花费 4.8 万美元,1 个月内产生了数十亿条读长为 24~70 bp 的序列,基因组覆盖率 90%,覆盖度达 28 倍,鉴定出 280 万个 SNP 和 752 个 CNV。2009 年,Complete Genomics 公司预计实现 9 台仪器在 8 天内完成一个人类基因组测序,费用约 5 000 美元。同时,Pacific Biosciences 公司利用单分子技术边合成边测序,预计实现 3 分钟读完人类基因组。三代测序已被运用于酶动力学位点多态性和表观遗传学研究,人免疫缺陷病毒辅助受体嗜性(HIV-1 coreceptor tropism)检测。但 3 代测序仍有缺陷,例如基因组覆盖不完整、读长不足仍需补全 gap、多态性位点数据库不完整等。

基于高通量测序技术的不断革新,对多样本基因组的重测序变得可行。2008 年千人基因组计划(1 000 genome project)由中国深圳华大基因研究院、英国桑格研究所以及美国国立人类基因组研究所等共同启动。该计划包含东亚非欧美四洲 14 个人种 1 092 个个体的高通量基因组测序、基因多态性图谱,以及疾病基因定位研究。中国承担了近 1/4 的工作,进行了 8 个种族 272 个个体的全基因组测序,11 个种族 375 个个体的外显子测序,以及 InDels 和 CNV 的检测和分析。2010 年,千人基因组计划的研究成果发表,其数据信息免费公布于 www.1000genomes.org/ ,由全世界研究者共享,其细胞株和 DNA 资源库也可从美国 Coriell Institute 购买。该数据库采用全基因组测序,外显子目标序列捕获等技术构建了变异图谱,借助计算机模拟(imputation)和算法整合不同来源的数据,完成了高分辨率和高精度的人类基因组遗传变异整合图谱和单体型图谱。1 000GP 已经被运用于多种疾病的致病基因研究,例如乳腺癌和前列腺癌等,计算机模拟和样本量的增加使得基因多态性位点的预测准确度提高,大大增加了基因多态性位点数,使复杂遗传疾病的 GWAS 分析如虎添翼。

五、人类基因组 DNA 原件百科全书计划

2012 年 9 月 5 日,人类基因组 DNA 原件百科全书计划(The Encyclopedia of DNA Elements, ENCODE)研究结果公布。*Nature*、*Science*、*Cell*、*Genome Biology*、*Genome Research*、*BMC* genomics、JBC(Journal of biological chemistry)和 ENCODE minireviews 等顶级影响力杂志联合发表了 43 篇文章,报道其初步数据和分析结果。

ENCODE 协会是由国际人类基因组研究所(National Human Genome Research Institute, NHGRI)于 2003 年 9 月建立的一个国际合作研究组织,旨在建立蛋白和 RNA 水平上人类基因组各种功能性调控元件的一个系统性数据库。该数据库涵盖了包括转录因子结构域、染色质在转录因子区域的构象及其组蛋白修饰、基因间区域的分析、启动子区 RNA(转录因子结合)和染色质修饰(主要是组蛋白修饰)、NA 处理的表观遗传学调控(主要是组蛋白修饰)、非编码 RNA、调控元件和 DNA 甲基化的关系、增强子的发现、功能元件和基因间三维长程染色体成环(3C,5C)分析、调控元件网络的拓扑学、对遗传多态性功能的分析预测(regulom database)以及调控元件的印记效应在不同人种物种间的进化选择分析。

ENCODE 改变了人类基因组的传统面貌,将孤立的基因和大量垃圾 DNA 整合成一个由基因、非编码元件和调控元件交叠组成的复杂的网络系统,并且调控序列和非编码元件在整个基因组所占的比重远大于基因编码区域。此外,最初推测人类所拥有的基因大约有 10 万个,但 HGP 发现约只有 3 万个左右蛋白质编码基因。随着测序技术方法的发展,对基因组分析的误差也在逐渐缩小,总基因数缩水到了 24 500 个。ENCODE 将人类基因组中的蛋白质编码基因数目减少到了 20 500 个。这是由于 Broad 研究所的最新数据显示,Ensembl、RefSeq 和 Vega 数据库包括了许多开放阅读框(ORF)而非蛋白质编码区域。ENCODE 的另一项惊人发现是将众多遗传多态性与功能性调控元件的染色体定位功能相整合,将染色体松紧度、甲基化乙酰化水平、启动子增强子位置、各种转录因子结合位点等信息在 regulome database(http://www.regulomedb.org/)中整合,全貌展现了人类基因组的整体性、复杂性和精密性。

ENCODE 数据的公布也推动了系统生物学层面的疾病研究的进展。例如,Margit Burmeister 曾大胆推测多种神经精神疾病,如躁郁症(bipolar disorder)、智力迟滞、精神分裂症、抑郁症和焦虑症等在临床诊断上是相互部分重叠的,而这种界定的模糊导致了复杂疾病难以鉴定致病基因。ENCODE 的研究发现这些疾病之间的确有共同的转录因子,而癌症或自身免疫疾病等则共享另一套截然不同的转录因子,从系统生物学水平阐明了不同疾病之间的差异。也有研究发现从干细胞到终末分化细胞,其转录因子的种类和分布呈现下降,但两者的拓扑学结构却相似,同样的在不同进化阶段的物种也呈现了相似的转录因子拓扑学结构。对这些共有的转录因子区域内的遗传多态性的研究将大大提高疾病候选基因的发现率。也有研究通过脑表达的全基因组表达水平研究(例如,通过对一些公共数据库的分析,如 Allen Brain Atlas database,www.brain-map.org),发现常见和罕见 SNP 共同作用导致了诸如孤独症这类复杂遗传疾病,通过 weighted gene co-expression network analysis,(WGCNA)的数据分析,发现病例-对照中表达量显著不同的基因主要集中在三大基因群模块,而其中两个基因群位于同类神经细胞,由此发现了一系列新的孤独症致病基因,包括 SNAP91(也叫 AP180)、VSNL1(也叫 VILIP-1)、SYN1、STXBP1、FOXG1、LHX2、MKL2、CDH9 和原钙黏着蛋白(protocadherin)基因家族等。这些基因都与神经发育相关,相比起非假说驱动的 GWAS 研究,ENCODE 基于系统生物学层面的基因发掘更具生物学合理性,在这些基因内部和旁侧区域进行遗传多态性与疾病的关联分析,都将大大提高关联分析的阳性率和准确性。

第六节　常见疾病常见变异假说和常见疾病罕见变异假说

近年来,随着全基因组研究和测序技术的出现,对于神经精神疾病、自身免疫疾病、糖尿病和肥胖等复杂遗传疾病,形成了两种假说来解释其遗传机制以及作为实验设计的根据,即常见疾病常见变异假说(common disease common variant，CDCV)和常见疾病罕见变异假说(common disease rare variant hypothesis，CDRV)。

常见疾病常见变异模型(The common-variant model)是基于 1996 年提出的常见变异假说。该假说认为复杂遗传疾病作为一种常见疾病是由高频率但作用微弱的常见遗传变异(包括调控遗传变异等，等位基因频率>1%)的组合作用产生疾病易感性的。有些疾病易感性位点组合会增加疾病易感性，有些会降低疾病易感性，有些组合为点之间相互抵消综合效应接近中性，所以产生了复杂疾病的人群异质性。

由于这些变异在进化上接近中性，所以不会由于群体进化的负选择压力而从群体中快速消失。关于群体进化的数学模型表明，对于远古人类中常见疾病起作用的常见变异，在现代人类的基因组中仍然存在，所以可以推测这些古老的常见变异位点对现代常见疾病也有作用。例如，载脂蛋白 E 基因(apolipoprotein)的 E4 (APOE-4)位点对阿尔兹海默症有致病作用，跨膜传导调节蛋白 F508 位点缺失(transmembrane conductance regulator-F508 deletion (CFTR-F508Δ) allele)是囊性纤维化病的易感位点。补体因子 H 的 Y402H 位点(complement factor H，CFH -Y402H)对与年龄相关的黄斑退行性改变(age-related macular degeneration)有作用。由于某些疾病，例如孤独症患者的寻找配偶的概率和生育能力下降，所以这些疾病的候选基因应该有进化上的负选择压力，也有学说认为孤独症谱系障碍的群体中相关致病基因的负选择压力会变小。例如，孤独症谱系障碍的家系的亲属中会有亚孤独症状的个体；又如，孤独症相关候选基因与正常人群的社交表型也相关，所以孤独症的症状是正常人群行为谱系中极端的表型，是由多个常见遗传变异组成的综合致病效应造成的，但其中的单个遗传变异并不致病。

常见遗传变异导致孤独症的假说在全基因组关联分析研究中得到了部分验证。例如，在 5 号染色体短臂 14.1 区域的钙黏着蛋白(cadherin)基因 CDH9 和 CDH10 之间的位点 rs4307059，以及 5 号染色体短臂 15 区域的信号素 semaphorin 5A 基因 SEMA5A，还有 20 号染色体短臂 12.1 区域 MACRO domain containing 2 基因(MACROD2)的 rs4141463 位点在 GWAS 研究中被检测到与孤独症显著相关。但这些位点的效应量较小，并且还未找到改变这些基因及其产物的功能性位点。在基于家系的连锁和关联分析中发现了神经轴蛋白(neuraxin)超家系中的接触蛋白相关的蛋白样 2 基因(contactin-associated protein-like 2 基因，CNTNAP2)的常见遗传变异位点 rs7794745 与孤独症相关。但是由于其低外显性，全基因组关联分析在研究结果的重复性不佳，并且有理论认为，统计学上常见遗传变异和疾病关联的显著性在某种程度上是由于罕见遗传变异的综合效应导致的。

常见疾病罕见遗传变异模型(the rare-variant model)基于的假说认为，罕见低频遗传变异(群体频率<1%)(包括的高外显性才是产生疾病易感性的主要因素)。常见疾病罕见遗传变异模型认为疾病易感性是基于高外显性但低频率(群体频率<1%)的遗传变异。罕见点突变和染色体结构改变，包括大片段缺失重复、微缺失重复和拷贝数变异(频率 0.01%～1%)都是罕见变异。有的罕见遗传变异只在配子中作为新生突变出现(de novo)存在，尤其是对于那些影响生育力或寻求配偶概率的疾病，由于群体负选择压力，这些突变只在患病个体中或家系的几代人中存在，不能成为人群中常见的遗传变异。

已发现 15q11-13、2q37、22q11.2 以及 22q13.3 区域的拷贝数变异与孤独症障碍综合征相关，比如在 NRXN1、NLGN4X、APBA2、SYNGAP1、DLGAP2、SHANK2 和 SHANK3 等基因中对孤独症患者的进一步测序也发现这些基因里存在错义突变和无义突变，并且直接或间接地影响与神经发育、突触形成和功能的基因及其表达产物。22q11.2、1q21.1、15q13.3 和 15q11.2 区域的拷贝数变异与精神分裂症相关。

但是虽然罕见变异相对于常见变异具有高外显性，它只在少数患者的特定染色体区域中低频发生，只能解释精神疾病中很小一部分病因。例如，拷贝数变异(CNVs)在孤独症障碍综合征与精神分裂症患者染色体中分别只有 7％和 1％的出现频率,90％以上的散发患者的遗传学病因仍然是个未解之谜,且由于样本数量有限,产生阳性结果的关联分析中,往往病例组只有很少的人数。与孤独症相关的罕见拷贝数变异和点突变也有报道与智力发育迟滞以及精神分裂症相关,在对照人群中也有低频率出现。这些结果提示单一遗传变异必须和一些其他因素(包括常见遗传变异或环境因素)共同作用才能产生疾病易感性。

连锁分析适用于发现罕见遗传变异,关联分析适用于发现常见遗传变异,近期对两者的结合研究倾向于认为常见遗传变异和罕见遗传变异的共同作用导致常见复杂遗传疾病,诸如孤独症和精神分裂症等的易感性。例如,在染色体 16p11.2 区不仅发现了与精神疾病显著相关的 CNV,还发现了常见遗传变异位点 rs4583255。又如 Abelson 辅助整合位点 1(Abelson helper integration site 1,AHI1 基因)、CNTNAP2 也在连锁分析和关联分析中被多次发现与精神疾病相关。同时,也有假说认为复杂疾病是由于常见变异、罕见变异的多重打击造成的。例如,精神疾病和癌症有相似的多次突变理论(multiple hit theory),携带 16p12.1 区域缺失和另一个 CNV 的病人比携带单一缺失的病人智力发育迟滞更严重。在另一些孤独症患者中发现了在染色体不稳定区域 15q11 - q13 的 SHANK2 基因自发 CNV,伴随烟碱受体基因 CHRNA7 的遗传性重复 CNV 以及突触翻译抑制基因的缺失。

第七节 调控遗传变异和等位基因表达不平衡

在常见疾病、常见变异假说和常见疾病罕见变异假说的争论中,有一些学者发现一类遗传变异可以通过调控基因 mRNA 表达量来改变疾病的易感性,称之为调控遗传变异。mRNA 的表达量作为一种疾病内表型(endophenotype),能更客观精确地进行测量,从而给复杂遗传疾病的研究提供了一个新的视角。

调控遗传变异是影响基因表达的个体 DNA 序列的差异,也属于常见变异,多存在于基因启动子区域和剪切位点,通过改变 mRNA 转录、剪切和稳定性来调控基因表达水平,进而调节疾病的易感性和表型。例如,短型多巴胺 D_2 受体 mRNA 的表达下调与精神分裂症有关。导致淀粉样前体蛋白表达上调的启动子区变异,会增加阿尔兹海默症的发病风险。儿茶酚胺-O-甲基转移酶表达减少相关的单倍型,能通过调节突触外神经递质多巴胺的水平影响精神分裂症的发病。多数调控遗传变异位于基因外的近端,但也有报道有些顺式作用元件位于距离基因 10~1 000 kb 的远端,通过染色体高级结构的折叠或其他转录因子的辅助作用,调控该基因的表达水平。例如,人类乳糖酶(lactase)基因(LCT)的位点 C/T-13910 的 SNP 在该基因上游 13 kb 处,调控该基因表达乳糖酶,该位点在欧洲人中常见,为成人型乳糖酶缺乏症的保护型基因型。在亚洲人群中,该位点野生型频率高,所以亚洲人群中成人型乳糖酶缺乏症明显增多,食用乳制品乳糖代谢障碍。近期,ENCODE 计划的相关研究通过 Chromosome Conformation Capture (3C)、Chromosome Conformation Capture Carbon Copy (5C)等技术发现了大量远端调控遗传变异。

由于调控遗传变异多位于非编码区域,不改变氨基酸序列,所以在进化选择上是中性的,稳定存在于人类基因组中。近期,ENCODE 计划研究发现,人类基因组中位于蛋白质编码序列以外的变异比蛋白质编码序列内的变异多,并且基因表达量作为一种内表型,过高或过低表达对多种复杂遗传疾病起直接或间接作用。因此,这些非编码区域的调控遗传变异更可能成为调节复杂遗传疾病易感性和症状个体差异的重要因素。但与罕见遗传变异诸如改变蛋白结构的突变或基因大片段拷贝数变异,调控遗传变异的作用较小,只是改变基因表达的水平,并非完全敲除该基因,所以作为常见遗传变异的一种,调控遗传变异只是对疾病易感性产生影响,而非直接致病。

大规模测序技术发现了大量与复杂疾病相关的拷贝数变异和点突变,但全基因组测序或外显子测序无法确定调控遗传变异对表达量的作用。生物信息学手段基于基因组序列的预测影响mRNA 转录、剪切和稳定性的数据库也不够准确,全基因组关联分析通常也不能有效覆盖距离候选基因较远的位点,所以需要实验方式才能检测调控遗传变异。一般通过对基因表达量这种内表型的测量进行关联分析以判断调控遗传变异对表达量调控的显著性。但由于调控遗传变异对基因表达水平的影响作用较小,并且可能存在多个调控遗传变异共同调控一个基因的表达水平。特别是对于"大"的基因,不同的调控遗传变异可能位于不同的单倍型区域(haplotype block),所以单一位点与疾病的关联分析会掩盖有意义的位点作用。所以用 mRNA 表达水平作为一个疾病内表型,可以同时发现多个功能性位点,并将其组合作为更为合理和有效的疾病关联分析的遗传标记。同样,单一基因的单一调控遗传变异作用虽然小,但在同一个生物学通路中多个基因多个调控遗传变异的共同作用对疾病易感性会产生较大的作用。这些调控遗传变异组合将成为更为合理和有效的疾病关联分析的遗传标记。特别是对于基因高低表达的位点组合或单倍型组合对预测疾病易感型基因型或保护型基因型有重要意义。例如,对于表达某一生物学通路中限速酶的基因,携带其低表达和高表达的不同单倍型的人群,该酶对神经递质的降解作用不同,疾病易感型也由此不同。这可解释复杂疾病遗传学研究中的未知遗传因素(missing heritability)。

通常对 mRNA 表达量的测定可以用 Northern 印迹技术、PCR 以及芯片技术,但对于特殊组织如人类脑组织,这些检测手段就不够准确了。因为人类脑组织通常是尸检后得到的组织,样本质量会受很多非遗传因素的影响,诸如不同个体在遗传背景、生理状况、死亡原因、死后时间(postmortem interval,PMI)、用药史、样本准备、组织酸碱度(pH)等。这些外部因素都会造成样本间的巨大差异,使得特定基因 mRNA 定量检测得不到有意义的数据,样本间的表达量比较不能代表真正的遗传因素。高通量的芯片技术,例如表达芯片,也由于脑组织中混合了不同细胞类型而不够准确。例如,脑组织中胶质细胞的数量比神经元细胞数量多 10~20 倍。对于神经元特异表达的基因,比如 5-羟色胺相关基因只在中缝核的神经元表达,表达芯片无法准确测定基因表达,并且芯片对于极端高表达或极端低表达的基因,敏感性降低。

有研究发现,使用等位基因特异性的检测技术来测量等位基因表达不平衡(allelic expression imbalance,AEI)能有效排除外界因素对样本间表达量的干扰,尤其是对于人脑组织。选取成熟mRNA 序列中的 SNP 作为标记 SNP,在 cDNA 中扩增含有该位点的短片段,对该位点杂合的个体的两个等位基因分别定量检测。可以用实时定量 PCR 的方法、GC-clamp 的方法,也可以用引物延伸方法 SNaPShot 或直接测序。这些方法的准确性和重现性较好,通常在 20% 左右,因为该方法测定同一个体的转录本上的两个等位基因的表达差异,同一对等位基因都暴露在同样的外界因素中,其比值有效地排除了外界因素的影响,反映了遗传因素(例如,顺式作用元件等)在等位基因表达不平衡中的真实情况,完全排除了不同人的样本差异(诸如死亡后到组织分离的时间间隔,人脑 pH的差异、死亡原因、用药史等)对表达的影响,可以精确有效高重现性地测量 mRNA 表达水平,在样本之间有效地进行表达量比较。并且用同一个人基因组上该对等位基因作为内参修正因子,理论值为 1,可用来排除不同碱基荧光染料等产生的系统误差等。据统计约 1/3 的人类基因都存在高低表达的等位基因,其中约半数的基因都能被检测到 mRNA 等位基因表达不平衡,可见高通量的筛选等位基因表达不平衡位点是发现调控遗传变异的新颖精确且可行的方法。

当有等位基因表达不平衡的位点被发现后,检测到的 SNP 可能是致病的功能性 SNP(functional SNP,F-SNP),也可能是和功能性 SNP 紧密连锁的指示性 SNP(indicator SNP,I-SNP)。通过对该基因内部及其附近的 SNP 基因分型,可以找到调控该基因表达量的功能性调控遗传变异或与其紧密连锁的指示性 SNP。一个有效的方法是比较该 SNP 的杂合度与该基因 AEI 之间的关系。比如该 SNP 杂合的个体显示有 AEI 或该 SNP 纯合的个体显示没有 AEI,即统计学上相关度 κ

系数值高,则提示该 SNP 是该基因的功能性调控遗传变异或与其紧密连锁的指示性 SNP,且对于这些位点,该基因的表达量和位点的 AA、Aa、aa 基因型之间应该有线性关系。如果指示性 SNP 周围 SNP 位点密度较低,还可以通过推算(imputation)或片段重测序发现其代理 SNP(surrogate SNPs),多基因多位点的单倍型组合可能与表达量的改变更为显著。鉴定该位点为功能性调控遗传变异通常需要辅助细胞生物学或分子生物学实验手段。例如,体外检测等位基因对 mRNA 转录、剪切、稳定性的不同作用。

已有实验数据表明,显示测量基因的等位基因表达不平衡可有效预测疾病易感性,并且在该基因中发现调控该基因表达量的功能性调控遗传变异或与其紧密连锁的指示性 SNP。特别是当其编码的蛋白在相关生物学途径的限速步骤中起作用的时候,例如色氨酸羟化酶 2(tryptophan hydroxylase 2,TPH2)编码在大脑中合成神经递质 5-羟色胺(5-hydroxytryptamine,serotonin)的限速酶。等位基因特异的 mRNA 表达测量发现在脑桥部位(即中缝背核和中缝核 5-羟色胺能神经元细胞分布的区域)TPH2 mRNA 等位基因(和单倍型)在不同个体之间出现显著的表达差异。等位基因间出现的表达差异超过 2.5 倍,对 mRNA 编码限速酶而言是一个很大的表达差异,显示 TPH2 高表达等位基因可以防止抑郁症和自杀行为的发生。已有研究表明 5-羟色胺在情绪的调控中起重要作用。其高表达与健康良好的情绪密切相关,反之其低表达与病理性心境恶劣、抑郁症、焦虑症、攻击性以及自杀行为密切相关,这与 AEI 的预测一致。

人类多数基因 mRNA 表达的个体差异通常在 1.5～2 倍范围内。调控遗传变异对基因表达的剂量效益还可以通过模拟罕见遗传变异,诸如拷贝数变异产生的基因表达量的上升或下调。多基因疾病很可能是由多个微效基因共同作用的结果,因等位基因拷贝数不同而引起单个或多个基因表达量的改变与调控区多态性导致易感基因表达量的改变相似。尤其是对于剂量敏感基因的、携带两个低表达等位基因的个体,其表达产物与携带一个覆盖该基因的缺失拷贝数变异(CNV)的致病效果相当。例如,16p11.2 区域拷贝数变异诱发多种精神疾病是由于该区域一个或多个剂量敏感基因缺失或增加单侧拷贝,而使得 CNV 杂合个体基因表达产物不足或过多。调控遗传变异还可以解释未发现拷贝数变异的多数病人为何同样患病。在淀粉前体蛋白基因(amyloid precursor protein,APP)重复 CNV 的携带者中,APP 基因有 3 份拷贝,在 50 岁前就会患阿尔兹海默症,比起通常在 80 岁才会患病的迟发(散发)型阿尔兹海默症提前了 30 年。APP 启动子区的突变会导致 APP 表达上调,早发型阿尔兹海默症的发病风险同样也会上升。同样,携带三份 SNCA 基因拷贝(alpha-synuclein)的人群易患帕金森病,这些例子都表明对于剂量敏感基因,遗传多态性对于表达量的轻微改变都会改变疾病的易感型、发病时间和病程。除此以外,调控遗传变异还可能影响 CNV 对于基因表达量上下调的调控。例如,低表达的等位基因可能会抵消对侧染色体上重复 CNV 产生的剂量增加效应。同样,高表达的等位基因与对侧缺失 CNV 也会有抵消作用。或者如果 CNV 一侧染色体区段的缺失导致另一侧基因暴露,从而改变个体基因型,调控遗传变异也可以解释该区域拷贝数变异与多种复杂疾病的相关性,甚至可以解释为何有些区域拷贝数变异的现象在对照样本中也低频出现。这是因为调控遗传变异使得不同个体的对侧基因出现 mRNA 表达差异性,进而可以分为保护型等位基因或者致病型等位基因,不同基因对侧的不同等位基因型对不同复杂疾病的易感性产生不同影响,如果这些样本缺失区域的对侧等位基因恰好是保护型等位基因,这些人将不会显示出患病症状,这也就可以解释有的复杂疾病对照组中也低频出现拷贝数变异现象。

由于复杂遗传疾病的临床定义可能是多种亚型疾病的组合,而其遗传机制也很可能是多基因多位点的组合。罕见遗传变异由于其高外显性和强致病性,多数会因为造成个体致死或影响繁衍而在群体遗传的过程中很快被选择压力淘汰,而能在群体遗传中以中性作用大量保存下来的常见调控遗传变异由于其低外显性和弱致病性甚至多个位点组合才对疾病易感性产生影响,恰恰能解释复杂疾病的遗传异质性。由此可见,在罕见病例相关的拷贝数变异区域中寻找由常见调控变异调控表达量的基因,既可以避免上述研究中因为病例样本罕见而无法发现候选基因中罕见变异的假阴性结果,又可以解释对此类常见疾病起广泛作用的病因和遗传异质性。其次,采用比较基因表达谱的方法也可以从全基因组范围通过基因表达水平的内表型来识别疾病状态下基因组合的激活或受抑,例如癌肿基因组解剖学计划(Cancer Genome Anatomy Project,CGAP)。同时,在全基因组范围大规模多个体的对等位基因表达不平衡进行测序也是寻找调控遗传变异和常见疾病剂量敏感基因的有效途径。这些位点、基因和通路的组合将成为研究复杂疾病的更为可行且生物学意义更合理的分子标记。

(陈 莉)

参考文献

[1] Abecasis GR, et al. An integrated map of genetic variation from 1092 human genomes. Nature, 2012, 491(7422): 56~65.

[2] Cirulli ET Goldstein DB, Uncovering the roles of rare variants in common disease through whole-genome sequencing. Nat Rev Genet, 2010, 11(6): 415~425.

[3] Consortium EP, et al. An integrated encyclopedia of DNA elements in the human genome. Nature, 2012, 489(7414): 57~74.

[4] Huang J, et al. 1000 Genomes-based imputation identifies novel and refined associations for the Wellcome Trust Case Control Consortium phase 1 Data. Eur J Hum Genet, 2012, 20(7): 801~805.

[5] Leblond CS, et al. Genetic and functional analyses of SHANK2 mutations suggest a multiple hit model of autism spectrum disorders. PLoS Genet, 2012, 8(2): e1002521.

[6] Maurano MT, et al. Systematic localization of common disease-associated variation in regulatory DNA. Science, 2012, 337(6099): 1190~1195.

[7] Neph S, et al. Circuitry and dynamics of human transcription factor regulatory networks. Cell, 2012, 150(6): 1274~1286.

[8] Shi H, et al. Genetic variants influencing human aging from late-onset Alzheimer's disease (LOAD) genome-wide association studies (GWAS). Neurobiol Aging, 2012, 33(8):1849 e5~18.

[9] Weiss LA, et al. Association between microdeletion and microduplication at 16p11. 2 and autism. N Engl J Med, 2008, 358(7): 667~675.

[10] Xu X, et al. Next-generation DNA sequencing-based assay for measuring allelic expression imbalance (AEI) of candidate neuropsychiatric disorder genes in human brain. BMC Genomics, 2011, 12: 518.

第八章

线粒体、线粒体遗传与线粒体疾病

线粒体(mitochondrion,复数 mitochondria)是细胞内重要的细胞器,普遍存在于除哺乳动物成熟红细胞以外的所有真核细胞中。它是细胞的氧化中心和能源提供站,以产生 ATP 为形式提供细胞生命活动所需能量的 80%,有人将线粒体比喻为细胞的"动力工厂"。同时它也是细胞进行生物氧化和能量转换的主要场所。此外,近年来的研究也显示线粒体与细胞内氧自由基的生成与细胞死亡,以及与许多人类疾病的发生有密切的关系。

第一节 线粒体的形态

光镜下的线粒体呈线状、粒状或杆状等,直径 $0.5\sim1.0\mu m$。不同类型或不同生理状态的细胞,线粒体的形态、大小、数目及排列分布常不相同。例如,在低渗环境下,线粒体膨胀如泡状;在高渗环境下,线粒体又伸长为线状。线粒体的形态也随细胞发育阶段的不同而异,如人胚肝细胞的线粒体,在发育早期为短棒状,在发育晚期为长棒状。细胞内的渗透压和 pH 对线粒体形态也有影响,酸性时线粒体膨胀,碱性时线粒体为粒状。

一、线粒体的结构

电镜下,线粒体是由双层单位膜套叠而成的封闭性膜囊结构。两层膜将线粒体内部空间与细胞质隔离,并使线粒体内部空间分隔成两个膜空间,构成线粒体的支架(图 8-1)。

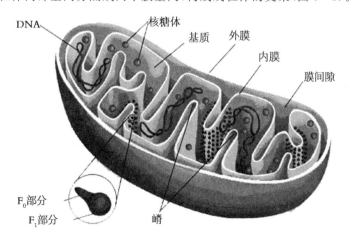

图 8-1 线粒体结构模式图

1. 外膜　外膜(outer membrane)是线粒体最外层所包绕的一层单位膜,厚 5～7nm,光滑平整。在组成上,外膜的 1/2 为脂类,1/2 为蛋白质。外膜的蛋白质包括多种转运蛋白,它们形成较大的水相通道跨越脂质双层,使外膜出现直径 2～3nm 的小孔,允许通过相对分子质量在 10 000 以下的物质,包括一些小分子多肽。

2. 内膜和内部空间　内膜(inner membrane)比外膜稍薄,平均厚 4.5nm,也是一层单位膜。内膜将线粒体的内部空间分成两部分,其中由内膜直接包围的空间称为内腔,含有基质,也称为基质腔(matrix space);内膜与外膜之间的空间称为外腔,或膜间腔(intermembrane space)。内膜上有大量向内腔突起的折叠(infolding),形成嵴(cristae)。嵴与嵴之间的内腔部分称为嵴间腔(intercristae space),而由于嵴向内腔突进造成的外腔向内伸入的部分称为嵴内空间(intracristae space)。内膜的化学组成中 20% 是脂类,80% 是蛋白质,蛋白质的含量明显高于其他膜成分。内膜通透性很小,相对分子质量大于 150 的物质便不能通过。但内膜有高度的选择通透性,膜上的转运蛋白控制内外腔的物质交换,以保证活性物质的代谢。

内膜(包括嵴)的内表面附着许多突出于内腔的颗粒,每个线粒体有 10^4～10^5 个,称为基粒(elementary particle)。基粒是由多种蛋白质亚基组成,分为头部、柄部、基片 3 部分。圆球形的头部突入内腔中,基片嵌于内膜中,柄部将头部与基片相连。基粒头部具有酶活性,能催化 ADP 磷酸化生成 ATP。因此,基粒又称 ATP 酶复合体。

3. 基质　线粒体内腔充满了电子密度较低的可溶性蛋白质和脂肪等成分,称之为基质(matrix)。线粒体中催化三羧酸循环、脂肪酸氧化、氨基酸分解、蛋白质合成等有关的酶都在基质中。此外还含有线粒体独特的双链环状 DNA、核糖体,这些构成了线粒体相对独立的遗传信息复制、转录和翻译系统。因此,线粒体是人体细胞除细胞核以外唯一含有 DNA 的细胞器。每个线粒体中可有一个或多个 DNA 拷贝。

二、线粒体的数目与组织分布

线粒体的数量可因细胞种类而不同,最少的细胞只含 1 个线粒体,最多的达 50 万个,其总体积可占细胞总体积的 25%。这与细胞本身的代谢活动有关。代谢旺盛时,线粒体数目较多,反之线粒体的数目则较少。

线粒体在人体几乎所有的细胞中均有分布,但不同组织细胞中线粒体的数目有所差异,如肝脏、心肌、骨骼肌等组织细胞中线粒体数量较多,每一个肝细胞中有 1 000～2 000 个线粒体,这可能与这些组织的代谢率高有关系。

第二节　线粒体遗传

线粒体有自己的遗传系统,也是除人类细胞中细胞核之外唯一含有 DNA 的细胞器,线粒体也有自己的蛋白质翻译系统和遗传密码。线粒体基因组编码 tRNA、rRNA 及一些功能蛋白质,如电子传递链酶复合体中的亚基,这些均参与维持线粒体系统的功能。线粒体 DNA(mitochondrial DNA,mtDNA)的突变可引起线粒体疾病。精卵结合后的合子中的线粒体几乎全部来自于卵细胞(精子中含有极少量的线粒体),因而线粒体遗传系统往往表现为母系遗传(maternal inheritance),母亲所携带的 mtDNA 突变可遗传给她所有的子女(男或女)。由于线粒体中大多数酶或蛋白质由核编码,它们在细胞质中合成并经特定的方式转送到线粒体中。另外,线粒体的复制、转录和翻译等都受核 DNA(nuclear DNA,nDNA)的控制,有些核 DNA 的突变也会表现线粒体功能障碍,故把这类疾病归入线粒体疾病。

一、人类线粒体基因组

1. 线粒体的遗传系统　线粒体虽然有自己的遗传系统和自己的蛋白质翻译系统,且部分遗传密码也与核密码有不同的编码含义,但它与细胞核的遗传系统构成了一个整体。线粒体的基因组只有一条 DNA,称为线粒体 DNA(mtDNA)。mtDNA 是裸露的,不与组蛋白结合,存在于线粒体的基质内或依附于线粒体内膜。在一个线粒体内往往有一至数个 mtDNA 分子,平均为 5～10 个 mtDNA 分子。它主要编码线粒体的 tRNA、rRNA 及一些线粒体蛋白质,如电子传递链酶复合体中的亚基。但由于线粒体中大多数酶或蛋白质仍由核编码,所以它们在细胞质中合成后经特定的方式转送到线粒体中。

2. 线粒体基因组　线粒体基因组全长 16 569bp,不与组蛋白结合,呈裸露闭环双链状,根据其转录产物在 CsCl 中密度的不同分为重链和轻链,重链(H 链)富含鸟嘌呤,轻链(L 链)富含胞嘧啶。

mtDNA 分为编码区与非编码区,编码区为保守序列,不同种系间 75% 的核苷酸具同源性,此区包括 37 个基因:2 个基因编码线粒体核糖体的 rRNA(16S、12S),22 个基因编码线粒体中的 tRNA,可满足线粒体蛋白质翻译中所有密码子的需要,13 个基因编码与线粒体氧化磷酸化(OXPHOS)有关的蛋白质,其中 3 个为构成细胞色素 C 氧化酶(COX)复合体(复合体Ⅳ)催化活性中心的亚单位(COXⅠ、COXⅡ和 COXⅢ),这 3 个亚基与细菌细胞色素 C 氧化酶是相似的,其序列在进化过程中是高度保守的;还有 2 个为 ATP 合酶复合体(复合体Ⅴ)F0 部分的 2 个亚基(A6 和 A8);7 个为 NADH-CoQ 还原酶复合体(复合体Ⅰ)的亚基(ND1、ND2、ND3、ND4L、ND4、ND5 和 ND6);还有 1 个编码的结构蛋白质为 CoQH2-细胞色素 C 还原酶复合体(复合体Ⅲ)中细胞色素 b 的亚基。13 个 mRNA 基因序列都以 ATG(甲硫氨酸)为起始密码,长度均大于编码 50 个氨基酸多肽所必需的长度。

线粒体基因组各基因之间排列极为紧凑,部分区域还出现重叠,即前一个基因的最后一段碱基与下一个基因的第 1 段碱基相衔接,利用率极高。并有终止密码结构,长度均超过可编码 50 个氨基酸多肽所必需的长度,无启动子和内含子,缺少终止密码子,仅以 U 或 UA 结尾。基因间隔区只有 87bp,占 mtDNA 总长度的 0.5%。因而,mtDNA 任何区域的突变都可能导致线粒体氧化磷酸化功能的病理性改变。

mtDNA 有两段非编码区:一是控制区(control-region,CR),又称 D 环区(displacement loop region,D-loop);另一个是 L 链复制起始区。D 环区位于双链 3′端,多为串联重复序列。D 环区由 1122bp 组成(图 8-2),与 mtDNA 的复制及转录有关,包含 H 链复制的起始点(OH)、H 链和 L 链转录的启动子(PH1、PH2、PL)以及 4 个保守序列(分别在 213～235、299～315、346～363bp 和终止区 16 147～16 172bp)。

mtDNA 突变率极高,多态现象比较普遍,两个无关个体的 mtDNA 中碱基变化率可达 3%,尤其是 D 环区是线粒体基因组中进化速度最快的 DNA 序列,极少有同源性,且参与的碱基数目不等,其 16024nt～16365nt(nt:核苷酸)及 73nt～340nt 两个区域为多态性高发区,分别称为高变区Ⅰ(hypervariable regionⅠ,HVⅠ)及高变区Ⅱ(hypervariable regionⅡ,HVⅡ)。这两个区域的高度多态性导致了个体间的高度差异,适用于群体遗传学研究,如生物进化、种族迁移、亲缘关系鉴定等。

3. 线粒体基因的转录　与核基因转录比较,mtDNA 的转录有以下特点:①两条链均有编码功能:重链编码 2 个 rRNA、12 个 mRNA 和 14 个 tRNA;轻链编码 1 个 mRNA 和 8 个 tRNA;②两条链从 D-环区的启动子处同时开始,以相同速率转录,L 链按顺时针方向转录,H 链按逆时针方向转录;③mtDNA 的基因之间无终止子,因此两条链各自产生一个巨大的多顺反子初级转录产物。H 链还产生一个较短的、合成活跃的 RNA 转录产物,其中包含 2 个 tRNA 和 2 个 mRNA;④tRNA 基因通常位于 mRNA 基因和 rRNA 基因之间,每个 tRNA 基因的 5′端与 mRNA 基因的 3′端紧密相

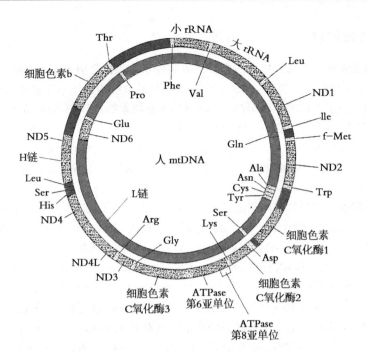

图 8－2　线粒体基因组

连,核酸酶准确识别初级转录产物中 tRNA 序列,并在 tRNA 两端剪切转录本,形成单基因的 mRNA、tRNA 和 rRNA,剪切下来的 mRNA 无 5′帽结构,在 polyA 聚合酶的作用下,在 3′端合成一段 polyA,成为成熟的 mRNA。初级转录产物中无信息的片段被很快降解;⑤mtDNA 的遗传密码与 nDNA 不完全相同:UGA 编码色氨酸而非终止信号,AGA、AGG 是终止信号而非精氨酸,AUA 编码甲硫氨酸兼启动信号,而不是异亮氨酸的密码子;⑥线粒体中的 tRNA 兼用性较强,其反密码子严格识别密码子的前两位碱基,但第 3 位碱基的识别有一定的自由度(称为碱基摆动),可以识别 4 种碱基中的任何一种。因此,1 个 tRNA 往往可识别几个简并密码子,22 个 tRNA 便可识别线粒体 mRNA 的全部密码子(表 8－1)。与 nDNA 比较,线粒体密码子的第 3 位更常见的是 A 或 C,这是线粒体密码子简并性的主要来源。

表 8－1　丙氨酸(Ala)的 tRNA 反密码子摆动

密码子	反密码子	
	核 tRNA	线粒体 tRNA
GCU、GCC	GGC	
GCA、GCG	UGC	UGC

4. 线粒体 DNA 的复制　mtDNA 可进行半保留复制,其 H 链复制的起始点(OH)与 L 链复制起始点(OL)相隔 2/3 个 mtDNA。复制起始于控制区 L 链的转录启动子,首先以 L 链为模板合成一段 RNA 作为 H 链复制的引物,在 DNA 聚合酶作用下,合成一条互补的 H 链,取代亲代 H 链与 L 链互补。被置换的亲代 H 链保持单链状态,这段发生置换的区域称为置换环或 D 环,故此种 DNA 复制方式称为 D-环复制。随着新 H 链的合成,D 环延伸,轻链复制起始点 OL 暴露,L 链开始以被置换的亲代 H 链为模板沿逆时针方向复制。当 H 链合成结束时,L 链只合成了 1/3。此时 mtDNA 有两个环:一个是已完成复制的环状双链 DNA;另一个是正在复制、有部分单链的 DNA 环。两条链的复制全部完成后,起始点的 RNA 引物被切除,缺口封闭,两条子代 DNA 分子分离

（图 8-3）。新合成的线粒体 DNA 是松弛型的，约需 40 分钟成为超螺旋状态。

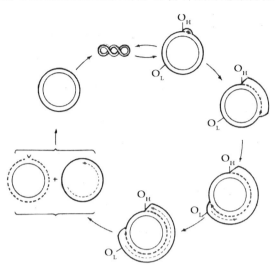

图 8-3　D-环复制

多细胞生物中，mtDNA 复制并不均一，有些 mtDNA 分子合成活跃，有些 mtDNA 分子不合成。复制所需的各种酶有 nDNA 编码。

另有一种观点认为 mtDNA 的复制与核基因组同样也分为前导链和后随链，复制起始于 OH，开始合成重链（前导链），作为后随链的轻链的合成则稍稍滞后，先形成冈崎片断然后再连接成完整的 DNA 链。mtDNA 的复制究竟采用哪种机制依旧存在争论，也许这两种解释都是正确的，只是存在于不同的细胞类型。

此外，mtDNA 的复制特点还包括它的复制不受细胞周期的影响，可以越过细胞周期的静止期或间期，甚至可分布在整个细胞周期。

二、线粒体基因的突变

自从 1988 年发现第 1 个 mtDNA 突变以来，已发现 100 多个与疾病相关的点突变、200 多种缺失和重排。大约 60% 的点突变影响 tRNA，35% 影响多肽链的亚单位，5% 影响 rRNA。mtDNA 基因突变可影响 OXPHOS 功能，使 ATP 合成减少。一旦线粒体不能提供足够的能量则可引起细胞发生退变甚至坏死，导致一些组织和器官功能的减退，出现相应的临床症状。

1. **突变率**　mtDNA 突变率比 nDNA 高 10～20 倍，其原因有以下几点：①mtDNA 中基因排列非常紧凑，任何 mtDNA 的突变都可能会影响到其基因组内的某一重要功能区域。②mtDNA 是裸露的分子，不与组蛋白结合，缺乏组蛋白的保护。③mtDNA 位于线粒体内膜附近，直接暴露于呼吸链代谢产生的超氧离子和电子传递产生的羟自由基中，极易受氧化损伤。如：mtDNA 链上的脱氧鸟苷（dG）可转化成羟基脱氧鸟苷（8-OH-dG），导致 mtDNA 点突变或缺失。④mtDNA 复制频率较高，复制时不对称。亲代 H 链被替换下来后，长时间处于单链状态，直至子代 L 链合成，而单链 DNA 可自发脱氨基，导致点突变。⑤缺乏有效的 DNA 损伤修复能力。

确定一个 mtDNA 是否为致病性突变，有以下几个标准：①突变发生于高度保守的序列或发生突变的位点有明显的功能重要性。②该突变可引起呼吸链缺损。③正常人群中未发现该 mtDNA 突变类型，在来自不同家系但有类似表型的患者中发现相同的突变。④有异质性存在，而且异质性程度与疾病严重程度正相关。

2. 突变类型 mtDNA 突变类型主要包括点突变、大片段重组和 mtDNA 数量减少。

(1) 点突变:点突变发生的位置不同,所产生的效应也不同。已知的由 mtDNA 突变所引起的疾病中,2/3 的点突变发生在与线粒体内蛋白质翻译有关的 tRNA 或 rRNA 基因上,使 tRNA 和 rRNA 的结构异常,影响了 mtDNA 编码的全部多肽链的翻译过程,导致呼吸链中多种酶合成障碍;点突变发生于 mRNA 相关的基因上,可导致多肽链合成过程中的错义突变,进而影响氧化磷酸化相关酶的结构及活性,使细胞氧化磷酸化功能下降。

(2) 大片段重组:mtDNA 的大片段重组包括缺失和重复,以缺失较为常见。大片段的缺失往往涉及多个基因,可导致线粒体 OXPHOS 功能下降,产生的 ATP 减少,从而影响组织器官的功能。

最常见的缺失是 8483～13459 位碱基之间 5.0kb 的片段,该缺失约占全部缺失患者的 1/3,故称"常见缺失"(common deletion),由于 A8、A6、COXⅢ、ND3、ND4L、ND4、ND5 及部分 tRNA 基因的丢失,造成 OXPHOS 中某些多肽不能生成,ATP 生成减少,多见于 Kearns-Sayre 综合征(KSS)、缺血性心脏病等;另一个较为常见的缺失是 8637～16073 位碱基之间 7.4kb 的片段,两侧有 12bp 的同向重复序列,丢失了 A6、COXⅡ、ND3、ND4L、ND4、ND5、ND6、cytb、部分 tRNA 和 D-环区的序列,多见于与衰老有关的退行性疾病;第三种常见的缺失是第 4389 至 14812 位 10.4kb 的片段,由于大部分基因丢失,能量代谢受到严重破坏。

引起 mtDNA 缺失的原因可能是 mtDNA 分子中同向重复序列的滑动复制或同源重组,典型疾病为 KSS、慢性进行性眼外肌瘫痪(CPEO)等。

(3) mtDNA 数量减少:mtDNA 数量的减少可为常染色体显性或隐性遗传,即提示该病由核基因缺陷所致线粒体功能障碍。

3. 突变的修复 过去人们认为线粒体中缺乏 DNA 修复系统,近年来的研究表明,线粒体有一定的自我修复能力。

mtDNA 的修复机制主要有两种:一种为切除修复,即核酸内切酶先切除损伤 DNA 片段,然后 DNA 聚合酶以未损伤链为模板,复制正确的核苷酸序列以填补形成的空缺,而线粒体内存在上述过程所需的几种酶;另一种是转移修复,通过转移酶识别突变核苷酸(如甲基化核苷酸),并将该突变核苷酸清除。线粒体中虽然存在该修复类型所需的某些酶,但种类较少,清除突变碱基的能力远低于 nDNA,且在分裂旺盛的组织中有酶活性,在分裂终末组织(如脑组织)中则无酶活性。

三、线粒体疾病的遗传特点

1. 母系遗传 在精卵结合时,卵母细胞拥有上百万拷贝的 mtDNA,而精子中只有很少的线粒体,受精时几乎不进入受精卵,因此,受精卵中的线粒体 DNA 几乎全都来自于卵子,来源于精子的 mtDNA 对表型无明显作用,这种双亲信息的不等量表现决定了线粒体遗传病的传递方式不符合孟德尔遗传,而是表现为母系遗传(maternal inheritance),即母亲将 mtDNA 传递给她的儿子和女儿,但只有女儿能将其 mtDNA 传递给下一代。

异质性在亲子代之间的传递非常复杂,人类的每个卵细胞中大约有 10 万个 mtDNA,但只有随机的一小部分(2～200 个)可以进入成熟的卵细胞传给子代,这种卵细胞形成期 mtDNA 数量剧减的过程称为"遗传瓶颈效应"。通过"瓶颈"的 mtDNA 复制、扩增,构成子代的 mtDNA 种群类型。对于具有 mtDNA 异质性的女性,瓶颈效应限制了其下传 mtDNA 的数量及种类,产生异质 mtDNA 的数量及种类各不相同的卵细胞,造成子代个体间明显的异质性差异,甚至同卵双生子也可表现为不同的异质性水平。因此,一个线粒体疾病的女性患者或女性携带者(因细胞中异常 mtDNA 未达到阈值或因核基因的影响而未发病)可将不定量的突变 mtDNA 传递给子代,子代个体之间异质的 mtDNA 的种类、水平可以不同(图 8-4),由于阈值效应,子女中得到较多突变 mtDNA 者将发病,得到较少突变 mtDNA 者不发病或病情较轻。

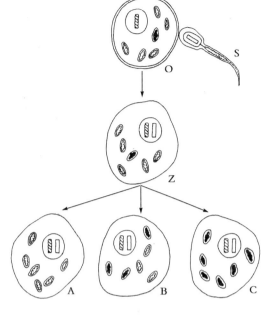

图 8-4　mtDNA 的母系传递（涂黑的为突变线粒体）
O:卵子；S:精子；A、B、C:子代细胞；Z:受精卵

2. 异质性　如果同一组织或细胞中的 mtDNA 分子都是一致的,称为同质性(homoplasmy)。在克隆和测序的研究中发现一些个体同时存在两种或两种以上类型的 mtDNA,称为异质性(heteroplasmy)。异质性的发生机制可能是由于 mtDNA 发生突变导致一个细胞内同时存在野生型 mtDNA 和突变型 mtDNA,或受精卵中存在的异质 mtDNA 在卵裂过程中被随机分配于子细胞中,由此分化而成的不同组织中也会存在 mtDNA 异质性差异。线粒体的大量中性突变可使绝大多数细胞中有多种 mtDNA 拷贝,称为多质性。

线粒体异质性可分为序列异质性(sequence-based heteroplasmy)和长度异质性(length-based heteroplasmy),序列异质性通常仅为单个碱基的不同,2 个或 2 个以上碱基不同较少见。一般表现为:①同一个体不同组织、同一组织不同细胞、同一细胞甚至同一线粒体内有不同的 mtDNA 拷贝;②同一个体在不同的发育时期产生不同的 mtDNA。mtDNA 的异质性可以表现在编码区,也可以表现在非编码区,编码区的异质性通常与线粒体疾病相关。由于编码区和非编码区突变率以及选择压力的不同,正常人 mtDNA 的异质性高发于 D 环区。

不同组织中异质性水平的比率和发生率各不相同,中枢神经系统、肌肉异质性的发生率较高,血液中异质性的发生率较低;在成人中的发生率远远高于儿童中的发生率,且随着年龄的增长,异质性的发生率增高。

在异质型细胞中,野生型 mtDNA 对突变型 mtDNA 有保护和补偿作用。因此,mtDNA 突变时并不立即产生严重后果。

3. 阈值效应　mtDNA 突变可以影响线粒体 OXPHOS 的功能,引起 ATP 合成障碍,导致疾病发生,但实际上基因型和表现型的关系并非如此简单。突变型 mtDNA 的表达受细胞中线粒体的异质性水平以及组织器官维持正常功能所需的最低能量影响,可产生不同的外显率和表现度。

异质性细胞的表现型依赖于细胞内突变型和野生型 mtDNA 的相对比例,能引起特定组织器官功能障碍的突变 mtDNA 的最少数量称为阈值。在特定组织中,突变型 mtDNA 积累到一定程度,超过阈值时,能量的产生就会急剧地降到正常的细胞、组织和器官的功能最低需求量以下,引起某些器官或组织功能异常,其能量缺损程度与突变型 mtDNA 所占的比例大致相当。

阈值是一个相对概念,易受突变类型、组织、老化程度变化的影响,个体差异很大。例如,缺失 5kb 的变异的 mtDNA 比率达 60%,就急剧地丧失产生能量的能力。线粒体脑肌病合并乳酸血症及卒中样发作(MELAS)患者 tRNA 点突变的 mtDNA 达到 90% 以上,能量代谢急剧下降。

不同的组织器官对能量的依赖程度不同,对能量依赖程度较高的组织比其他组织更易受到 OXPHOS 损伤的影响,较低的突变型 mtDNA 水平就会引起临床症状。中枢神经系统对 ATP 依赖程度最高,对 OXPHOS 缺陷敏感,易受阈值效应的影响而受累。其他依次为骨骼肌、心脏、胰腺、肾脏、肝脏。如肝脏中突变 mtDNA 达 80% 时,尚不表现出病理症状,而肌组织或脑组织中突变 mtDNA 达同样比例时就表现为疾病。

同一组织在不同功能状态对 OXPHOS 损伤的敏感性也不同。如线粒体脑疾病患者在癫痫突然发作时,对 ATP 的需求骤然增高,脑细胞中高水平的突变型 mtDNA 无法满足这一需要,导致细胞死亡,表现为梗死。

线粒体疾病的临床多样性也与发育阶段有关。例如,肌组织中 mtDNA 的部分耗损或耗竭在新生儿中不引起症状,但受损的 OXPHOS 系统不能满足机体生长对能量代谢日益增长的需求,就会表现为肌病。散发性 Kearns-Sayre 综合征(KSS)和进行性眼外肌瘫痪(PEO)患者均携带大量同源的缺失型 mtDNA,但却有不同的临床表现:KSS 为多系统紊乱,PEO 主要局限于骨骼肌,可能是由于 mtDNA 缺失发生在囊胚期之前或之中,在胚层分化时,如果缺失 mtDNA 相对均一地进入所有胚层,将导致 KSS;仅分布在肌肉内将导致 PEO。

突变 mtDNA 随年龄增加在细胞中逐渐积累,因而线粒体疾病常表现为与年龄相关的渐进性加重。在一个伴有破碎红纤维的肌阵挛癫痫(MERRF)家系中,有 85% 突变 mtDNA 的个体在 20 岁时症状很轻微,但在 60 岁时临床症状却相当严重。

4. **不均等的有丝分裂分离** 细胞分裂时,突变型和野生型 mtDNA 发生分离,随机地分配到子细胞中,使子细胞拥有不同比例的突变型 mtDNA 分子,这种随机分配导致 mtDNA 异质性变化的过程称为复制分离。在连续的分裂过程中,异质性细胞中突变型 mtDNA 和野生型 mtDNA 的比例会发生漂变,向同质性的方向发展。分裂旺盛的细胞(如血细胞)往往有排斥突变 mtDNA 的趋势,经无数次分裂后,细胞逐渐成为只有野生型 mtDNA 的同质性细胞。突变 mtDNA 具有复制优势,在分裂不旺盛的细胞(如肌细胞)中逐渐积累,形成只有突变型 mtDNA 的同质性细胞。漂变的结果,表型也随之发生改变。

第三节　线粒体疾病

广义的线粒体病(mitochondrial disease)是指以线粒体功能异常为主要病因的一大类疾病。除线粒体基因组缺陷直接导致的疾病外,编码线粒体蛋白的核 DNA 突变也可引起线粒体病,但这类疾病表现为孟德尔遗传方式。目前发现还有一类线粒体疾病,可能涉及 mtDNA 与 nDNA 的共同改变,认为是基因组间交流的通信缺陷。通常所指的线粒体疾病为狭义的概念,即线粒体 DNA 突变所致的线粒体功能异常。

第 1 例线粒体突变引起的病例发现于 1988 年,从那时起,共确认超过 250 种线粒体突变(包括点突变和重排等)可以导致疾病的发生,而且疾病的表现以及发病的年龄都呈现多样化趋势。要弄清楚线粒体疾病确切的突变类型是非常困难的,因为线粒体疾病有多种临床表现,而可以致病的突变又太多。

近年来,线粒体功能障碍越来越受到人们的关注,它被认为与一系列神经肌肉疾病和神经退行性疾病有关。由于线粒体的遗传受到自身基因组和核基因组的双重控制,因此任何一方的 DNA 相关基因发生突变都会影响呼吸链的正常功能。

每一个人类细胞中带有数百个线粒体,每个线粒体中又含有若干个 mtDNA 分子。线粒体通过合成 ATP 而为细胞提供能量,调节细胞质的氧化-还原(redox)状态,也是细胞内氧自由基产生的主要来源,后者则与细胞的许多生命活动有关。因此,维持线粒体结构与功能的正常,对于细胞的生命活动至关重要。而在特定条件下线粒体与疾病的发生有着密切的关系。一方面是疾病状态下线粒体作为细胞病变的一部分,是疾病在细胞水平上的一种表现形式;另一方面线粒体作为疾病发生的主要动因,是疾病发生的关键,主要表现为 mtDNA 突变导致细胞结构和功能异常。

一、疾病过程中的线粒体变化

线粒体对外界环境因素的变化很敏感,一些环境因素的影响可直接造成线粒体功能的异常。例如,在有害物质渗入(中毒)、病毒入侵(感染)等情况下,线粒体亦可发生肿胀甚至破裂,肿胀后的体积有的比正常体积大 3～4 倍。如人体原发性肝癌细胞癌变过程中,线粒体嵴的数目逐渐下降,从而最终成为液泡状线粒体;缺血性损伤时的线粒体也会出现结构变异如凝集、肿胀等;坏血病患者的病变组织中有时也可见 2～3 个线粒体融合成一个大的线粒体的现象,称为线粒体球;一些细胞病变时,可看到线粒体中累积大量的脂肪或蛋白质,有时可见线粒体基质颗粒大量增加,这些物质的充塞往往影响线粒体功能甚至导致细胞死亡;如线粒体在微波照射下会发生亚微结构的变化,从而导致功能上的改变;氰化物、CO 等物质可阻断呼吸链上的电子传递,造成生物氧化中断、细胞死亡;随着年龄的增长,线粒体的氧化磷酸化能力下降,等等。在这些情况下,线粒体常作为细胞病变或损伤时最敏感的指标之一,成为分子细胞病理学检查的重要依据。

二、主要的线粒体疾病

(一)线粒体疾病的分类

根据不同的立足点,线粒体疾病可以有不同的分类。从临床角度,线粒体疾病可涉及心、脑等组织器官。从病因和病理机制角度,线粒体疾病有生化分类和遗传分类之别。

1. 生化分类　根据线粒体所涉及的代谢功能,线粒体疾病可分为以下 5 种类型:底物转运缺陷、底物利用缺陷、Krebs 循环缺陷、电子传导缺陷和氧化磷酸化偶联缺陷(表 8-2)。

表 8-2　代谢障碍所致的线粒体病

代谢障碍	疾病	代谢障碍	疾病
(1)底物转运缺陷	肉碱棕榈酰基转移酶(CPT)缺陷 肉碱缺陷(肉碱转运体缺陷)	(4)电子传导缺陷	复合体Ⅰ、Ⅴ缺陷 复合体Ⅱ缺陷 复合体Ⅲ缺陷 复合体Ⅳ缺陷 复合体Ⅰ、Ⅲ和Ⅳ联合缺陷
(2)底物利用缺陷	丙酮酸脱氢酶复合体(PDHC)缺陷 β-氧化缺陷	(5)氧化磷酸化偶联缺陷	Luf 病 复合体Ⅴ缺陷
(3)Krebs 循环缺陷	延胡索酸酶缺陷 乌头酸酶缺陷 α-酮戊二酸脱氢酶缺陷		

2. 遗传分类　根据缺陷的遗传原因,线粒体疾病分为核 DNA(nDNA)缺陷、mtDNA 缺陷,以及 nDNA 和 mtDNA 联合缺陷 3 种类型(表 8-3)。

表 8-3　线粒体疾病的遗传分类

缺陷位置	遗传方式	遗传特征	生化分析
nDNA 缺陷			
组织特异基因	孟德尔式	组织特异综合征	组织特异单酶病变
非组织特异基因	孟德尔式	多系统疾病	广泛性酶病变
mtDNA 缺陷点突变	母性遗传	多系统、异质性	特异单酶病变
			广泛性酶病变
缺失	散发	PEO,KSS,Pearson	广泛性酶病变
nDNA 和 mtDNA 联合缺陷			
多发性 mtDNA 缺失	AD/AR	PEO	广泛性酶病变
mtDNA 缺失	AR	肌病、肝病	组织特异多酶病变

注:PEO:进行性眼外肌麻痹;KSS:Kearns-Sayre 综合征;Pearson:骨髓/胰腺综合征

(二) mtDNA 突变引起的疾病

线粒体病是一组多系统疾病,因中枢神经系统和骨骼肌对能量的依赖性最强,故临床症状以中枢神经系统和骨骼肌病变为特征,如果病变以中枢神经系统为主,称为线粒体脑病;如果病变以骨骼肌为主,称为线粒体肌病;如果病变同时侵犯中枢神经系统和骨骼肌,则称为线粒体脑肌病。线粒体疾病通常累计多个系统,表现型有高度差异。

mtDNA 与 nDNA 有不同的遗传特性,因此 mtDNA 突变所引起疾病的遗传方式、病因、病程也有其自身特性。由于线粒体基因组和生化的复杂性,使线粒体疾病发病机制非常复杂,表现型很不一致。不同的 mtDNA 突变可导致相同疾病,而同一突变也可引起不同表型,并且通常与突变 mtDNA 的异质性水平和组织分布相关。如 A8344G、T8356C 均可导致 MERRF;又如低比例的 T8993G(ATPase6 基因)点突变导致 NARP,比例>90% 时导致 Leigh 病;高比例的 A3243G 突变造成 MELAS,低比例时可导致母系遗传的糖尿病和耳聋(表 8-4)。

目前已发现越来越多的疾病与线粒体功能障碍有关,如 2 型糖尿病、肿瘤、帕金森病、心肌病及衰老等。

表 8-4　一些 mtDNA 突变相关的疾病

突变	相关基因	表型
nt-3243	tRNALeu(UUR)	MELAS、PEO、NIDDM/耳聋
nt-3256	tRNALeu(UUR)	PEO
nt-3271	tRNALeu(UUR)	MELAS
nt-3303	tRNALeu(UUR)	心肌病
nt-3260	tRNALeu(UUR)	心肌病/肌病
nt-4269	tRNAIle	心肌病
nt-5730	tRNAAsn	肌病(PEO)
nt-8344	tRNALys	MERRF
nt-8356	tRNALys	MERRF/MELAS
nt-15990	tRNAPro	肌病
nt-8993	A6	NARP/LEIGH
nt-11778	ND4	LHON
nt-4160	ND1	LHON
nt-3460	ND1	LHON
nt-7444	COX1	LHON
nt-14484	ND6	LHON
nt-15257	Cyt6	LHON

1. Leber 遗传性视神经病 Leber 遗传性视神经病（Leber hereditary optic neuropathy，LHON）于 1871 年由 Leber 医师首次报道，因主要症状为视神经退行性变，故又称 Leber 视神经萎缩。患者多在 18～20 岁发病，男性较多见，个体细胞中突变 mtDNA 超过 96％时发病，少于 80％时男性患者症状不明显。临床表现为双侧视神经严重萎缩引起的急性或亚急性双侧中心视力丧失，可伴有神经、心血管、骨骼肌等系统异常，如头痛、癫痫及心律失常等。

诱发 LHON 的 mtDNA 突变均为点突变。1988 年，Wallace 等发现 LHON 患者 OXPHOS 复合物 I（NADH 脱氢酶）的 ND4 亚单位基因第 11778 位点的碱基由 G 置换为 A（G11778A，称为 Wallace 突变），使 ND4 的第 340 位上 1 个高度保守的精氨酸被组氨酸取代，ND4 的空间构型改变，NADH 脱氢酶活性降低和线粒体产能效率下降，视神经细胞提供的能量不能长期维持视神经的完整结构，导致神经细胞退行性变、死亡。近年来，已相继报道有更多 mtDNA 点突变与 LHON 相关，均可引起基因产物的氨基酸替换，其中除 G11778A 外，G14459A（ND6）、G3460A（ND1）、T14484C（ND6）、G15257A（cyt b）等 4 个位点对 LHON 也有重要作用。这 5 个位点的突变虽然均可导致 LHON，但临床严重程度有较大差异，以 G14459A 引起的症状最为严重，T14484C 和 G15257A 引起的症状较轻。

LHON 家系中 mtDNA 可有多个点突变，并且可观察到 2 个以上突变的协同致病作用。遗传学研究表明，LHON 患者 mtDNA 的多发突变之间存在某种联系，这些突变可分原发性突变和继发性突变，mtDNA 某一"原发"突变或 nDNA 遗传缺陷可导致"继发"突变。单一的原发性突变即可引起 LHON（称为原发性 LHON），临床严重程度随突变位点不同而异；继发性突变往往以某型突变为主，伴发其他类型突变（二次突变或 nDNA 突变），才能引起 LHON（称为继发性 LHON）。

利用 LHON 患者的特异性 mtDNA 突变，可进行该病的基因诊断。例如，mtDNA 第 11778 位 G→A 是 LHON 患者最常见的突变类型，该突变可导致原有的限制性内切酶 sfaNI 的切点消失，正常人 mtDNA 经 sfaNI 酶切后产生 915bp、679bp 两个片段，而 LHON 患者 mtDNA 经酶切后只产生 1590bp 片段。

2. 线粒体脑肌病 线粒体脑肌病（mitochondrial encephalomyopathies，ME）是一组由于线粒体功能缺陷引起的多系统疾病，以中枢神经和肌肉系统病变为主，特征是呼吸链酶活性正常的肌纤维与酶活性缺失的肌纤维混合。患者各种组织内 mtDNA 的突变类型、分布各不相同，所以表现为不同的症状，多表现为肌力低下、易疲劳、小脑失调、耳聋、痴呆、代偿性高乳酸血症等。根据临床表现，将线粒体脑肌病分为：伴有破碎红纤维的肌阵挛癫痫（myoclonic epilepsy and ragged red fibers，MERRF）、线粒体脑肌病合并乳酸血症及卒中样发作（mitochondrial encephalomyopathy with lactic acidosis，and stroke-like episodes，MELAS）、Kearns-Sayre 综合征（KSS）、慢性进行性眼外肌瘫痪（chronic progressive external ophthalmoplegia，CPEO）、神经源性肌软弱、共济失调并发色素性视网膜炎（neurogenic muscle weakness，ataxia，and retinitis pigmentosa，NARP）和 Leigh 综合征（Leigh sysdrom，LS）等几种。

（1）伴有破碎红纤维的肌阵挛癫痫（MERRF）。MERRF 患者通常 10～20 岁发病，主要临床表现为阵发性癫痫，伴有进行性神经系统障碍（智力倒退、共济失调、意向性震颤），患者肌纤维紊乱、粗糙，线粒体形态异常并在骨骼肌细胞中积累，用 Gomori Trichrome 染色显示为红色，称破碎红纤维。

MERRF 最常见的突变类型是 mtDNA 第 8344 位点（位于 tRNALys 基因处）A→G 的碱基置换，破坏了 tRNALys 中与核糖体连接的 TΨC 环，结果影响了 OXPHOS 复合体 I 和复合体 IV 的合成，造成 OXPHOS 功能下降，导致患者多系统病变。

（2）线粒体脑肌病合并乳酸血症及卒中样发作（MELAS）。MELAS 患者通常 10～20 岁发病，主要临床表现为阵发性呕吐、癫痫发作和中风样发作、血乳酸中毒、近心端四肢乏力等。

MELAS 的分子特征是线粒体 tRNA 的点突变,约有 80% 的患者是 mtDNA 的 3243(位于 tRNALeu 基因)A→G 的碱基置换,该位点是 tRNALeu 基因与 16SrRNA 基因的交界部位,也是转录终止因子的结合部位,进化上高度保守,突变使 tRNALeu 基因结构异常,转录终止因子不能结合,rRNA 和 mRNA 合成的比例发生改变;少数患者为 tRNALeu(UUR)基因 3271、3252 或 3291 位碱基的点突变。

肌组织中 A3243G 突变型 mtDNA 达 40%～50% 时,出现 CPEO、肌病和耳聋,达 90% 时,可出现复发性休克、痴呆、癫痫、共济失调等。

(3) Kearns-Sayre 综合征(KSS)、慢性进行性眼外肌瘫痪(CPEO)。KSS 和 CPEO 是同一疾病的两种不同类型,CPEO 患者以眼外肌麻痹为主要症状,伴眼睑下垂、四肢无力,常在青春期或成年发病;KSS 除进行性眼肌麻痹外,还具有色素视网膜炎、心脏传导功能障碍、听力丧失、共济失调、痴呆等症状,常在婴儿、儿童或青春期发病。

KSS 和 CPEO 主要是由于 mtDNA 的缺失引起的,缺失类型多样,一般缺失长度为 0.5～8kb,最常见的类型是 5.0kb 的"普遍缺失"。缺失部位多发生在重链和轻链两个复制起始点之间,缺失区两侧有同向重复序列。缺失的 mtDNA 具有明显的复制优势,突变型＞60%,可抑制线粒体翻译,酶活性下降。由于涉及多个基因的缺失,患者可出现不同程度的线粒体蛋白质合成缺陷,影响 4 种呼吸链复合体。

此外,偶尔可见 8334 位点(tRNALeu)和 3242 位点(tRNALeu)点突变可引起 CPEO。

KSS 和 CPEO 病情严重程度取决于缺失型 mtDNA 的异质性水平和组织分布。异质性程度低时,仅表现为眼外肌麻痹、肌细胞中缺失型 mtDNA＞85% 时,表现为严重的 KSS。

(4) 神经源性肌软弱,共济失调并发色素性视网膜炎(NARP)和 Leigh 综合征(LS):NARP 的主要临床表现为色素性视网膜炎、共济失调、发育落后、痴呆、惊厥、近端肢体无力和感觉神经病;Leigh 综合征是以高乳酸血症、低肌张力为主要表现的进行性脑病,主要侵犯婴儿。

NARP 和 Leigh 综合征主要与 ATP 复合酶的功能受损有关,目前发现该病的致病突变主要是 mtDNA 第 8993 位点(ATPase6 基因)T→A 或 T→C,将 ATPase 6 亚基 156 位的亮氨酸改变为精氨酸或脯氨酸,从而影响 ATP 合酶的质子通路。患者异质性决定了临床症状的严重性:女性携带者或症状较轻的女患者突变水平＜70%;个体突变水平为 70%～90% 时,表现为 NARP;突变水平＞90% 时,表现为 Leigh 综合征。因此,常可见到 NARP 和 Leigh 综合征在同一家系中并存。

3. 线粒体心肌病　线粒体心肌病累及心脏和骨骼肌,患者常有严重的心力衰竭,常见临床表现为劳动性呼吸困难、心动过速、全身肌无力伴全身严重水肿、心脏和肝脏增大等症状。

mtDNA 的突变和缺失与某些心肌病有关,如:3260 位点的 A→G 突变可引起母系遗传的线粒体肌病和心肌病;4977 位点的缺失多见于缺血性心脏病、冠状动脉粥样硬化性心脏病等;扩张性心肌病和肥厚性心肌病均可见 7436 位点的缺失等。

4. 帕金森病　帕金森病(Parkinson disease,PD)又称震颤性麻痹,是一种晚年发病的神经系统变性疾病,患者表现为运动失调、震颤、动作迟缓等,少数患者有痴呆症状。神经病理学特征包括黑质致密区多巴胺能神经元发生退行性变,部分存活的神经元内出现 Lewy 体。

帕金森病患者脑组织,特别是黑质中存在 4977bp 长的一段 DNA 缺失,缺失区域从 ATPase8 基因延续到 ND5 基因,结果导致多种组织细胞内的线粒体复合体Ⅰ、Ⅱ、Ⅲ甚至Ⅳ都存在功能缺陷,进而引起神经元中能量代谢障碍。大多数观点认为单纯的基因或环境毒物很少能直接引起 PD,大部分病例是基因和环境甚至更多因素共同作用的结果。

5. 其他与线粒体有关的病变

(1) 衰老:线粒体病的迟发和渐进过程提示线粒体功能随着年龄的增加而退化,在正常生理状态下,机体自身的防御系统(如超氧化物歧化酶、过氧化氢酶、过氧化物酶、维生素 C 等)可及时清除能量代谢过程中产生的氧自由基。在个体衰老的进程中,抗氧化防御系统作用减弱,线粒体内自由基不能有效地清除而累积,从而导致线粒体的氧化性损伤,包括生物膜损伤、改变巯基酶活性、破坏核苷酸类辅酶以及 mtDNA 损伤等。大量的研究证实,衰老与线粒体氧化磷酸化酶活性降低以及分裂终末的组织中突变 mtDNA 积累密切相关,mtDNA 突变类型包括缺失、点突变、插入、重复和 D 环区域出现小片段重叠,尽管这 5 种突变中的任何一种很少达到 1%,但在衰老组织中可同时存在其中几种,大大增加突变型 mtDNA 的比例。

与增龄有关的突变类型主要是缺失,并且与氧化损伤有关。许多研究表明,衰老时组织中 8-OH-dG 含量增多,年龄<55 岁个体膈肌中,8-OH-dG 含量低于 0.02%,65 岁以上的个体中,8-OH-dG 以每 10 年 0.25% 的比率增加,在 85 岁时达到 0.51%,而且 mtDNA 的缺失率也随之增加,表明分裂旺盛的细胞中 mtDNA 的快速复制可稀释 8-OH-dG,而分裂终末的细胞中 8-OH-dG 累积,促进 mtDNA 缺失。

缺失常包括一个或几个 mRNA 基因和 tRNA 基因,可累及脑、心肌、骨骼肌、肝、肾、肺、皮肤、卵巢、精子等多种器官组织。不同年龄的人心肌、脑、骨骼肌、肝、膈肌等细胞中 mtDNA 片段缺失的位置可能不同,但缺失率均随增龄而增加,如:在 17 岁青年中未发现 mtDNA 片段的缺失;在 34 岁个体中检测到 mtDNA5.0bp 片段的缺失,缺失率为 0.005%;随年龄的增长,缺失率逐渐增加,85 岁个体中达 0.26%,是低值的 4 200 倍。说明缺失的 mtDNA 积累到一定程度时,线粒体发生生物学变化,OXPHOS 组分缺损或数量减少,生成的能量低于维持正常细胞功能阈值,致使细胞死亡,引起衰老和多种老年退化性疾病。

(2) 肿瘤:肿瘤细胞具有异常快速的分裂增殖能力,能量需求很高。各种肿瘤和肿瘤细胞系中发现了体细胞 mtDNA 突变,这些突变能通过细胞生成能量的改变、线粒体氧化压力的增加和(或)调节凋亡而导致肿瘤。

有些因素的作用可使 mtDNA 游离出线粒体膜外(如细胞内线粒体受损伤崩解),而细胞内核酸降解酶活性下降,不能有效地清除游离于胞质中的 mtDNA 分子,mtDNA 有可能像致瘤病毒那样通过核膜,随机整合到 nDNA 中,激活原癌基因或抑制抗癌基因,使细胞增殖分化失控,导致癌变。

mtDNA 是致癌物作用的重要靶点,众多研究结果显示,化学致癌物与 mtDNA 的结合比 nDNA 更充分。

(3) 糖尿病:近年来的分子遗传学研究证实,一些 2 型糖尿病患者具有明显的遗传背景,其中部分患者糖尿病的发生与线粒体基因的突变有关,mtDNA 点突变或缺失可选择性地破坏 β 细胞,1997 年,美国糖尿病学会年进行新的糖尿病病因学分类,将其归为特殊类型糖尿病中 β 细胞遗传性缺陷疾病。

与线粒体糖尿病有关的 mtDNA 突变类型较多,如 tRNALys 的 A8296G、12SrRNA 的 G1438A、T1310C 等点突变、8kb 重复突变和 10.4kb、7.7kb 及 7.6kb 缺失突变等。tRNALeu(UUR)基因 3230～3304 是热点突变区域,包括 tRNALeu(UUR)的 A3243G、C3256T、T3264C、G3316A,其中 A3243G 突变最为常见。

mtDNA 突变可通过以下机制诱导糖尿病:①胰 β 细胞能感受血糖值,以葡萄糖为底物产生 ATP,影响 K^+ 通道,进一步借助电位感受性的 Ca^{2+} 通道使其分泌胰岛素。突变使 β 细胞变得不能感受血糖值,呼吸链复合体酶活性下降,ATP 合成不足,胰岛素分泌降低;②β 细胞不稳定性增高,诱发自身免疫介导的 β 细胞损坏;③增加糖原异生;④脂肪细胞对胰岛素的反应减弱,糖耐量减退,出现高血糖。

(4) 冠心病:线粒体 OXPHOS 过程产生大量的氧自由基,引起 mtDNA 损伤而发生突变,使线粒体呼吸链的电子传递受阻,电子直接泄漏于线粒体基质内,使超氧阴离子产生增多,导致线粒体内的氧应激水平提高,氧化应激能大大增加线粒体的损伤程度,结果又使 OXPHOS 障碍加重,形成恶性循环。

在冠脉狭窄、心肌细胞缺血和反复出现低血氧时,可使 mtDNA 出现不可逆性损害,产生永久性心肌细胞氧化功能障碍。因此,心肌缺血与 mtDNA 突变互为因果关系。

冠心病患者 mtDNA5.0kb 片段的缺失是正常人的 7～220 倍,7.4kb 片段和 10.4kb 片段的缺失率也比正常人高。

(5)氨基糖苷类抗生素诱发的耳聋:耳毒性聋与氨基糖苷类抗生素(aminoglycosideantibiotic, AmAn)的应用相关,对常规量 AmAn 易感的耳聋可能具有母系遗传倾向,这些易感个体具有 mtDNA12SrRNA 基因的 1555 位点 A→G 的突变,有人认为该突变多存在于亚洲人种,白种人极少发生。

(三)nDNA 突变引起的线粒体病

1. 编码线粒体蛋白的基因缺陷　已定性的由于编码线粒体蛋白的基因缺陷所引起的疾病并不多,如丙酮酸脱氢酶复合体缺陷、肉碱棕榈酮转移酶缺陷等。主要从以下方面寻找线索:如有孟德尔遗传的家族史;生化方面可检测的特定酶缺陷;组织化学方面的研究,如一些呼吸链蛋白亚基是由核基因编码的;利用 Rho°细胞进行的互补试验研究,如一个 Leigh 综合征与 COX 缺陷患者的成纤维细胞与 HeLa 细胞融合后恢复了正常的 COX 活性。由此推测其相关的酶或蛋白质是由 HeLa 细胞的核基因编码的。

2. 线粒体蛋白质转运的缺陷　nDNA 编码的线粒体蛋白质是在胞质内合成转送入线粒体的不同部位。转运的过程有较复杂的机制。有胞质内合成的前体蛋白比成熟蛋白要大一些,原因是成熟蛋白多了一个前导肽(leader peptide)。前导肽作为一个识别信号与位于线粒体外膜上的受体蛋白相结合,并通过联系了内外膜的一个通道进入线粒体基质,这个转运过程是一耗能过程。进入基质的前体蛋白的前导肽被线粒体蛋白酶水解。协助蛋白转运的其他因子还包括胞质和基质内的热激蛋白(heat-shock proteins),它可使转运的蛋白保持非折叠的状态。

两种基因突变会引起蛋白转运的线粒体疾病:一是前导肽上的突变,将损害指导蛋白转运的信号,使蛋白转运受阻;二是蛋白转运因子的改变,如前导肽受体、抗折叠蛋白酶等。

3. 基因组间交流的缺损　如上所述,线粒体基因组依赖于核基因组,nDNA 编码的一些因子参与 mtDNA 的复制、转录和翻译。现发现有两类疾病的 mtDNA 有质或量上的改变,但它们均呈孟德尔遗传,因此 mtDNA 的改变只是第二次突变。

(1)多重 mtDNA 缺失:这类患者不像 KSS 综合征等疾病表现单一的缺失,而是表现 mtDNA 的多重缺失,且呈孟德尔遗传方式,可能 nDNA 上的基因存在缺陷。比较典型的如常染色体显性遗传的慢性进行性外眼肌麻痹(autosomal dominantly inherited chronic progressive external ophthalmoplegia,AD-CPEO)。

(2)mtDNA 耗竭:这类患者主要为 mtDNA 完全缺损,也就是 mtDNA 量的异常而不是质的异常,患者往往病情较重,早年夭折。根据临床症状主要分为 3 类:①致命的婴儿肝病;②先天性婴儿肌病;③婴儿或儿童肌病。这些疾病均呈常染色体隐性遗传,可能是控制 mtDNA 复制的核基因发生突变所致。

一般认为绝大多数线粒体病是由 mtDNA 突变引起的,但随着对线粒体病分子机制的逐步了解,发现 nDNA 突变引起的线粒体疾病已日益增多。

三、线粒体疾病的诊断

由于线粒体疾病具有异质性,而且核基因组、线粒体基因组与患者的表型之间存在复杂的作用关系,线粒体病的实验室诊断往往需要依靠从临床体征、组织化学到生化或分子检测等各类信息。家族史以及受累组织的特异性改变是辅助诊断的关键因素,但多数情况下往往缺乏此类信息,给明确诊断带来困难。

四、线粒体疾病的实验模型

1. 细胞模型　胞质融合杂交是研究 mtDNA 突变的一个很好的工具。通过将来自患者的去核细胞与 mtDNA 缺失细胞（ρ0 细胞）融合，可获得线粒体疾病的体外模型。

mtDNA 缺失细胞（ρ0 细胞）是一类线粒体内 DNA 缺失、无线粒体功能、依靠糖酵解存活的细胞系。由于 mtDNA 与核 DNA(nDNA)相比缺乏组蛋白保护，可以使用药物抑制 mtDNA 的复制和转录并导致细胞内 mtDNA 丢失，而不影响 nDNA 的复制和转录，形成有线粒体但无 mtDNA 的细胞。目前对于 ρ0 的诱导培养方法较多，较经典的是溴化乙啶诱导法。建立无线粒体 DNA 细胞模型有助于研究线粒体的重要功能，如氧化磷酸化、ATP 产生、电子链的传递、活性氧的产生，特别是线粒体基因组及其功能对线粒体核基因表达的影响，为治疗疾病提供理论依据。

通过使经筛选的线粒体 DNA 序列在固定的核背景下表达，融合细胞不仅能用于建立和（或）确认线粒体疾病的遗传起源，而且也可以提供一个受控的环境来研究特定线粒体 DNA 突变后产生的不同水平的异质性会对细胞造成怎样的生理或功能影响，以及这些突变影响细胞功能的确切分子机制。但这种模型也有其自身的缺陷，大多数杂交模型使用的 ρ0 细胞都是非整倍体肿瘤细胞产生的，而肿瘤细胞更多的是依赖糖酵解而不是氧化磷酸化来提供能量支持，而线粒体疾病则基本是发生于有氧呼吸的细胞中，所以有必要先明确宿主细胞的能量代谢途径会对线粒体 DNA 突变的表型表达有什么样的影响，这一点目前仍不清楚。

2. 酵母模型　目前已能将外源性 mtDNA 注入芽殖酵母（*Saccharomyces cerevisiae*）中实现线粒体基因组的重组。研究人员可以在酵母线粒体基因组中任何需要的位置上引入突变，用来模拟可导致疾病的人类 mt-tRNA 突变，找出 mt-tRNA 突变的抑制因子。

3. 小鼠模型　小鼠模型可通过以下方法建立：①直接显微注射法：线粒体的提取和纯化后显微注射进受精卵中，由受精卵发育成个体；②胚胎干细胞介导的线粒体转移法：将只含有 1 种 mtDNA 的脱核细胞的细胞质和未分化的雌性小鼠胚胎干（ES）细胞相融合，随后将 ES 细胞显微注入小鼠胚胎，将胚胎移植到假孕母鼠的子宫内；③核胞质体与小鼠胚胎直接融合法：将只含有 1 种 mtDNA 的脱核细胞的细胞质和 1 细胞胚胎融合，进行短暂的体外培养后，将 2 细胞胚胎移植到假孕母鼠的输卵管中。

五、线粒体疾病的治疗

尽管对线粒体遗传学和线粒体功能的研究和对线粒体疾病发病机制的理解有了相当大的进展，但目前没有针对患者线粒体功能障碍的有效治疗方法。在个别案例中，手术或移植可能具有一定的效果。由于线粒体遗传的复杂性和线粒体疾病表型的多样性，发展一个线粒体疾病"通用的"治疗方法一直是个问题。

当前的治疗重点是减轻症状以及并发症的防治。主要有两种方法，即运动治疗和基因治疗。同时努力减少线粒体疾病的发生。

1. 运动疗法　通过运动训练来治疗线粒体疾病。主要是针对那些由于突变引起肌肉中有高含量异质性致病 mtDNA 的患者，目的是改善他们的身体功能和生活质量。良好的耐受性和耐力训练不能改变患者肌肉细胞中突变型 mtDNA 的水平，但却能够提高细胞氧化磷酸化的功能。有实验表明每天进行有氧运动训练的环氧化酶（COX）10 基因敲除小鼠（通常在敲除后 2.5～3 个月出现严重的肌病），肌细胞中 ATP 的含量增加、发病的时间延后，小鼠的预期寿命延长。

2. 基因治疗　基因治疗的关键在于改变突变型 mtDNA 与野生型 mtDNA 的比例。

（1）使用特异性序列的线粒体靶向肽核酸（peptide nucleic acids，PNAS）选择性地与突变的

mtDNA 杂交,可以抑制突变的 mtDNA 复制,从而增加野生型基因组的比例,在体外实验中已成功将肌阵挛性癫痫和不规整红纤维病(myoclonic epilepsy and ragged-red fiber disease,MERRF)的 A8344G 突变基因的比例降低到病理阈值以下。但后来的实验中发现 PNAS 难以跨越线粒体内膜,于是又设计了一种极性更大的"跨膜寡聚体"(cell membrane crossing oligomers,CMCOs),CMCOs 与 PNAS 形成聚合体后可以导入线粒体内腔。

另一种方法是将一个锌指-DNA 甲基化酶(zinc finger DNA methylase)导入线粒体,对特定的突变 mtDNA 甲基化,抑制其复制,因而降低突变 mtDNA 所占的比例。该方法在针对神经性肌无力、运动失调及色素性视网膜炎(neuropathy,ataxia and retinitis pigmantosa,NARP)的 T8993G 突变基因的实验中获得成功。

(2)使用限制性内切酶选择性的破坏突变的 mtDNA:向线粒体输入针对突变 mtDNA 的特定限制性内切酶的重组基因,使其表达相应的酶剪切异常的 mtDNA。例如,带有 T8993G 突变的人 ATP 酶 6 基因产生了新的唯一的 SmaI 酶切位点。把内切酶 SmaI 基因接上一段线粒体靶向性序列,在细胞的核基因表达体系中表达后可被转运入线粒体,可使突变的 mtDNA 显著减少。将特定的内切酶基因输送给相应患者可望降低突变 mtDNA 的比例,但该方案的前体条件是线粒体基因突变后产生了新的特异性的酶切位点,这使实际的可操作性变得很有限。

(3)基因的异位表达(allotropic expression),用来修正 mtDNA 突变导致的呼吸链酶蛋白缺陷:用其他物种的同源蛋白的基因转染带线粒体基因突变的哺乳动物细胞,表达产生的异种同源蛋白可以替代基因突变的蛋白功能。

(4)将特定的线粒体多肽转运入线粒体:可针对线粒体蛋白质的突变输入相应的正常蛋白,尽管线粒体基因突变形式多种多样,这种方法都可达到最终修正线粒体呼吸链功能的效果,有望从根本上纠正基因突变引起的病变。

(5)向线粒体输送特定的 tRNA:一些线粒体病是由特定的 mt-tRNA 基因突变导致的。修补 mt-tRNA 的基因突变,可利用核基因体系表达特定的 tRNA,然后将该 tRNA 转运入线粒体。自然界中正常的酵母 tRNA 可从细胞质转运至线粒体以补偿突变的 mt-tRNA,而在有特异的酵母转运因子存在时,酵母的 tRNA 可被运入人类线粒体。例如,肌阵挛癫痫伴破碎红纤维综合征(myoclonic epilepsy and ragged-red fiber disease,MERRF)病是由于 mt-tRNA 的基因突变引起的。在带有转运赖氨酸的 mt-tRNA(mt-tRNA lys)基因突变的人类细胞系中表达核基因编码的酵母 mt-tRNA lys,可使 MERRF 病的呼吸链功能缺陷部分恢复。

第四节 线粒体自噬

1962 年,在胰高血糖素处理的小鼠肝细胞中观察到了细胞自噬(autophagy)现象,之后逐渐形成的细胞自噬的概念:细胞在缺乏营养和能量供应时,部分细胞质与细胞器被包裹进一种特异性的双层膜或者多层膜结构的自噬体(autophagosome)中,形成的自噬体再与溶酶体融合形成自噬溶酶体(autolysosome),胞质和细胞器成分在这里被降解为核苷酸、氨基酸、游离脂肪酸等小分子物质,这些小分子物质可以被重新利用合成大分子或者合成 ATP。

自噬作为细胞生存的一种机制,在很多生理过程如清除损伤、衰老细胞器以及冗余蛋白上发挥着重要作用。除营养和能量缺乏外,氧化应激、感染以及蛋白质大量聚集等因素也可以诱导细胞发生自噬。通过自噬,细胞可以在饥饿条件下存活数天甚至数周。但是过度激活的自噬会引起细胞发生程序性死亡,以电镜下出现大量双层膜结构的自噬体为形态学特征。

线粒体自噬是指在活性氧(ROS)、营养缺乏、细胞衰老等外界刺激的作用下,细胞内的线粒体发生去极化损伤,损伤的线粒体被特异性地包裹进自噬体中并与溶酶体融合,从而完成损伤线粒体的降解,维持细胞内环境的稳定(图8-5)。

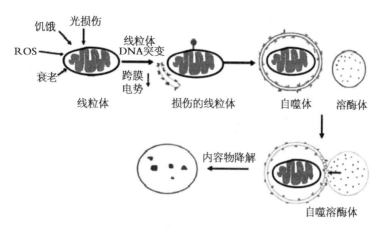

图 8-5　线粒体自噬过程示意图

通常线粒体自噬可以分为大自噬(macroautophagy)、小自噬(microautophagy) 和胞质-液泡转运 (cytosol-to-vacuole transport,cvt)途径 3 种方式。大自噬是指通过形成具有双层膜结构的自噬体(autophagosome)包裹线粒体,再与溶酶体融合生成自噬溶酶体使线粒体降解;小自噬是指通过溶酶体或液泡表面的变形直接吞噬线粒体使线粒体降解;cvt 途径只存在于酵母中,在哺乳动物细胞内还未发现这一自噬方式。不同的线粒体自噬途径,参与了不同种系、不同组织细胞内的线粒体降解过程,并且在神经退行性疾病、心脏病、糖尿病和肿瘤等许多重大疾病的发生发展过程中具有重要的调控作用。

一、酵母细胞内的线粒体自噬

酵母是最早应用于自噬研究的模式细胞,人们以酵母的自噬系统为标准命名了一系列自噬相关基因蛋白(autophagy-related genes,Atg)。其中位于胞质的 Atg32 羧基末端的 TM 结构域负责与线粒体膜相连。Atg32 可以作为线粒体的受体直接与 Atg11 连接,将线粒体定位于自噬组装位点(phagophone assembly site, PAS),同时其 LIR 结构域可以与 Atg8 家族蛋白连接,启动自噬体的形成。另外,线粒体外膜蛋白 Uth1 能够特异地调控线粒体小自噬途径,线粒体蛋白磷酸酶同系物Aup1 也在线粒体自噬过程中发挥了重要作用。

二、哺乳动物细胞内的线粒体自噬

在哺乳动物细胞内已经发现了多种线粒体大自噬途径,如与帕金森病发生密切相关的 Parkin 介导的线粒体大自噬途径、与网织红细胞发育相关的 Nix 介导的线粒体大自噬途径等。

Parkin 是一种 E3 泛素蛋白连接酶,可由 PINK1 激酶活化,活化的 Parkin 能够使受损线粒体的阴离子电位通道蛋白 VDAC1 泛素化,并被信号接头蛋白 p62/SQSTM1 识别,后者再与吞噬膜(phagophore)表面的 Atg8 家族同源蛋白(如 LC3A-C、GATE-16 等)结合,介导泛素化的底物进入自噬体。组蛋白去乙酰酶 HDAC6 也可以结合 Parkin 介导的泛素化的线粒体基质,参与 Parkin 介导的线粒体自噬。目前已鉴定了 4 个定位于线粒体的 Parkin 底物,包括果蝇中的线粒体装配调节因子(mitochondrial assembly regulatory factor,MARF)、哺乳动物细胞中的线粒体融合蛋白 1(mitofusin 1,MIF1)、线粒体融合蛋白 2(mitofusin 2,MIF2)和电压依赖性阳离子选择通道蛋白 1(voltage-dependent anion selective channel protein 1,VDAC1),这些蛋白均定位于线粒体外膜上。

Nix 即 BCL2 连接蛋白(BNIP3L),是一种线粒体膜表面结合蛋白,Nix 蛋白可以直接与吞噬膜表面的 Atg8 家族同源蛋白连接,从而诱导线粒体经大自噬途径降解。但是进一步的研究发现,当大自噬相关基因 Atg7 敲除时,只能部分阻断 Nix 介导的线粒体自噬,表明 Nix 可能还具有调控线粒体经非大自噬途径降解的作用。同时,Nix 蛋白可能具有与 Atg32 相似的功能,因为两者之间存在着相似的结构域和细胞功能,比如都存在羧基末端的 TM 结构域负责与线粒体膜相连,都存在 LIR 结构域可以与 Atg8 家族蛋白连接。因此,对于 Nix 在介导线粒体自噬方面的作用还有待深入研究。另外,在哺乳动物细胞内,Nix 蛋白(BNIP3L)还存在同源蛋白 BNIP3,两者在结构和功能上均极为相似,并且在诸如低氧诱导的自噬中都显示了相似的功能,推测 BNIP3 在线粒体的降解调控机制中具有与 Nix 蛋白相似的作用。

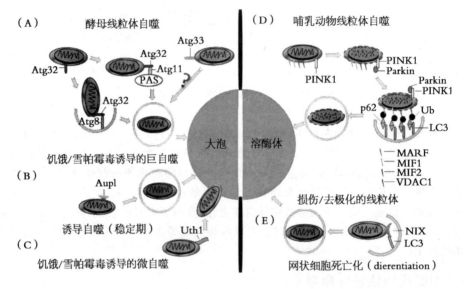

图 8-6　不同蛋白在酵母和哺乳动物线粒体自噬过程中的作用

对于自噬是促进还是抑制细胞死亡一直存在争议。实验中发现,细胞损伤时线粒体的自发去极化有明显的增强,由于去极化线粒体可以通过释放促凋亡蛋白激活细胞凋亡通路,因此如果细胞通过自噬清除掉受损线粒体,那么线粒体自噬将对细胞起到保护作用。但是,过度的自噬有可能引起组织蛋白酶或者其他蛋白水解酶从溶酶体或者自噬溶酶体中泄漏出来,从而引起细胞发生凋亡或者坏死。而去极化与线粒体膜通透性改变(mitochondrial permeabilitytransition,MPT)直接相关。MPT 的程度可能决定着细胞是发生线粒体自噬还是凋亡或者坏死。外界刺激较弱时,有限的 MPT 只能破坏小部分线粒体,从而激活线粒体自噬,此时的自噬是作为细胞的一种自我保护机制而发生。随着外界刺激的增强,当线粒体自噬不足以清除损伤线粒体时,细胞会发生凋亡。最后,当过强的外界应激导致细胞内所有线粒体 MPT 发生强烈改变时,细胞内 ATP 的量急剧下降,细胞产能系统遭到完全破坏,不能提供自噬或者凋亡所需能量,这时,细胞发生坏死。因此,线粒体 MPT 的程度是决定细胞命运的一个重要因素。

（郭　锋）

参考文献

［1］ Schon EA，DiMauro S，Hirano M. Human mitochondrial DNA：roles of inherited and somatic mutations. Nat Rev Genet,2012,13(12):878～890.

［2］ Wallace DC. Mitochondria and cancer. Nat Rev Cancer, 2012,12(10):685～698.

［3］ Niccoli T，Partridge L. Ageing as a risk factor for disease. Curr Biol,2012,22(17):R741～752.

［4］ Youle RJ，van der Bliek AM. Mitochondrial fission，fusion，and stress. Science，2012,337 (6098):1062～1065.

［5］ Yu M. Somatic mitochondrial DNA mutations in human cancers. Adv Clin Chem，2012,57: 99～138.

［6］ Cline SD. Mitochondrial DNA damage and its consequences for mitochondrial gene expression. Biochim Biophys Acta，2012,1819(9～10):979～991.

［7］ Morán M，Moreno-Lastres D，Marín-Buera L,et al. Mitochondrial respiratory chain dysfunction：implications in neurodegeneration. Free Radic Biol Med,2012,53(3):595～609.

［8］ Schapira AH. Mitochondrial diseases. Lancet,2012,379(9828):1825～1834.

［9］ Martin LJ. Biology of mitochondria in neurodegenerative diseases. Prog Mol Biol Transl Sci, 2012,107:355～415.

［10］ Laing NG. Genetics of neuromuscular disorders. Crit Rev Clin Lab Sci,2012,49(2):33～48.

第九章

非编码 RNA

    多年来基因组中大部分非编码部分被认为是"垃圾"基因(junk gene),没有任何生物学功能,是进化遗留产物。随着 2000 年人类基因组计划框架图的完成,人们发现仅有少数基因(1%～2%)负责编码蛋白质,且已知的蛋白质编码转录本(protein-coding transcripts)仅占到基因组全长的 2%。DNA 元件百科全书(encyclopedia of DNA elements,ENCODE)数据库计划获得了迄今为止最详细的人类基因组分析数据,颠覆了人们以往对 DNA 及基因的认识,提出了"垃圾"DNA 不垃圾的观点。ENCODE 计划还将寻找到的人类细胞产生的所有 RNA 组分编成目录,获得人细胞转录全景图(landscape of transcription in human cells),从而提供基因组范围内的人类转录本目录,并确定产生的 RNA 的亚细胞定位。该项目的研究人员从中证实,75% 的人类基因组能够发生转录,并观察到几乎所有当前已标注的 RNA 和上千个之前未标注的 RNA 的表达范围与水平、定位、加工命运、调节区和修饰。ENCODE 计划让研究者重新认识了 RNA 世界,发现大部分 RNA 本身就是终产物,具有重要的生理功能,不仅仅是翻译为蛋白质的中间产物。这些不编码蛋白质的 RNA 称为非编码 RNA(non-coding RNA,ncRNA)。与"垃圾"DNA,"垃圾"基因一样,最初研究者也将非编码 RNA 归为"垃圾"RNA,认为其不包含生物学信息或者没有功能。随着研究的不断深入,人们发现非编码 RNA 含有丰富的信息,具有重要的生物学功能,一系列疾病的发生发展与非编码 RNA 的调控失衡有关。

    基因组的所有转录物(transcripts)主要分为两类:编码蛋白质的 mRNA 和非编码 RNA。非编码 RNA 没有可读框,或仅有一个保守性很差且不编码蛋白质的短刻度框,根据其功能又可以分为两大类:持家 RNA(housekeeping RNA)和调节 RNA(regulatory RNA)。持家 RNA 是细胞正常功能必不可少的,包括参与初级转录加工的 RNA(snRNA、snoRNA、RNAaseP RNA、gRNA);参与翻译(tRNA、rRNA)及翻译质控(tmRNA)的 RNA;端粒酶相关 RNA、穹隆 RNA(vault RNA)和 SRPRNA。调节 RNA 从广义上讲包括了真核生物和原核细胞中涉及基因表达不同方面的特异调控的转录物。调节 RNA 大小各异,作用机制多样,有些已明确知道其功能,还有一些已报道但尚未明确功能的非编码 RNA。目前已知的调节 RNAs(regulatory RNAs)包括小干扰 RNAs(small interfering RNAs,siRNAs)、microRNAs(miRNAs)、Piwi-interacting RNAs(piRNAs)、小核仁 RNA(small nucleolar RNAs,snoRNAs)、长链非编码 RNA(long noncoding RNAs,lncRNAs)等。

    本章将通过小干扰 RNA、microRNA 和长链非编码 RNA 来介绍非编码 RNA 的功能及其与疾病发生发展的关系。

第一节 小干扰 RNA

RNA 干扰(RNA interference,RNAi)是一种由双链 RNA 诱发的基因沉默现象,通过阻碍特定基因的翻译或转录来抑制基因表达。RNAi 是真核生物中普遍存在的抗病毒入侵、抑制转座子插入和调控基因表达的监控机制,目前还被普遍应用于分子生物学的基因功能研究。RNA 干扰作用可以由长度为 21~23 核苷酸(nucleotide,nt)的小 RNA 分子直接引起的,即小干扰 RNA(small interfering RNA,siRNA)。SiRNA 是 RNA 干扰现象中一个重要的中间介质,伴随 RNAi 现象被发现。

139

一、RNAi 的历史

1990 年,Napoli 和 Jorgensen 首次报道了 RNAi 现象。他们实验的目的是确定查尔酮合成酶(chalcone synthase,CHS)——黄酮类化合物生物合成过程中一种关键的酶,是否也是花青素生物合成过程中的限速酶。而花青素生物合成通路是深紫色牵牛花颜色显现的关键。为了产生紫色的牵牛花,Napoli 和 Jorgensen 过表达牵牛花中的 CHS,却得到了意想不到的白色牵牛花,且其中内外源性的 CHS 表达量比野生型牵牛花中的 50 倍还低。因而他们推测引入的转基因 CHS 和内源性 CHS 基因发生了共抑制(co-suppressing)现象,即外源性导入的 CHS 基因在其自身不表达的同时,也引起内源性 CHS 基因的表达受到抑制。

1992 年,Ramano 和 Macino 在粗糙链孢霉(*Neurospora crassa*)中报道了相似的现象,意识到诱导的同源 RNA 序列能引起内源性基因的压制(quelling)。1995 年,RNA 沉默在动物体内被 Guo 和 Kemphues 报道,他们观察到在秀丽隐杆线虫(*Caenorhabditis elegans*)中导入 *par-1* mRNA 的正义(sense,或称有义)和反义(antisense)RNA 均能导致 *par-1* mRNA 的降解。当时人们认为反义 RNA 可以通过和内源性 mRNA 结合形成双链 RNA(double-stranded RNA,dsRNA),抑制转录或者作用于细胞核糖核酸酶的分布。奇怪的是用作对照的正义 *par-1* RNA,不能和内源性 *par-1* 转录物杂交,不但没有增加该基因的表达,也导致了 *par-1* mRNA 的降解。1998 年,Fire 和 Mello 发表了一系列的文章对先前报道的"共抑制,基因压制和正义 mRNA"引起的内源性基因沉默做出了解释。通过对秀丽隐杆线虫的研究,他们提出引起基因沉默的不是单链 RNA(single-strand RNA,ssRNA)而是双链 RNA(double-stranded RNA,dsRNA)。他们认为似乎矛盾的 Guo 和 Kemphues 的结果显示正义 RNA 导致的基因沉默,可能是其中污染了双链 RNA。为了证实这一推测,Fire 和 Mello 高度纯化了正义和反义的 ssRNAs 后,将其两者导入线虫体内,对比了其与 dsRNA 对 *unc-22* 基因表达的影响。结果发现,对于同一基因,dsRNA 的抑制效果是 ssRNA(正义和反义)的 10~100 倍。事实上,ssRNAs 有效仅仅是在正义链注射入线虫后反义链亦注入,或者反义链先注入线虫体内后正义链再注入的情况下出现的,提示在体内 ssRNA 通过杂交形成了 dsRNA 发挥功能。因而,Fire 和 Mello 提出了 RNA 干扰(RNA inrerference,RNAi)的概念,即一种由双链 RNA 诱发的基因沉默现象,其机制是通过阻碍特定基因的翻译或转录。之后的研究发现,RNA 干扰现象广泛存在于植物、真菌、线虫、昆虫、灵长类等生物体内,这些生物利用 RNAi 抵御病毒的感染,阻断了转座子的插入,调控基因表达,其中间产物是 siRNA。

二、RNAi 的机制和 siRNA

RNAi 的作用机制逐步被揭示,其关键就是被导入的外源 dsRNA 被切割成有着特定二级结构的 21～23 nt 的 siRNA。siRNA 分子在自然界是双链的,包含了其起源的核苷酸序列,在两条链的 3′端均有两个未配对的核苷酸(图 9-1)。RNAi 的作用机制包括 3 个阶段,起始阶段(initiation phase)、执行阶段(execution phase)和倍增阶段,其中倍增阶段仅存在于植物中。

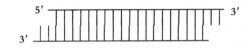

图 9-1 siRNA 的代表性结构
双链结构,3′端有两个核苷酸的悬挂

1. 起始阶段——小双链 RNA 分子产生 外源进入的长双链 RNA 被 Dicer 酶特异识别,以一种 ATP 依赖的方式逐步切割,形成长约 20 个核苷酸的双链 siRNA,且每条链的 3′端都带有 2 个悬垂的碱基(多数是 UU)。Dicer 酶是一种多功能酶,包含:RNAse Ⅲ 催化结构域、RNA 结合结构域(RNA binding domain,RBD)和 RNase Ⅲ 解螺旋酶结构域等多个结构域。Dicer 酶识别 dsRNA,并通过其 RNA 结合域与之结合,解开 dsRNA 并通过一种序列特异性的方式进行切割。已有多种 Dicer 酶被鉴定,某些生物体内含有 1 种以上 Dicer 酶,负责不同来源 dsRNA 的加工。果蝇(*Drosophila*)有 2 种 Dicer 的同源基因:Dicer-1(DCR-1)和 Dicer-2(DCR-2);拟南芥(*Arabidopsis thalianan*)含有 4 种 Dicer 样基因(DCL-1、DCL-2、DCL-3 和 DCL-4),而仅有一种 Dicer 酶在人类中被鉴定。

2. 执行阶段 靶 mRNA 降解或转录抑制引起的基因特异性失活 剪切形成的 siRNA 与酶复合物 RISC(RNA-induced silencing complex)结合,形成 siRNA 诱导沉默复合物(siRISC),进而引起靶 RNA 的降解(图 9-2)。研究发现,RISC 复合物包括一系列的酶和结构蛋白。RISC 中含有两个相对分子质量约为 100 000 的蛋白,即 Argonaute 1 和 Argonaute 2(Ago1 和 Ago2)。Argonaute 蛋白是一个非常保守的蛋白家族,其成员具有两个特征性的结构域:PAZ 和 PIWI。多种生物体内的 Argonaute 蛋白都与 RNAi 相关,其中包括线虫中的 rde-1、拟南芥中的 AGO1 等。人体内的 Argonaute 蛋白有 8 种,其中 Ago 1-4 属于 Agronaute 亚类;hPiwi 1-4 属于 Piwi 亚类。Argonaute 蛋白的基本结构是其 N 端、PIWI 结构域及中间的结构域形成月牙形,从而支撑第 4 个结构域——PAZ 结构域。siRNA 的 3′末端进入 PAZ 结构域的沟中,其余部分则和靶基因的 mRNA 配对,进而通过 PIWI 结构域切割靶基因 mRNA。后来人们发现,尽管 Ago1-4 均能和 siRNA 结合,但只有 Ago2 具有“切割”活性。除 Ago 家族蛋白外,RISC 还含有 Dicer 酶等大分子。RISC 中的 Dicer 具有 RNaseⅢ结构域,在 RNAi 的起始阶段负责催化 siRNA 的产生,并在 RISC 装配过程中起稳定 RISC 中间体结构和功能的作用。双链 siRNA 需要解旋后才能被组装入 RISC,而且仅有一条链进入 RISC,另一条链被 Ago2 降解。对 siRNA 双链两端的热力学稳定性分析,将 siRNA 分为对称性和非对称性 siRNA。对称性 siRNA 有着相同稳定性的末端,两条链进入 RISC 的机会均等;而非对称性 siRNA 两端稳定性不同,稳定性较差的一端容易解螺旋,偏向性的产生一条链结合到 RISC 复合物上,即 RISC 的非对称性组装。进入 RISC 的 siRNA 识别相应的靶 mRNA,并在距离 siRNA 5′端的第 10-11 位碱基之间切断靶 mRNA,导致转录后基因沉默。被切割的靶 mRNA 在细胞质中被降解。

三、siRNA 及 RNAi 的应用

由于 siRNA 能够特异地和有效地沉默感兴趣的基因,其发现使科学界无比兴奋。最另人兴奋的是这种技术的潜在应用前景。随着 RNAi 研究的不断深入,对 RNAi 沉默靶基因机制的逐渐明确,RNAi 及其关键分子 siRNA 在基础研究、药物研发和临床诊治的应用也越来越广阔。

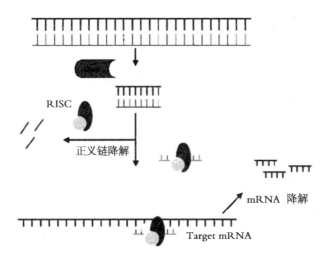

图 9-2 RNA 干扰的机制(HIPPOKRATIA 2006,10,3:112-115)

（一）在基础研究中的应用

在针对基因功能研究的过程中,需要对特定基因进行敲除或降低其表达,从而明确其所发挥的生物学功能。相比传统的基因敲除技术,RNAi 具有投入少、周期短、操作简单、干扰效率高等优势,是目前功能基因组学(functional genomics)研究的重要的工具之一。基本的研究策略就是通过 RNAi 干扰靶 mRNA 后,通过观察细胞的表型和生物学特性的改变,并利用各种分子生物学方法对基因的表达及功能进行分析。目前,RNA 干扰技术在真菌、植物、线虫、果蝇及哺乳动物的基因功能研究中均发挥了重要作用。

早在 1988 年,研究者就利用 RNA 干扰技术检测果蝇发育相关的各种基因。随后人们通过 RNAi 敲除了线虫 1 号和 3 号染色体上的多个基因,获得基因敲除表型,确定了数百个基因的功能。2001 年,Elbashir 等首先将 RNAi 技术应用于哺乳动物细胞。利用免疫荧光和免疫印迹鉴定在 HeLa 细胞中 RNA 干扰对内源性核纤层蛋白(lamin)A/C 的抑制作用,结果发现 laminA/C 的表达被抑制 90% 以上。自此,RNA 干扰技术被普遍应用于哺乳动物的基因功能研究。而 RNAi 是否能高效、特异的沉默靶 mRNA,关键在于 siRNA 的序列设计。不同的 siRNA 序列沉默基因的效率差别很大。除此以外,靶 mRNA 的空间结构、RISC 与 siRNA 的相互作用及 siRNA 与靶 mRNA 错配,等等,均会影响 siRNA 的功能,进而影响 RNAi 的效果。

（二）在临床中的应用

RNAi 技术的诞生及 siRNA 的发现不仅是一种非常有效的研究特定基因功能的工具,也为人类疾病的诊治提供了候选方案。转录、转录后、翻译后的干预是停止一个疾病进程的 3 个关键时间点。在反义 RNA 发现之前,大部分药物作用的靶点是蛋白质和翻译后干预。siRNA 则可以通过直接作用于靶 mRNA,在疾病发生和发展的早期予以控制。理论上,siRNA 可以用来治疗任何由于特异性基因上调表达引起的疾病,如肿瘤、感染性疾病等。体外实验也证实 siRNA 可以作用于原癌基因、不同类型的病毒,抑制其表达。然而 siRNA 在体内的应用,受到 siRNA 分布、代谢等多种因素影响,RNA 干扰的效果有所不同。

1. 在病毒引起的感染性疾病中的应用 RNA 干扰是生物体抵御病毒入侵的手段,因而也被研究用于治疗病毒引起的感染性疾病。RNAi 主要针对的是病毒入侵、复制所必需的基因或者是在病毒生命周期过程中起到重要功能的宿主基因。HIV-1 基因组中含有 *tat* 和 *rev* 两个调节基因。*tat*

编码反式激活因子(tat),tat 蛋白对 HIV 基因具有正调控作用。*rev* 编码病毒蛋白表达调节因子(Rev),Rev 是 HIV 早期基因表达产物之一,可以增强 HIV 结构蛋白表达。特异性 siRNA 可以靶向 HIV-1 基因组中的 *tat* 和 *rev* 调节基因的 mRNA,阻断 tat 和 Rev 蛋白的表达,从而抑制 HIV-1 基因在人类 T 细胞和初级淋巴细胞中的表达和复制。针对 HBV 表面抗原的 siRNA 显著降低了 HBV 基因组 DNA 的表达。此外,小鼠体内试验研究证实 RNAi 可以抑制丙型肝炎病毒(HCV)和乙型肝炎病毒(HBV)在小鼠肝脏的表达。

2. 在肿瘤治疗中的应用 SiRNA 常作为肿瘤研究中靶向抑制目标基因的工具,对肿瘤基因功能及作用机制研究作用巨大。除用于相关基因功能研究外,siRNA 还可望成为肿瘤基因治疗的武器。包括癌基因在内的某些基因的不恰当表达或表达上调引起细胞异常增殖而引发肿瘤。通过 RNAi 抑制异常表达的基因为肿瘤治疗带来了希望,包括沉默肿瘤细胞生长、转移、血管生成和耐药过程中关键的基因等,很多临床前研究都为此提供了有利的结果。转移性胰腺癌是预后非常差的恶性肿瘤之一,因为大部分患者不能手术治疗,而且只有 4~6 个月的中位生存期。胰十二指肠同源异型盒蛋白-1(pancreatic duodenal homebox-1, *PDX-1*)是含同源结构域的转录因子家族成员之一,在胰腺发生过程中起到关键作用。在成熟的胰腺中,PDX-1 通过调节胰岛素、葡萄糖激酶和葡萄糖转运蛋白 2(glucose transporter type 2, *GLUT2*)的转录维持 β 细胞功能。*PDX-1* 在胰腺癌中表达上调,被认为是一种癌基因。动物实验表明,沉默 *PDX-1* 的表达可以抑制恶性胰腺癌的生长。DNMT1 是 DNA 甲基转移酶,其异常激活导致抑癌基因甲基化而失活,引起包括胃癌在内的多种肿瘤的发生。而 DNMAT1 被特异性 siRNA 抑制后,多种抑癌基因重新去甲基化而激活,胃癌的生长受抑制,可望用于胃癌基因治疗。

siRNA 还被应用于抑制肿瘤转移。晚期前列腺癌,肿瘤细胞容易转移到骨和局部淋巴结。一种全身给药系统可以通过 atelocollagen 胶原将 siRNA 引入骨转移的肿瘤位点。研究发现将靶向于 EZH2 或者 p110-α 的 siRNA 包埋在 atelocollagen 中,通过尾静脉给小鼠肿瘤异种移植模型的骨转移部位给药。连续给药 28 天后,siRNA 治疗组中肿瘤没有任何增长,而对照组肿瘤转移至胸部、下颌和腿部。血管形成是肿瘤生成和转移的关键因素。血管内皮生长因子(vascular endothelial growth factor,VEGF)通路,包括 VEGF 和 VEGF 受体 1、2、3,是血管形成过程中重要的通路。靶向于 *VEGF* 和 *VEGF* 受体的 siRNA 能抑制肿瘤的生长和血管形成。多药耐药(multiple drug resistance,MDR)是肿瘤化疗失败的重要原因之一。研究发现靶向 *MDR1* 的 siRNA 可以逆转胰腺癌和胃癌细胞对柔红霉素的耐药。

3. 治疗性 siRNA 的挑战 体内、外的研究都表明,由于 siRNA 在基因沉默过程中的有效性和特异性,siRNA 在临床中具有很好的应用前景。然而 siRNA 的普遍应用仍然有许多细胞内和细胞外的障碍需要克服。

(1) siRNA 的稳定性和靶向性:在细胞外,血清和组织中的 siRNA 很容易将 siRNA 降解。血清中裸露的 siRNA 的半衰期从几分钟到 1 小时。因而,siRNA 如何在治疗靶点达到有效的治疗水平是一个巨大的挑战。要想在疾病相关位点获得有效的治疗,siRNA 不仅要在血液中存活,而且要通过特定组织到达表达异常基因的靶细胞。即使当 siRNA 到达靶细胞,在其发挥沉默功能之前,siRNA 仍然面对一系列障碍,因为裸露的 siRNA 体积较大,带有负电荷,使他们无法通过细胞膜,聚集在细胞内发挥效应。即使顺利进入细胞内,siRNA 也面临被细胞内 RNA 酶降解,以及如何很好地被识别后组装入 RISC 的问题。

(2) siRNA 的导入途径:如果 siRNA 不能导入靶细胞、组织或器官,它的基因沉默效应就无从发挥。因而 siRNA 的临床应用,需要有安全、有效的导入系统。siRNA 的导入途径主要有两种:直接法和通过表达载体介导。以病毒为基础的导入系统,虽然很有效,其最大的缺陷就是安全性,包括其可能引发的突变,激发的免疫反应和炎症反应。因而大量的研究致力于发展有效的非病毒导入系统,包括 siRNA 直接的化学修饰、脂质体制剂、纳米粒子和导向分子等。

（3）siRNA 的特异性:对于所有的 siRNA,需要验证其对靶 mRNA 作用的特异性,避免其与其他 mRNA 同源互补。一般在应用 siRNA 治疗前,可以通过芯片来检测全基因组的表达情况,从而将非特异反应最小化。而通过改变与靶 mRNA 互补的位置和序列,可以获得特异性的 siRNA。

（4）脱靶效应:脱靶现象(off-target)是指 siRNA 能造成非同源 mRNA 降解的现象,将导致非预期的细胞转化。研究表明,大部分脱靶沉默是因为位于 siRNA 序列中 6～7 个核苷酸的"种子区域(seed region)"与非靶 mRNA 的同源互补引起的。因而,进行基因治疗时需警惕脱靶效应。而随着科学界对 siRNA 机制的不断认识,生物信息预测技术的进步,将有可能通过 siRNA 设计避免脱靶效应的发生。

（5）免疫反应的活化:虽然和长链 dsRNA 相比,siRNA 的相容性更好,但是也有一些情况下,siRNA 能引发免疫反应。Dharmacon 研究发现 23 个核苷酸长度的 siRNA 能激活干扰素反应,并引起培养细胞的死亡。也有研究发现,特定的 siRNA 能结合并活化 Toll 样受体 7(Toll-like receptor 7,TLR7),此类 siRNA 中包含有一个可以被 TLR7 识别的"危险基序(danger motif)"(5'-GUCCUUCAA-3')或类似的富含 GU 的序列。因为不同的细胞类型引起的免疫反应不同,因此很难基于体外研究结果去预测体内的反应。可以清楚的是,免疫原性和毒性必须在 RNAi 用于治疗前被解决。

总之,尽管 siRNA 的应用面临很多挑战,且 siRNA 导入体内的研究尚处于瓶颈期,然而无数的科学家正在致力于这些挑战的解决方案,期待在不远的将来,siRNA 能广泛应用于疾病治疗。

第二节　MicroRNA

MicroRNA(miRNA)是一类长度 18～25 个核苷酸的小单链(single-stranded,ss)RNA,由 DNA 转录产生,不翻译成蛋白质,通过碱基互补配对的方式与靶基因的 3'UTR 区部分或完全互补,剪切靶基因的转录产物或者抑制转录产物的翻译,从而起到转录后调控靶基因的表达的作用。miRNA 缺乏典型的开放阅读框(open reading frame,ORF),却在发育、蛋白质分泌和基因调控上发挥关键作用。超过 60％的人类编码基因可与 miRNA 选择性配对,根据序列互补程度的不同,miRNA 可导致靶 mRNA 的降解或者阻遏 mRNA 的翻译。

一、MicroRNA 的发现

lin-4 是线虫发育过程中的一种调控因子,能通过作用于核糖体而发挥作用。lin-4 是通过下调另一个基因 lin-14 对多种胚胎后期发育事件进行调控的。1993 年,Ambrose 等利用染色体步查法(chromosome walking)分离并克隆秀丽新小杆线虫的 lin-4 基因,发现这个基因非常小,其基因产物不是蛋白质,而是一个长度仅有 22nt 的 RNA,这是首个被发现的 miRNA。7 年后,另一个 miRNA 线虫 let-7 也被发现,其可以与靶 mRNA 的 3'UTR 区杂交,调控靶 mRNA 表达。随后,研究者通过生物信息学预测及实验证实大量 miRNA 存在于不同物种中,具有进化中的生物保守性。迄今为止,新的 miRNA 及其前体仍在不同的物种中陆续被发现。根据 2012 年 12 月 miRBase 数据库提供的数据,人类 miRNA 发夹前体为 1 600 种,成熟 miRNA 为 2 042 种(http://www.mirbase.org/)。功能学研究表明,miRNA 参与调节包括细胞的增殖、分化、凋亡等许多病理生理过程,miRNA 的缺失和异常与多种疾病相关,包括肿瘤、心脑血管疾病、糖尿病等严重危害人类健康的疾病。

二、MicroRNA 的基因结构

编码 miRNA 的基因以单拷贝、多拷贝或基因簇(gene clusters)等多种形式,非随机分布于除 Y

染色体外的其他染色体上。以簇形式存在的 miRNA 基因紧密相邻,构成一个多顺反子,彼此之间和附近的蛋白编码基因共同表达。miRNA 基因家族(miRNA gene family)是指基因之间同源性高的 miRNA 基因簇,这些成簇的 miRNAs 常常发挥相似的功能,目前已发现几十个 miRNA 基因簇。然而也有例外,有些位于同一转录体系下的 miRNA 基因簇成员表现出不同的表达水平,甚至不同的表达模式。亦有一些来源于蛋白编码基因内含子的 miRNA 与其宿主基因共有一个启动子有关,因而两者有相似的表达水平。

三、MicroRNA 的形成

miRNA 是由相应的 DNA 序列经 RNA 聚合酶转录,得到初始转录物后再经过一系列剪切加工形成成熟的 miRNA 分子。目前认为成熟 miRNA 的发生包括若干步骤,有多种不同的酶参与其中(图 9 - 4)。

1. 转录产生 pri-microRNA(primary microRNA)　最初从基因组转录出来的 miRNA 以长的 pri-microRNA 初级转录物形式存在。部分 miRNA 基因位于宿主基因内含子或非编码区,通过宿主基因的 RNA 聚合酶 Ⅱ 与启动子的结合实现其转录,并会随宿主基因的调控而被调控。还有一些 miRNA 基因位于基因与基因之间,拥有独立的启动子和调控元件。位于 miRNA 基因簇内的基因,具有共同的启动子和调控元件,被协同转录后,各自加工。

2. pri-microRNA 核内初次剪切　pri-microRNA 在细胞核内初次被剪切,产生大小为 60～70 个核苷酸左右的 pre-microRNA(precursor microRNA),该过程由 Drosha 样的 RNaseⅢ 内切酶/剪切体组分执行切割。Drosha 主要位于细胞核内,含有两个 RNase-Ⅲ 结构域,一个双链 RNA 结合结构域和一个未知功能的 N 末端片段。Drosha 需要和 DGCR8 结合形成复合物(Drosha-DGCR8 complex)后共同作用于 pri-microRNA。pre-microRNA 是具有茎环结构的 miRNA 前体,分为 5 个结构域(图 9 - 3):①种子区(seed region):成熟 miRNA 5′ 端的第 2～8 个碱基序列,与靶基因的识别有关;②成熟体非种子区(MIR$^{\triangle seed}$):成熟 miRNA 序列中除种子区外的序列;③MIR*:成熟 miRNA 的互补序列;④环区(loop region):除去成熟 miRNA 及其互补序列以外的非配对序列;⑤茎区(stem region):除去成熟 miRNA 及其互补序列以外的互补序列。pre-miRNA 可被连续切割成一个或多个 miRNA。

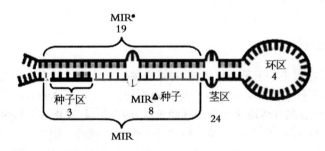

图 9 - 3　pre-microRNA 的二级结构示意图(PNAS, 2007, 104, 3300-3305)

3. pre-microRNA 转运至胞质　pre-microRNA 通过 Ran-GTP 依赖性核浆蛋白 Exportin-5 (Exp5)从核内转运至胞质。Exp5 能识别 pre-microRNA 的 3′ 端突出臂,并与之紧密结合。Exp5 在运输 pre-microRNA 从细胞核进入细胞质过程中,还要保证其完整性。

4. 成熟 microRNA 的形成　在细胞质中,Dicer 样内切酶切割 pre-microRNA,形成 18～25nt 的单链 miRNA,Dicer 酶是一种 RNaseⅢ 内切酶,由一个螺旋酶结构域、一个 PAZ 结构域、两个 RNase Ⅲ 结构域和一个双链 RNA 结合结构域组成。Dicer 酶需要在 TRBP 和 PACT 两种酶的帮助下识别并剪切 pre-microRNA。pre-microRNA 剪切后形成 microRNA：microRNA* 双体（microRNA duplex），在互补的双链中仅有一条链是 miRNA，另一条为 microRNA*。miRNA 选择性装配进核糖核蛋白颗粒（ribonucleoprotein particle，RNP）组装成 RISC，识别靶基因，发挥其生物学功能。最初人们认为 microRNA* 可能会被快速降解，而最近的研究表明 miRNA* 常常以适当的生理水平存在，具体机制尚不清楚。哪条链成为 miRNA 与热力学的稳定性有关，一般来说 5′端相对不稳定的链将成为 miRNA。非常罕见的也有双体的两条链均形成 miRNA（图 9-4）。

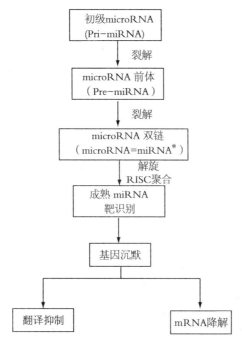

图 9-4　MicroRNA 的加工成熟（Current Genomics，2010，11，537-561）

成熟的 miRNA 分子特有的标志为 5′端的磷酸基团和 3′端的羟基基团。miRNA 分子具有高度的保守性、时序性和组织特异性，其表达的调控机制很大程度上仍不清楚。在一系列内源性和外源性刺激下 miRNA 的表达可以被转录因子或者其他的 miRNA 调控。研究表明 HnRNPA1、SMAD1 和 SMAD5 可以和 miRNA 的前体结合，调节其随后产生成熟 miRNA 的过程。而调节蛋白也可以和成熟 miRNA 结合导致其降解。Lin28 是一种调节蛋白，可以和 let-7 miRNA 结合，靶向其降解。此外，miRNA 的调节还和 DNA 甲基化、缺氧、激素及饮食改变等有关。

四、MicroRNA 的作用机制

以往，研究认为 MiRNA 主要通过两种不同的作用机制调控靶基因的表达：mRNA 剪切和翻译抑制，采用何种机制主要与 miRNA 和其靶 mRNA 的互补程度有关。大部分情况下，当 miRNA 与靶 mRNA 几乎完全互补时，通过 mRNA 剪切降解靶 mRNA；而当互补程度较低时会引起 mRNA 翻译的抑制。一般认为，在植物中，miRNA 主要通过类似于 siRNA 的作用机制。miRNA 主要通过 5′端 7nt 的"种子序列（seed sequence）"与位于靶 mRNA 3′UTR 区的 miRNA 调控元件（miRNA regulatory element，MRE）相互作用，识别靶 mRNA。靶 mRNA 如果具备下述特征，将增加 miRNA 的作用效率，如 MRE 附近富含 AU 序列、靶 mRNA 与 miRNA 的 13-16 位碱基配对、MRE 距离终止密码子 15nt 以外、MRE 远离长 3′UTR 的中心、MRE 邻近共表达 miRNA 的识别位点等。MiRNA 引导的 mRNA 剪切，切割位点位于从 5′端起与 microRNA 配对的第 10 位和第 11 位核苷酸之间,剪切过程由 RISC 中的内切酶催化完成。在一个靶 mRNA 剪切后,microRNA 仍保持完整并可继续剪切多个 mRNA 分子。

随着研究的不断深入,目前对于 miRNA 准确的作用机制尚无统一的观点,以下是 miRNA 作用的几种可能机制。

1. miRNA 对靶 mRNA 翻译起始的抑制　MiRNA 可能通过下列机制发挥对靶 mRNA 翻译的抑制:① miRNA 可能通过抑制全能性核糖体的组装而抑制靶 mRNA 的翻译,研究发现被 miRNA 沉默的 mRNA 没有或鲜有偶联完整的核糖体;② miRNA 可能抑制翻译起始复合物的形成,因为该抑制过程需要靶 mRNA 甲基鸟苷 m7G 帽子的存在;③miRNA 通过阻止 poly A 结合蛋白(poly A binding protein,PABP)与靶 mRNA 的结合影响翻译起始。上述机制均有相应的研究结果支持,而 miRNA 抑制靶 mRNA 翻译的确切机制有待于研究的进一步深入。

2. miRNA 对靶 mRNA 翻译起始后抑制　研究发现某些被 miRNA 抑制的 mRNA 与功能活跃的多核糖体偶联,提示这些 miRNA 的抑制作用可能发生在翻译起始后。Petersen 等人发现某些经内部核糖体进入位点(internal ribosome entry site,IRES)起始,不依赖于 mRNA m7G 帽子的翻译亦可以被 miRNA 抑制,提示 miRNA 的抑制作用可以发生在翻译起始之后。然而 miRNA 如何在翻译起始后发挥抑制作用,尚无明确实验证据。研究人员推测,miRNA 可能引起新生多肽链的翻译同步降解,或在翻译延伸过程中,miRNA 引发大量的核糖体脱落及高频的翻译提前终止,产生的不完整多肽产物被迅速降解。

3. miRNA 诱导 mRNA 转录衰减　转录衰减(transcriptional attenuation)是指在特定的条件下,DNA 上的转录起始区域已经开始的转录反应,在转录衰减区(attenuator region)几乎停止,之后的区域转录显著减少。研究发现,除转录抑制外,miRNA 可以诱导与之不完全配对靶 mRNA 的转录衰减,下调该 mRNA 的表达水平。在斑马鱼的早期胚胎发育过程中,miR-430 介导靶 mRNA 的衰减,与胚胎发育关系密切。与此同时,Ago 蛋白被发现定位于包含有 mRNA 降解酶的 RNA 颗粒,如 P 小体中,提示这些 mRNA 降解酶可能参与了 miRNA 介导的转录衰减。

4. miRNA 的正调控与去抑制　随着对 miRNA 功能研究的不断深入,发现 miRNA 并不是总起负调控的作用。在某些条件下,miRNA 也可以上调基因表达。在整个细胞周期中,miRNA 效应徘徊在抑制作用和去抑制作用之间。在处于 G0 期的细胞中,miRNA 活化翻译和上调基因表达,而在其他时期则抑制靶 mRNA 的表达。研究发现,在某些条件下,miR-10a 结合到核糖体蛋白 mRNA 的 5′UTR 区,促进其翻译,提高核糖体蛋白的合成。

新的 miRNA 作用方式不断的被认识,已经不能将 miRNA 直接等同于基因表达的负调控因子,也提示了 miRNA 作用的多样性。

五、miRNA 异构体

早先认为一个 miRNA 前体只能产生一种序列特定的 miRNA ,但是随着研究的不断深入,人们发现很多 miRNAs 有着几个长度或序列异构体。这些异构体最初被认为是实验的人工产物。2008 年,Morin 等提出同分异构体(isomer)的概念,即"miRNA 异构体",指同一 miRNA 基因在加工成熟过程中经剪接修饰等可以形成多个不同的成熟 miRNAs。大量的平行测序和复杂的计算方法明确目前在不同物种中有大量的 microRNA 异构体(isomiR)存在。研究表明,isomiR 与 RISC 和转录机器多聚核糖体结合紧密,提示 isomiR 能与 mRNA 相互作用。这些观察证实 isomiR 是真正的生理 miRNA 异构体。然而,并不清楚特定 isomiR 产生是否是可调节的过程。

一个单一的 miRNA 位点能产生很多长度或者序列组成不同的 isomiR。与 miRNA 相比有 4 种主要的变异形式:①5′修剪(trimming)——5′端的切割位点在参考 miRNA 的上游或者下游;②3′修剪(trimming)——3′端的切割位点在参考 miRNA 的上游或者下游;③3′核苷酸插入——核苷酸插入到参考 miRNA 的 3′末端;④核苷酸替代——miRNA 前体发生核苷酸改变越来越多的证据提示 isomiRs 有着不同的功能,具有生物学意义。动物实验发现,小鼠 miR-10a、miR-27a 及 miR-223-5p 等的 isomiR 和白血病的发生发展相关。提示研究者实验过程中应当将 miRNA 异构体考虑在内。

六、miRNA 与 siRNA 的异同点

miRNA 与 siRNA 大、小相似,且都可以通过基因沉默机制调控基因表达,因而具有很多相似之处,又各有特点。

1. miRNA 与 siRNA 的相同之处 两者长度大约都在 22nt;都依赖于 Dicer 酶的加工;生成过程均需要 Argonaute 家族蛋白的参与;都是 RISC 的组分。

2. miRNA 与 siRNA 的不同之处 一般而言,siRNA 往往是外源性的,如病毒感染、转座子插入或人工合成等;miRNA 是内源性的,属于生物体自身的调控机制。siRNA 是长链 dsRNA 剪切而来的,而 miRNA 是通过具有发夹状结构的 pre-miRNA 加工而来的。siRNA 主要以双链形式存在,大部分情况下需要与靶 mRNA 完全互补配对;miRNA 主要以单链形式存在,与靶 mRNA 互补的程度决定其作用方式。

七、MicroRNA 与疾病

miRNA 参与了维持真核细胞正常的功能,因此 miRNA 调节的紊乱与疾病的发生发展相关,对 miRNA 和疾病的研究将有助于以 miRNA 为基础的诊断和治疗。

(一)miRNA 与心血管疾病

近年来,miRNA 在心血管系统中的调控作用不断被报道,其通过调节多种心血管系统相关蛋白的表达参与心脏的生理病理过程,包括心脏发育、心肌肥厚、心肌梗死、心脏纤维化及心律失常等。

在心脏正常生理功能中起重要作用的基因表达改变将引发心血管疾病。已有的研究表明,心脏基因表达受控于其转录水平的调节,转录因子、增强子及启动子与相应的基因序列相结合,活化基因表达。心脏基因表达的调节是复杂的,而 miRNA 在心血管系统中的作用最近才被越来越多的认识。

miRNA 在血管生理、病理过程中均发挥了重要作用。miRNA 可以通过影响靶基因的表达从而调节细胞分化、迁移、增殖以及凋亡,对血管系统产生调控作用。

1. miRNA 与心脏肥大 心脏肥大,即心脏体积的增大与几乎所有类型的心脏衰竭密切相关,包括生理和病理两种形式。对于生理性肥大,有研究报道进行运动训练的大鼠和心肌细胞选择性表达 AKT 激酶持续激活突变体的转基因小鼠中,肌肉特异性 miRNAs(miR-1 和 miR-133)表达量降低。而针对病理性心肌肥大的研究,取动物的心脏肥大模型进行 miRNA 芯片,发现与正常心脏发育相关的 miRNA 相比,有的上调,有的下调,有的保持不变。如,在肥大的心脏中 miR-21、miR-23a、miR-24、miR-125、miR-129、miR-195、miR-199、miR-208 和 miR-212 经常上调表达,而 miR-1、miR-133、miR-29、miR-30 和 miR-150 经常下调表达。尽管一系列高通量的 miRNA 芯片分析证实许多 miRNAs 在心脏肥大过程中表达发生改变,然而调控 miRNA 表达的转录机制和其作用机制需要进一步研究。已有的研究认为不同的 miRNA 调控肥大的机制不同。miR-1 负性调控肥大相关的钙调蛋白(calmodulin)、肌细胞增强因子 2 a(myocyte enhancer factor 2 a,MEF2a)和 GATA4 的基因表达,通过神经钙蛋白(calcineurin)-NFAT 通路延迟钙依赖的信号。miR-133 通过靶向于 Ras 同源物基因家族成员 A(Ras homolog gene family,member A,RhoA)和细胞分裂周期蛋白 42(cell division cycle 42,Cdc42)抑制心肌肥大。miR-208 靶向底物包括甲状腺激素受体相关蛋白 1(thyroid hormone receptor-associated protein 1,THRAP1),提示 miR-208 可能通过调节三碘甲腺原氨酸依赖性的 β-肌球蛋白重链(β-MHC),引发心脏肥大。miR-27a 也可以通过调节 β-MHC 基因表达作用于心肌细胞内的 TRβ1。

2. miRNA 与心肌缺血 已有的研究发现 miRNA 在心肌缺血损伤中发挥着重要的作用。体外及体内实验均表明心肌细胞在缺氧条件下,miRNA 水平出现明显改变,且上调或者下调 miRNA 作用于相应靶基因,可以对心肌缺血损伤进行调控。

3. miRNA 与心肌梗死 急性心肌梗死是一个复杂的过程,有多种基因失调,包括 miRNA。心肌细胞死亡/凋亡是缺血性心脏的关键细胞学事件。Ren 等通过小鼠心脏缺血再灌注模型,体内外研究发现 miR-320 在缺血心脏中表达异常。已知的心脏保护性蛋白热激蛋白 20(heat-shock protein 20,HSP20)是 miR-320 的底物。下调内源性 miR-320 通过作用于 HSP20 保护心肌细胞,抑制缺血再灌注(I/R)诱导的细胞死亡和凋亡。体外实验显示,miR-1 和 miR-133 在氧化应激诱导的 H9c2 大鼠心肌细胞的凋亡过程中,起到相反的作用,miR-1 是促凋亡的,而 miR-133 是抗凋亡的。主要与两种 miRNA 作用的底物不同有关,miR-1 通过转录后抑制作用于 HSP60 和 HSP70,而 miR-133 则通过转录后抑制作用于胱冬裂酶(caspase)-9。miR-1 也通过抑制胰岛素样生长因子 1(insulin like growth factor 1,IGF-1)的翻译参与细胞死亡通路的调节。研究发现,miR-21 参与了心肌细胞凋亡及缺血再灌注引发的心肌细胞损伤。暴露于 H_2O_2 的心肌细胞中 miR-21 明显上调,且 pre-miR-21 可以明显减少 H_2O_2 诱导的心肌细胞凋亡;抑制 miR-21 则通过上调靶基因程序性细胞死亡因子 4(programmed cell death 4,PDCD4)的表达,减弱了 miR-21 的心肌保护效应。

4. miRNA 与心律失常 研究表明 miRNA 参与调控多种心脏电活动相关蛋白的表达,如 HCN2、HCN4、GJA1、KCNJ2、KCNH2、KCNQ1、KCNE1 和 ERK 等。miRNAs 异常引起相关离子通道功能失调,是心肌缺血引起心律失常的发生基础,而这些 miRNAs 也是潜在的心律失常的治疗靶点。研究表明,miR-1 和 miR-133 可以通过靶向于 HCN2 和 HCN4 影响心肌自律性,当 miR-1、miR-133 表达降低时,HCN2 和 HCN4 蛋白水平显著升高,增加肥厚性心律失常风险;而外源给予 miR-1、miR-133 则可以逆转心肌肥厚,防止心律失常的发生。Shan 等在尼古丁诱导的犬房颤模型中发现,miR-133 和 miR-590 下调表达,通过靶向于 TGF-βⅠ和 TGF-βRⅡ导致房颤发生;而外源给予 miR-133 和 miR-590 可以降低靶蛋白 TGF-βⅠ与 TGF-βRⅡ的表达和胶原蛋白含量。miR-1 与缺血性心律失常的发生也密切相关,无论是冠心病患者还是心肌缺血模型大鼠的心肌中 miR-1 的表达均显著增高。研究表明,miR-1 通过抑制靶基因 GJA1 和 KCNJ2 表达,从而破坏心肌细胞间电传导和改变细胞膜电位,最终导致心律失常的发生。GJA1 和 KCNJ2 是分别编码缝隙蛋白 43(Cx43)和 Kir2.1 蛋白的基因。此外,miR-1 还可以通过靶向于蛋白质磷酸酶 2A(PP2A)的调节亚基,使肌浆网兰尼碱受体 2(ryanodine receptor type2,RyR2)高度磷酸化,致使 RyR2 对钙敏感性增加,钙离子从肌浆网中大量释放至细胞质,细胞内稳态失衡,从而导致心律失常。

(二)MicroRNA 与肿瘤

随着研究的不断深入,越来越多的 miRNA 被发现在肿瘤中表达改变,与肿瘤的发生、发展密切相关。与正常组织相比,有些 miRNA 的表达水平在肿瘤组织中发生明显下调,如肺癌中的 let-7、慢性淋巴瘤白血病患者中的 miR-15a、miR-16-1。有些 miRNA 的表达水平在肿瘤组织中明显上调,如肝癌中的 miR-221/miR-222,B 细胞淋巴瘤中的 miR-155,乳腺癌中的 miR-21。研究认为 miRNA 在肿瘤中的作用与癌基因和抑癌基因的功能相类似,故将与肿瘤相关的 miRNA 分为两类:人类 miRNA 癌基因(miRNA oncogenes),即致癌 miRNA 被称为 putative oncomirs(p-oncomirs)和人类 miRNA 抑癌基因,即抑癌 miRNA(miRNA tumor suppressors)被称为 putative mirsupps(p-mirsupps)。

1. p-oncomirs 及其作用机制

(1) miR-21:miR-21 具有原癌基因活性,位于染色体的脆性区域 17q23.2,在乳腺癌、肝癌等多种恶性肿瘤中表达显著上调。研究表明,在恶性胶质瘤细胞中敲除 miR-21 后,胱冬裂酶(caspases)活化,诱导细胞凋亡,且 miR-21 敲除的肿瘤细胞株在小鼠体内成瘤能力显著降低。随后的研究发现 miR-21 可以通过抑制原肌球蛋白 1(tropomyosin 1,TPM1)和同源磷酸酶-张力蛋白(phosphatase

and tensin homolog deleted on chromosome ten,PTEN)的表达,促进细胞增殖。miR-21 还可以通过下调 SPRY2 激活原癌基因 Ras 下游的 MEK/ERK,抑制凋亡,促进增殖。

(2) miR-155:是最早发现的致癌 miRNA 之一,在 B 细胞淋巴瘤(霍奇金、弥漫大 B 淋巴瘤)、慢性淋巴细胞白血病、急性髓性白血病、肺癌、乳腺癌及胰腺癌等多种恶性肿瘤中高表达。研究发现 miR-155 可以通过下调 Ship 和 c/EBPβ 的表达,激发一系列下游反应,引起前 B 细胞的蓄积以及急性成淋巴性白血病的形成。

(3) miR-17-92:miR-17-92 是由 7 个 miRNA(miR-17-5p、miR-17-3p、miR-18a、miR-19a、miR-20a、miR-19b-1 和 miR-92-1)组成的表达簇,位于一个具有开放阅读框架的 Cl3orf25 基因内。在几种 B 细胞淋巴瘤,包括弥漫大 B 性淋巴瘤(DLBCL)中 miR-17-92 表达增高。

2. p-mirsupps 及其作用机制

(1) miR-15/miR-16-1:miR-15a 和 miR-16-1 位于 13q14,非编码基因 DLEU2 内含子区域内。miR-15a 和 miR-16-1 在大部分慢性淋巴细胞及白血病中表达下调或缺失,提示该基因簇的表达在维持 B 细胞稳态中起着不可或缺的作用。miR-15a 和 miR-16-1 的下调导致其靶基因 Bcl-2 表达增加,从而抑制肿瘤细胞的凋亡,促进细胞存活。此外,miR-15a/miR-16-1 亦可与 miR-34 协同作用,将非小细胞肺癌细胞阻滞在 G1～G0 期。

(2) let-7:let-7 家族成员的表达水平在肺癌、宫颈癌、卵巢癌、乳腺癌等多种肿瘤中显著下调。研究表明,let-7 家族成员位于与上述肿瘤相关的脆性位点。let-7a 在肺癌组织中低表达与患者术后低生存期呈正相关,而过表达 let-7a 可以显著抑制肺癌细胞 A549 的克隆形成能力。研究发现 let-7 通过调控不同的靶基因来调节乳腺癌干细胞(BT-IC)的自我更新能力、分化潜能和成瘤能力,并逆转 BT-IC 的化疗耐药。

(3) miR-21:miR-21 在多种肿瘤细胞(肺癌、大肠癌、肝癌、胃癌、乳腺癌、膀胱癌、脑胶质瘤等)中均表达异常,参与调控多种抑癌基因的表达。miR-21 位于染色体的脆性部分 17q23,受 Stat3 调控。研究表明 miR-21 在肺癌组织中表达上调,且可作为非小细胞肺癌(NSCLC)诊断和预后的生物学指标。肝癌组织中 miR-21 上调表达,且 miR-21 上调能抑制 PTEN 表达,从而促进肿瘤细胞增殖、转移和浸润。miR-21 高表达的乳腺癌患者早期症状不明显,已发生淋巴转移,预后差,生存期较短,因而 miR-21 可能成为乳腺癌早期诊断和判断预后的候选指标。多方面的研究均表明 miR-21 是一个重要的致癌 miRNA,对其功能的研究将有助于对肿瘤的诊治提供新的思路。

八、展望

越来越多的研究表明,miRNA 与多种疾病相关,且同一个 miRNA 可能通过调控不同的细胞通路,与不同的疾病发生、发展相关。目前尚不清楚 miRNA 究竟是如何选择沉默的机制或者通路的,可能由 miRNA、靶 mRNA 及特定的组织细胞等共同决定。对 miRNA 系统深入的研究将为疾病的诊断、治疗及预后提供理论依据和应用基础。

第三节 长链非编码 RNA

长链非编码 RNA(long noncoding RNA,lncRNA)是一类转录本长度超过 200nt 的 RNA 分子,不编码蛋白,定位于细胞核或细胞质内,以 RNA 的形式在多种层面上(表观遗传学、转录水平以及转录后水平等)调控基因的表达。lncRNA 种类丰富、数目众多,约占 ncRNA 的 80%,是哺乳动物转录组的重要组成成分,功能尚不完全清楚。其实在 miRNA 尚未成为研究热点之前,H19 印迹基因和 X 染色体失活特异性转录本(X-inactive-specific transcript,XIST)等 lncRNA 就已经被发现,只是那时还没有 lncRNA 这个概念。2002 年,Okazaki 等对小鼠 cDNA 文库大规模测序过程中发现的一类长度大于 200nt 的非编码转录物,自此展开了对 lncRNA 的广泛研究。lncRNA 和其他 ncRNA 一样,最初被认为是转录"噪声",是 RNA 聚合酶Ⅱ的转录副产物,不具有生物学功能。而近年的研究表明,lncRNA 参与了转录激活、转录干扰、基因组印记及染色质修饰等过程,与多种疾病的发生、发展及治疗预后相关。lncRNA 可以折叠形成许多二级结构,其功能的发挥有赖于其二级结构的维持。有些 lncRNA 具有一定的保守性,能调节不同物种间共有的信号通路,因而这些物种中某些重要的生物学功能具有一致或相似性。有些 lncRNA 的功能则具有种系特异性,可能与物种进化过程中,不同的环境选择压力及表型分离有关。有许多 lncRNA 转录物已经不同于原始序列,但是仍然含有保守的二级结构元件。

迄今为止,人们对 lncRNA 的了解并不完全,根据仅有的认识将其分为 5 类:正义(sense) lncRNA、反义(antisense) lncRNA、双向(bidirectional) lncRNA、内含子(intronic) lncRNA 和基因间 (intergenic) lncRNA。当 lncRNA 与同一链上另一转录物的一个或多个外显子相重叠时,称为同义 lncRNA。如果与另一条链(反义链)上的转录物外显子相重叠时,则称为反义 lncRNA。双向 lncRNA 是指这类 lncRNA 的表达起始位点与其互补链上相邻编码转录物的表达起始点十分靠近。当 lncRNA 完全来源于另一转录物的一个内含子时,称为内含子 lncRNA。位于两个基因间隔中的 lncRNA 即为基因间 lncRNA。

一、lncRNA 的来源

目前针对 lncRNA 的来源尚未统一,有以下几种说法(图 9 - 5):①起源于编码蛋白质的基因序列。蛋白质编码基因的框架被打断,转化为一个有功能的非编码 RNA,该 RNA 与先前的密码子序列结合。例如,研究发现一些 Xist 长链非编码外显子和启动子来源于一个蛋白质编码基因 lnx3 的碎片(debris)。②染色体重组:即两个非转录的基因与另一个独立的基因串联,从而产生含多个外显子的 lncRNA。③非编码基因在复制过程中的反转录转座作用产生。④局部的复制子串联产生。⑤基因中插入一个转座成分而产生有功能的非编码 RNA。虽然 lncRNA 来源不一,但研究显示它们在基因表达调控方面具有相似的作用。

二、lncRNA 的功能

根据 lncRNA 自身结构和所结合靶点性质的不同,lncRNA 发挥其功能的作用方式主要有 4 种:RNA-RNA 序列特异性识别、RNA-DNA 序列杂交、与 RNA 结构相关的功能和与蛋白质相关的功能。与 miRNA 相比,lncRNA 序列更长,空间结构更复杂,因而通过上述不同的作用方式,在细胞内发挥多种重要的生物学功能。

(一) 转录调控

1. 转录干扰 lncRNA 通过转录干扰作用,沉默临近基因的表达。lncRNA 通过穿过蛋白质编码基因的启动子区域直接干扰转录因子与启动子区的结合,因而阻止蛋白质编码基因的表达。酵母中 SER3 基因上游的 lncRNA SRG1 活化转录或者过表达能够干扰 SER3 基因的表达。该过程中 SRG1 的转录将干扰 RNA 聚合酶Ⅱ与 SER3 基因的结合。亦有一些 lncRNA 转录后与 RNA 聚合酶Ⅱ结合抑制其他 mRNA 的转录。

2. 引发染色质重塑 lncRNA 通过引发染色质重塑调控相应靶基因表达。有些 lncRNA 能促进编码基因和 RNA 聚合酶的结合。在酵母中,葡萄糖缺乏(glucose starvation)诱导 fbp1 基因表达的同时,几个 5′上游的 lncRNA 转录。这些 lncRNA 打断了染色质结构,转录机器进一步通过启动子区域,促进 fbp1 基因表达。正常条件下,fbp1 上游的 RNA 聚合酶Ⅱ被 TUP 蛋白抑制,只有很少的 lncRNA 被转录;但是在葡萄糖缺乏的条件下,Atf1 激活子与 UAS1 元件结合,促进随后的 Rst2

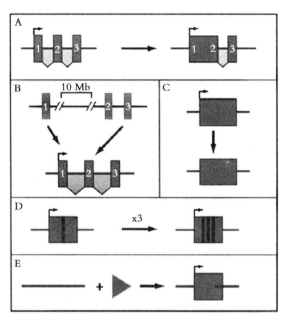

图 9-5 长链非编码 RNA 的可能起源(Cell 2009,136,629-641)

蛋白与第 2 个 UAS 元件 UAS2 结合。随着更多的 lncRNA 被转录,fbp1 位点处的染色质结构变得易于与转录机器结合,从而引发基因转录。相似的转录事件在人 β 珠蛋白基因座的表达调节过程中也被观察到。然而并非所有由 lncRNA 引起的染色质重塑都能促进基因表达。某些 lncRNA 通过引起组蛋白修饰,抑制基因起始转录。

3. **与基础转录因子结合使启动子失活** lncRNA 本身能通过结合 DNA 或蛋白质发挥功能。位于人二氢叶酸还原酶(dihydrofolate reductase,DHFR)基因位点处的 lncRNA 转录物能和 DHFR 主要启动子及基础转录因子ⅡB 结合,使它们从前起始复合物上解离,抑制基因的表达。该过程中单链的 lncRNA 与双链的 DNA 形成一个稳定的三螺旋结构,但是尚不清楚这种三螺旋结构是否是 lncRNA 的普遍机制。

4. **活化辅助蛋白** lncRNA 通过活化辅助蛋白(accessory protein)灭活靶基因。电离辐射可以诱导 CCND1 启动子上游 lncRNA 的转录。这些 lncRNA 和 RNA 结合蛋白 TLS 形成一个复合物,通过变构效应改变该蛋白的失活构象,通过染色质结合蛋白(chromatin-binding protein,CBP)抑制 CCND1 表达。因而推测其他 lncRNA 和 RNA 结合蛋白质也具有相似的作用方式。

5. **激活转录因子** lncRNA 通过激活转录因子促进靶基因的表达。lncRNA Evf2 与同源域蛋白(homeodomain protein)Dlx2 配合活化 Dlx5/6 增强子。

6. **激活蛋白寡聚化** lncRNA 可以帮助激活蛋白寡聚化,从而促进基因表达。在热应激反应下,lncRNA HSR1(heat shock RNA-1)帮助热激转录因子 1(heat-shock transcription factor 1,HSF1)三聚化,使之与翻译因子 EIF 形成一个复合物,有利于热激蛋白(heat shock protein,HSP)的表达。

7. **阻止转录因子运输** lncRNA 可以通过阻止转录因子运输抑制靶基因表达,抑或通过调节转录因子的亚细胞定位间接调节转录。lncRNA NRON(noncoding repressor of NFAT)和输入蛋白(importin)相互作用,阻止去磷酸化的活化 T 细胞核因子(nuclear factor of activated T cell,NFAT)进入核内激活其靶标。

(二) lncRNA 与表观遗传学

表观遗传学(epigenetics)是指基因组 DNA 序列不发生变化的情况下,基因表达发生可遗传的改变。近年来的研究表明 lncRNA 与表观遗传调控密切相关。lncRNA 通过基因组印迹、剂量补偿效应、染色质修饰等表观遗传学作用调控基因表达,而 lncRNA 的功能又受到表观遗传的影响。

1. 基因组印迹(genomic imprinting) 是表观遗传学现象之一,指来自父母双方的等位基因在遗传给子代时,带有印迹修饰(DNA 甲基化、组蛋白修饰等)的等位基因呈现不同的转录活性,最终导致一方在表达上沉默。带有印迹修饰的等位基因称为印记基因,成簇存在,受该簇内的印迹控制区(imprinting control region, ICR)调控。研究发现很多印迹控制中心包含有高频的 ncRNA 基因,其中大部分是 lncRNA。7 号染色体远端的 Kcnq1 区的一个内含子存在印迹控制区,介导母源性等位基因的 DNA 甲基化,并产生由父源性非甲基化等位基因转录而成的 Kcnq1ot1(又称 LIT)lncRNA。Kcnq1ot1 参与了 Kcnq1 区的表观遗传学沉默。然而这些 lncRNA 调节转录本的功能尚存在争议。H19 和胰岛素样生长因子 2(insulin-like growth factor 2,Igf2)相互印迹,而且高度表达,然而 H19 的缺失却无任何表型变化。目前人们认为 H19 作为 miRNA 的前体发挥功能。在小鼠中,Igf2 受体基因(Igf2r)被反义的 Airn 基因调节。有遗传学研究认为 Air 调节 IGf2r 是通过其转录物的作用,而非其 lncRNA。与此不同的是,一个生化学研究提出 Airn RNA 募集组蛋白甲基转移酶 G9a 沉默 Igf2r。进一步的研究提示 lncRNA 与 G9a 的接触可能需要通过一个染色质结合的中间物。迄今为止,众多研究结果尚未有一个统一的解释,有待于研究的进一步深入。

2. 剂量补偿效应(dosage compensation effect) 广泛存在于两性真核生物中,是基于性别决定、平衡不同性别间基因转录水平的遗传机制。哺乳动物中剂量补偿效应表现为雌性个体(XX)细胞中 1 条 X 染色体失活。X 染色体失活的选择和起始发生在胚胎发育早期,受 X 失活中心(X-inactivation center, XIC)控制。研究表明,lncRNA Xist 在哺乳动物的 X 染色体失活中起到重要作用。Xist 定位于 X 失活中心,能招募并结合 polycomb 抑制性复合物 2(PRC2),从而介导基因沉默。Xist 的反义转录产物 Tsix 则通过负调控 Xist,阻止染色质失活。

(三) lncRNA 作为小 RNA 的前体

除了上述功能外,lncRNA 的单一链可以加工成许多小 RNA 后,分布于不同亚细胞器,并行使其独特的功能。通常通过 Drosha 酶和 Dicer 酶剪切 lncRNA 链产生 miRNA,亦可通过加工 lncRNA 链产生 piRNAs。

三、lncRNA 与疾病

近年来,lncRNAs 与疾病间的关系备受关注,应用高通量筛选技术,对 lncRNA 与疾病的关系展开了一系列研究。尽管目前对 lncRNA 的很多功能还不清楚,但是大量分析数据和临床实验表明,lncRNA 的异常表达与疾病的发生、发展密切相关。迄今为止,已发现 lncRNA 与肿瘤、代谢性疾病、神经精神疾病、心血管及免疫系统疾病等相关。

(一) 肿瘤

1. 肿瘤的发生 lncRNA 具有多种作用机制,因而在控制细胞周期、凋亡和肿瘤抑制过程中发挥了重要作用。LncRNA ANRIL 调节 3 种不同的肿瘤抑制基因 p16INK4a、p14ARF 和 p15INK4b。ANRIL 表达的打断与几种肿瘤的发生相关,包括成神经细胞瘤、急性淋巴细胞白血病、黑素瘤及前列腺癌。研究发现过表达 lncRNA HOTAIR,通过作用于同源盒(homeobox, HOX)D 基因簇与肝细胞癌、结肠直肠癌和乳腺癌的发生相关。LncRNA LSINCT5 通过作用于 NEAT-1 的反义 RNA 和 *PSPC1* 基因,与卵巢癌和乳腺癌的发生相关。长链基因间非编码 RNA p21(long intergenic ncRNA p21, lincRNA-p21)参与细胞周期调控,能够诱导细胞凋亡,与肿瘤发生相关。

2. 肿瘤的转移 随着对 lncRNA 关系研究的不断深入,还发现 lncRNA 参与了肿瘤的转移。lncRNA HOX 反义基因间 RNA(HOTAIR)在原位和转移的乳腺癌中高度上调,与正常乳腺组织相比,转录物增高 2 000 倍。高水平的 HOTAIR 表达与肿瘤转移及预后差相关。HOTAIR 可以和哺乳动物的 polycomb 抑制复合物 2(polycomb repressive complex 2,PRC2)直接结合,PCR2 由组蛋白的甲基转移酶 Ezh2、SUZ12 及 EED 组成。Polycomb group (PcG)蛋白是一组通过染色质修饰调控靶基因的转录抑制子,控制个体正确的发育模式,而且与细胞的增殖、分化和肿瘤发生发展相关。研究表明 HOTAIR 诱导 PRC2 的转移,形成一种类似于胚胎成纤维细胞的入住模式,然后导致 H3 组蛋白的第 27 位赖氨酸(histone H3 lysine K27,H3K27)甲基化,进而引起转录因子同源盒蛋白 D10(homeobox D10,HOXD10)、孕酮受体 1(progesterone receptor 1,PRG1)和细胞黏附分子原钙黏着蛋白(protocadherin,PCDH)等靶蛋白的表达,最终增强了乳腺癌的浸润和转移能力。

3. 肿瘤的耐药 CUDR(cancer up-regulated drug resistant)lncRNA 在肝癌细胞的高表达与肝癌患者对化疗药物产生耐药有关。CUDR lncRNA 长约 2.2kb,由位于染色体 19p13.1 上的 *CUDR* 基因编码。CUDR lncRNA 可以抑制胱冬裂酶(caspase)3 的表达,肿瘤细胞凋亡减少,对化疗药物产生耐药。

4. 肿瘤的诊断与治疗 与小分子非编码 RNA 一样,lncRNA 在肿瘤诊断和治疗方面也具有广阔的应用前景。lncRNA 与肿瘤的发生密切相关,所以肿瘤细胞中表达异常的 lncRNA 有望成为肿瘤标志物用于临床诊断。lncRNA PCA3 是一种前列腺特异性的 lncRNA,在前列腺癌中表达异常升高,比临床上普遍使用的前列腺特异性抗原(prostate specific antigen,PSA)灵敏性和特异性更高。特定的 lncRNA 可能与患者对化疗的反应相关,因而不同肿瘤类型特异性的 lncRNA 的差异或高表达有望成为新的肿瘤分子标记,用于化疗效果的判断。鉴于 HOTAIR 在原发性乳腺癌与转移性乳腺癌的表达水平有明显的差异,因此可以作为预测转移性乳腺癌的良好标志物。HOTAIR 高表达的乳腺癌患者组的无转移生存率和总生存率均明显低于低表达组;多因素分析表明 HOTAIR 是乳腺癌转移和预后差的独立危险因素。

MALAT-1 lncRNA 可以通过调节丝/精氨酸剪接因子的磷酸化使 mRNA 前体发生不同形式的选择性剪接,进而影响相应基因的表达及功能。PSF(PTB-associated splicing factor,多聚嘧啶区结合蛋白相关剪接因子)是多功能核蛋白,也是基因转录与 pre-mRNA 剪接加工的偶联因子。MALAT-1 lncRNA 亦可通过与 PSF 结合,解除其对原癌基因的转录抑制作用,原癌基因转录诱发肿瘤。有研究初步表明,阻断 MALAT-1 lncRNA 表达可作为潜在的肝癌治疗策略,但对其在肝癌中的作用尚未完全明确,有待于进一步阐明。

由于 lncRNA 的特殊性,其在肿瘤应用中的研究仍面临很大的困难。lncRNA 种类繁多,从其原始序列难以预测其功能;同一种 lncRNA 可能有多种作用机制,不同机制间错综复杂,所有的这些都为 lncRNA 在肿瘤中的研究及应用带来了困难。对特定的肿瘤寻找与其相关的 lncRNA,深入研究它们在肿瘤发生、发展中的作用,将为肿瘤的临床诊治带来重大突破。

(二)代谢性疾病

虽然 lncRNA 在内分泌疾病中的作用尚不清楚,但是几个重要的代谢和内分泌调节蛋白,被报道有相应的 lncRNA。目前有报道描述了 *PINK1*(PTEN 诱导的假定激酶 1)的反义转录物 lncRNA naPINK1。PTEN 是胰岛素信号通路重要的抑制剂,其诱导的激酶 PINK1 的缺失与糖尿病相关,使神经细胞对葡萄糖的吸收受损。因而提出 naPINK1 的打断有可能影响葡萄糖代谢。lncRNA 也参与了脂类代谢基因的调节。脂肪酸去饱和酶(FADS1)和类固醇生成急性调节蛋白(STAR)基因有报道的 lncRNA。动物模型中,FADS 和其 lncRNA reverse D5-desaturase 受食物中脂肪含量的相互调节。

(三)神经和精神疾病

BACE1 反义转录物,lncRNA BACE1AS 参与了阿尔茨海默病(Alzheimer disease,AD)的发病。

AD 的部分症状与 β 淀粉样斑块在脑部的聚集有关,而 *BACE1* 基因在该过程中起关键作用。研究发现 BACE1AS 在人 AD 患者尸体及 BACE1 转基因的 AD 模型鼠中水平高于正常。lncRNA BC200 在人神经系统中表达,且随年龄的增长,在正常老人新皮质组织中的表达降低。在 AD 患者受累的脑组织中,BC200 的表达量显著增高,与疾病严重程度成正相关。且在 AD 病程的晚期,BC200 的亚细胞定位也发生了改变,提示 BC200 的异常表达与非正常定位与 AD 的发生、发展相关,然而 BC200 的这种改变是 AD 发生的原因还是伴随效应,有待于进一步证实。

lncRNA 可能还参与了精神疾病。DISC1 基因座的打断与精神分裂症、分裂情感障碍、双相情感障碍、抑郁症和自闭症等疾病的发生相关。而 DISC1 受其 lncRNA DISC2 调节,lncRNA DISC2 将有可能成为这些疾病很好的候选治疗靶点。

四、展望

随着研究的不断深入,lncRNA 的功能及其与疾病的关系越来越多的被报道。lncRNA 作为 ncRNA 中的重要成员,已成为研究的新热点。然而目前 lncRNA 的研究尚在初级阶段,只有很小的一部分 lncRNA 被准确分类。随着对 lncRNA 认识的增加,非编码 RNA 文库的建立,将有助于确认和预测 lncRNA 的功能特征。lncRNA 将来的研究在于发现不同作用机制的更多 lncRNA,并进一步阐明其功能,明确其在疾病发生、发展中的作用。

(杨 玲)

参考文献

[1] Wright MW, Bruford EA. Naming "junk": human non-protein coding RNA (ncRNA) gene nomenclature. Hum Genomics,2011,5(2):90~98.

[2] Krzyzanowski PM, Muro EM, Andrade-Navarro MA. Computational approaches to discovering noncoding RNA. Wiley Interdiscip Rev RNA,2012,3(4):567~579.

[3] Lakhotia SC. Long non-coding RNAs coordinate cellular responses to stress. Wiley Interdiscip Rev RNA,2012,3(6):779~796.

[4] Gutschner T, Diederichs S. The hallmarks of cancer: a long non-coding RNA point of view. RNA Biol,2012,9(6):703~719.

[5] Wolin SL, Sim S, Chen X. Nuclear noncoding RNA surveillance: is the end in sight? Trends Genet,2012,28(7):306~313.

[6] Aalto AP, Pasquinelli AE. Small non-coding RNAs mount a silent revolution in gene expression. Curr Opin Cell Biol,2012,24(3):333~340.

[7] Tal TL, Tanguay RL. Non-coding RNAs--novel targets in neurotoxicity. Neurotoxicology, 2012,33(3):530~544.

[8] Kugel JF, Goodrich JA. Non-coding RNAs: key regulators of mammalian transcription. Trends Biochem Sci,2012,37(4):144~151.

[9] Collins LJ. The RNA infrastructure: an introduction to ncRNA networks. Adv Exp Med Biol, 2011,722:1~19.

[10] Cruz JA, Westhof E. Identification and annotation of noncoding RNAs in Saccharomycotina. C R Biol,2011,334(8-9):671~678.

[11] Holley CL, Topkara VK. An introduction to small non-coding RNAs: miRNA and snoRNA. Cardiovasc Drugs Ther,2011,25(2):151~159.

第十章
生物芯片技术及其应用

　　生物芯片技术是指通过缩微技术,根据分子间特异性地相互作用原理,将生命科学领域中不连续的分析过程集成于硅芯片或玻璃芯片表面的微型生物化学分析系统,以实现对细胞、蛋白质、基因及其他生物组分的准确、快速、大信息量的检测。近年来,由于科学技术的不断进步,特别是在分子生物学方面,生物芯片技术作为一门新兴技术已成为生命科学领域研究的热点之一。

第一节　生物芯片技术及其发展简介

一、生物芯片技术简介

　　生物芯片技术是 20 世纪 90 年代发展起来的一门新兴技术,是各学科交叉综合发展的产物。它是在一块 $1\sim2cm^2$ 的玻璃片、硅片、尼龙膜、凝胶或金属等载体材料上,以大规模阵列的形式排布了不同的生物分子探针(蛋白质、核酸等),形成可与目的靶分子相互作用,并能进行反应的固相表面。将芯片与荧光标记的靶分子进行化学反应(如杂交、免疫反应等),经过激发光扫描后,不同反应强度的标记荧光将呈现不同的荧光发射谱征,用激光共聚焦显微镜扫描仪或 CCD 相机收集信号后,经计算机分析数据结果,从而获得相关的生物信息。生物芯片分析实际是传感器分析的组合,芯片点阵中的每一个反应单元都相当于一个传感器的探头,探测到的荧光信号被扫读之后(图 10-1),经图像分析和数据提取,再输出做进一步的生物学和统计学分析。

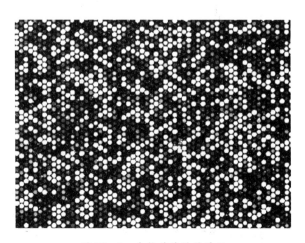

图 10-1　生物芯片结果展示

生物芯片对样品的检测是以高通量、集成化、并行化和微型化为特征。芯片在进行结果分析时,可将每种基因定义为 K 维空间中的一点（K 是被测样品数目）,基因之间在功能表达方面的相似性可以揭示出它们在该空间中的依存关系,并以"簇"的方式表示,功能接近的可以聚类的方式归之为同簇,所以说芯片带给人们的最大优势是能同时分析和处理大量的样品。深入的生物学研究经常需要对数种样品的数据库做分析,利用芯片技术可以特有的数据处理方式来展示现象之间的联系。例如,想要研究肿瘤细胞的基因表达发生了哪些变化或想了解在炎症时机体和细胞的反应性变化,就必须对肿瘤细胞的相关基因（如癌基因、抗癌基因、凋亡基因、细胞周期相关基因等）进行逐一分析;或对炎症相关的细胞因子、趋化因子、黏附分子等的表达状况进行研究。常规的做法是采用不同的实验技术在基因水平、mRNA 转录水平或蛋白质翻译水平上进行研究。如果想观察 mRNA 表达水平的改变,首先要提取细胞的 RNA,然后通过逆转录反应,获得 cDNA,以其为模板进行定量 PCR 扩增,以确定不同基因的表达变化,也可采用 Northern 印迹技术进行分析。不管采用何种方法,总是一个基因一个基因地不连续地分析,效率之差显而易见。如果以一天分析一个基因的速度计算,100 个基因的分析也得花去 3 个月,加上不是并行操作和分析,组间误差和批间误差难免产生,而用生物芯片能避免这方面的限制。

生物芯片研究包括一系列阶段,首先是实验问题的提出,设计阶段需要把预期达到的生物学实验目的和所选择的平台及可用的生物学样本结合起来,以得到最可靠的实验设计;然后使用一些相对简单的分子生物学方法抽提和标记 RNA 样本,与芯片杂交,获得原始数据;最后对这些数据进行处理,并使用一系列统计和分析工具,识别基因表达的变化,获得新的生物学观点。

从芯片研究的机制来说,根据所使用的芯片实验平台的不同分为两种基本的方法:双通道方法和单通道方法。cDNA 芯片和点制芯片一般涉及比较杂交的分析方法,把两个 RNA 样本分别用两种不同的标记物进行标记（通常是荧光物质）,然后把这两个标记的样本混合并在同一芯片上杂交,这被称为双通道芯片,可以在两个样本间进行比较分析（例如,野生型和突变型）。虽然每个样本的数据都是单独获得的,但是在分析阶段它们通常混合在一起,以获得一个样本和另外一个样本基因表达的比值,这种比较的方法可以非常灵敏地检测到两个样本之间基因表达的差异。另一种单通道的方法是随着 Affymetrix 公司 GeneChip 平台技术而发展产生的,但并不是 Affymetrix 特有的方法。在这种情况下,从每个生物学样本中得到的 RNA 与芯片单独杂交,在后续的数据分析阶段进行比较。很明显,单通道实验需要双通道实验 2 倍的芯片,虽然这取决于实验设计,但是单通道实验的一个特殊优点是,当比较多个不同样本与同一种芯片进行杂交时,提供了更多的灵活性,因为尽管双通道实验中的每一个通道都可以视为单通道,但是这样处理时必须谨慎行事。

生物芯片已被广泛地应用在分子生物学、生物进化、基础医学、新药的筛选与合成、疾病诊断和治疗、农作物育种与改良、食品卫生监督、环境科学、生化武器侦检、司法鉴定等众多应用。1998 年底美国科学促进会将生物芯片技术列为 1998 年度自然科学领域十大进展之一。可以预见,生物芯片技术给这些领域所带来的深刻变革,将会大大缩短人们对于生命科学的探索时间,给人类生活各个领域的发展带来深远影响。

二、生物芯片技术的发展概况

20 世纪末期,涌现出大量关于 DNA 芯片技术的报道,但是直到 21 世纪初期这门技术的大部分内容才得以实现。近年来,生物芯片技术平台日益稳定,各平台产生的数据更加兼容,到目前为止,已经开发了一系列稳定的平台技术,能够对已经完成基因组测序的各种生物体进行基因组水平的核酸实验。

生物芯片技术的诞生是人类基因组计划启动、执行和完成的必然产物,也是生命科学进入后基因组时代的发展需要。随着基因组计划的基本完成,科学家获得和储备了人类及模式生物基因组

DNA 序列所包含的生物信息、具有高技术含量的生物材料和生物资源,也为进一步深入研究人类遗传性疾病或肿瘤的诊断及治疗、开发和筛选新型药物的应用前景提供物质和技术支撑。随着后基因组时代的到来,研究的重点也逐渐由发现新基因转向探索其功能,即面对大量的基因结构信息,如何对其功能进行大规模的研究,这是后基因组时代的主要研究目标,而对不同个体、不同组织、不同发育阶段和不同生理状态下的基因进行表达差异的分析是完成蛋白质组计划的关键环节。面对人类基因组中几万个基因的复杂表达方式,对其相互作用和调控关系的研究是一项重要而艰巨的任务。传统的建立在电泳基础上的基因表达、测序、突变和多肽性检测以及 Northern、Southern 印迹技术等研究方法只能对有限的基因进行研究且费时费力,很难在全基因组水平进行系统、宏观的研究。在这样的背景下,生物芯片应运而生,能够以大规模、高通量、自动化的方式对基因进行研究,它不仅能利用基因组计划的大量信息在疾病诊断、药物筛选等领域发挥重要作用,而且还可为蛋白质组计划的实施提供大量新的线索。

目前的生物芯片技术是源于 20 世纪 90 年代开发的两个互补的方法,第一个"cDNA 芯片"是由斯坦福大学的 Patrick Brown 实验室建立的,他们利用机械臂把纯化的 cDNA 克隆"点制"在玻璃载片上。玻片与荧光标记的 RNA 样品杂交,通过样本中被标记的 RNA 与玻片上的 cDNA 特异性地结合可以推断相应的基因表达水平。这就是点制生物芯片技术。这种技术使我们在各自的实验室内就可实现很多生物学领域的高通量基因表达谱检测。由于点制在芯片上的 DNA 片段相当于 Southern 或 Northern 印迹法检测用的特异标记分子,所以芯片上的克隆被称为探针,而被标记的 RNA 混合物被称为靶基因。与此同时,Affymetrix 公司开发了在玻璃片基上原位合成高密度寡核苷酸探针技术,这为基因表达的检测提供了可靠的手段,并为现代用于基因表达、基因组叠瓦及基因分型的超高密度生物芯片技术的发展提供了基础。

随着生物芯片技术本身的发展,芯片杂交之前生物样本的抽提与标记技术也有了很大的改进。现在的技术可用于单个真核细胞表达谱分析,但是目前使用的扩增技术都将不可避免地改变标记样本对原始样本中转录本丰度方面的代表性,正如任何其他分子生物学步骤,生物芯片分析中样品的收集和标记部分也可能会产生问题。然而,随着实验方法的改进,在比较分析两个或多个样本的相对转录丰度差异时,只要足够细心并设置相关对照,目前的技术是稳定和可靠的。

三、生物芯片的分类

与所有的分类方法一样,同一种芯片根据不同的标准,就有不同的归类组别和定位,生物芯片包含的种类较多,分类方式和种类也没有完全的统一。

1. 根据用途分类

(1) 生物电子芯片:用于生物计算机等生物电子产品的制造。

(2) 生物分析芯片:用于各种生物大分子、细胞、组织的操作,以及生物化学反应的检测。

前一类目前在技术和应用上很不成熟,一般情况下所指的生物芯片主要为生物分析芯片。

2. 根据作用方式分类

(1) 主动式芯片:是指把生物实验中的样本处理纯化、反应标记及检测等多个实验步骤集成,通过一步反应就可主动完成。其特点是快速、操作简单,因此有人又将它称为功能生物芯片。主要包括微流体芯片(microftuidic chip)和缩微芯片实验室(lab on chip,也叫"芯片实验室",是生物芯片技术的高境界)。

(2) 被动式芯片:即各种微阵列芯片,是指把生物实验中的多个实验集成,但操作步骤不变。其特点是高度的并行性,目前的大部分芯片属于此类。由于这类芯片主要是获得大量的生物大分子信息,最终通过生物信息学进行数据挖掘分析,因此这类芯片又称为信息生物芯片,包括基因芯片、蛋白芯片、细胞芯片和组织芯片。

157

3. 根据固定在载体上的物质成分分类

(1) 基因芯片(gene chip):又称 DNA 芯片(DNA Chip)或 DNA 微阵列(DNA microarray)。它是在基因探针的基础上研制出来的。所谓基因探针只是一段人工合成的碱基序列,在探针上连接一些可检测的物质,根据碱基互补的原理,利用基因探针到基因混合物中识别特定基因。它将大量探针分子固定于支持物上,然后与标记的样品进行杂交,通过检测杂交信号的强度及分布来进行分析。

(2) 蛋白质芯片(protein chip 或 protein microarray):蛋白质芯片与基因芯片的基本原理相同,但它利用的不是碱基配对而是抗体与抗原结合的特异性即免疫反应来检测。蛋白质芯片构建的简化模型为:选择一种固相载体能够牢固地结合蛋白质分子(抗原或抗体),这样形成蛋白质的微阵列,即蛋白质芯片。它可用于构建蛋白质表达谱,进行抗原—抗体筛选、药物靶点筛选、蛋白质—蛋白质交互作用筛选等,它是对蛋白质组进行功能分析的新技术(图 10 - 2)。

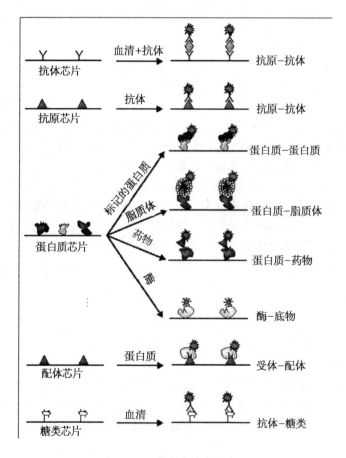

图 10 - 2 蛋白质芯片的应用

(3) 细胞芯片(cell chip):是指将细胞按照特定的方式固定在载体上,用来检测细胞间相互影响或相互作用。

(4) 组织芯片(tissue chip):是指将组织切片等按照特定的方式固定在载体上,用来进行免疫组织化学等组织内成分差异研究。

(5) 芯片实验室(lab on chip):用于生命物质的分离、检测的微型化芯片。现在,已经有不少的研究人员试图将整个生化检测分析过程缩微到芯片上,形成所谓的“芯片实验室”。“芯片实验室”

是生物芯片技术发展的最终目标。它将样品的制备、生化反应到检测分析的整个过程集约化形成微型分析系统。由加热器、微泵、微阀、微流量控制器、微电极、电子化学和电子发光探测器等组成的芯片实验室已经问世,并出现了将生化反应、样品制备、检测和分析等部分集成的芯片。芯片实验室可以完成诸如样品制备、试剂输送、生化反应、结果检测、信息处理和传递等一系列复杂工作。这些微型集成化分析系统携带方便,可用于紧急场合、野外操作甚至放在航天器上。例如,可以将样品的制备和 PCR 扩增反应同时完成于一块小小的芯片之上。再如 Gene Logic 公司设计制造的生物芯片可以从待检样品中分离出 DNA 或 RNA,并对其进行荧光标记,然后当样品流过固定于栅栏状微通道内的寡核苷酸探针时便可捕获与之互补的靶核酸序列。应用其自己开发的检测设备即可实现对杂交结果的检测与分析。这种芯片由于寡核苷酸探针具有较大的吸附表面积,所以可灵敏地检测到稀有基因的变化。同时,由于该芯片设计的微通道具有浓缩和富集作用,所以可加速杂交反应,缩短测试时间,从而降低了测试成本。

第二节 生物芯片的操作流程及其分析

　　成功制作芯片需要准备三大材料:生物分子样品、芯片片基和制作芯片的仪器。生物芯片操作流程包括待测样品的制备、核酸分子杂交、图像的采集和分析、Microarray 数据分析 4 个步骤(图 10 - 3)。

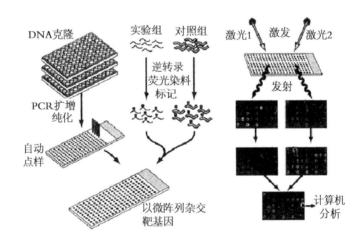

图 10 - 3　生物芯片的操作流程

一、待测样品制备

　　生物样品是非常复杂的生物分子混合体,除少数特殊样品外,一般不能直接与芯片反应,必须将样品进行生物处理。从血液或活组织中获取的 DNA/mRNA 样品在标记成为探针以前必须扩增,以提高阅读灵敏度,但这一过程操作起来却有一定的难度。比如在一个癌细胞中有成千上万个正常基因的干扰,杂合癌基因的检测和对它的高效、特异地扩增就不是一件容易的事。因为在一般溶液中 PCR 扩增时,靶片段太少且不易被凝胶分离,故存在其他不同的 DNA 片段与其竞争引物的情况。美国 Mosaic Technology 公司发展了一种固相 PCR 系统,此系统包含两套引物,每套都可以从靶基因两头延伸,当引物和 DNA 样品及 PCR 试剂相混时,如果样品包含靶序列,DNA 就从引物两头开始合成,并在引物之间形成双链 DNA 环或桥。由于上述反应在固相中产生,因而避免了引物竞争现象,并可减少残留物污染和重复引发。

根据样品来源、基因含量、检测方法和分析目的不同,采用的基因分离、扩增及标记方法各异。为了获得基因的杂交信号,必须对目的基因进行标记。标记方法有荧光标记法、生物素标记法和同位素标记法等。目前采用的最普遍的荧光标记方法与传统方法如体外转录、PCR、反转录等原理上并无多大差异,只是采用的荧光素种类更多,这可以满足不同来源样品的平行分析。样品制备的常用试剂:对于检测表达的芯片,样品制备通常涉及(m)RNA 的纯化、cDNA 的合成、体外转录或者 PCR、标记等步骤。而对于 SNP 或者突变检测,则往往涉及 Genomic DNA 纯化和 PCR、标记等步骤。

1. RNA 纯化 从样品中分离纯化高质量的 RNA 是非常重要的第 1 步。由于 RNA 样品中的 DNA 碎片会影响后继的 PCR 反应,因此要彻底除去样品中的 DNA。通常用 mRNA 纯化的方法可以除去 DNA 片段,或者用 RNase-Free 的 DNase 处理 RNA 样品。

2. Genomic DNA 的分离纯化 对于 Genotyping、SNP 分析和 Genomic Chip 来说,要检测基因组或者染色体上的突变就需要制备样品的基因组 DNA 而非 RNA,以进行检测。

3. 探针的制备和标记 对于表达芯片分析,常用的有以下几种方法制备和标记探针:将纯化的样品 RNA 通过特定的引物反转录合成单链 cDNA 探针,在合成的过程中掺入标记物;或者先将待测样品的 RNA 转录合成 cDNA,再进一步通过加入标记物进行体外转录合成 cRNA 单链探针,又或者将合成的 cDNA 加标记物和特殊引物进行 PCR 扩增,制备成标记的双链探针。而对于 SNP 芯片和突变检测,则需要将纯化的基因组 DNA 用特定的引物扩增并进行标记。

二、杂交

互补杂交要根据探针的类型、长度以及研究目的来选择优化杂交条件。如用于基因表达检测,杂交时需要高盐浓度、样品浓度高、低温和长时间(往往要求过夜),但严谨性要求则比较低,这有利于增加检测的特异性和低拷贝基因检测的灵敏度;若用于突变检测,要鉴别出单碱基错配,故需要在短时间内(几小时)、低盐、高温条件下高严谨性杂交。多态性分析或者基因测序时,每个核苷酸或突变位都必须检测出来,通常设计出一套 4 种寡聚核酸,在靶序列上跨越每个位点,只在中央位点碱基有所不同,根据每套探针在某一特点位点的杂交严谨程度,即可测定出该碱基的种类。

杂交反应还必须考虑杂交反应体系中盐浓度、探针 GC 含量和所带电荷、探针与芯片之间连接臂的长度及种类、检测基因的二级结构的影响。有资料显示探针和芯片之间适当长度的连接臂可使杂交效率提高 150 倍。连接臂上任何正或负电荷都将减少杂交效率。由于探针和检测基因均带负电荷,因此影响了它们之间的杂交结合,为此德国癌症研究院的 Jorg Hoheisel 等提出用不带电荷的肽核酸(PNA)做探针效果更好。虽然 PNA 的制备比较复杂,但与 DNA 探针比较有许多特点,如不需要盐离子,因此可防止检测基因二级结构的形成及自身复性。由于 PNA-DNA 结合更加稳定和特异,因此更有利于单碱基错配基因的检测。

三、图像的采集和分析

当生物芯片和样品探针杂交完毕后,就需要对杂交结果进行图像采集和分析。一般膜芯片的杂交都用放射性核素^{32}P、^{33}P 做标记,其信号的检测需通过传统的磷光成像系统来完成。而对于用荧光标记的玻璃芯片杂交后的检测,则需要用专门的荧光芯片扫描仪。

1. 磷感屏成像系统(cyclone storage phosphor system) cyclone 磷屏成像系统为美国 Packard 公司生产的第一台集高分辨率、高灵敏度和 5 个数量级的线性范围于一身的计算机控制数字化自动放射成像分析系统,由于其使用方便、快捷,以及自动化程度、分辨率、图像清晰度均很高,既可定位亦可定量,目前已广泛应用于核医药学、细胞与分子生物学、生物化学、药理学、基因工程学、药物代谢动力学、放射免疫及受体免疫等多方面实验研究,成为十分方便的有力工具。其工作原理在于:放射性核素标记的杂交结果在磷屏上曝光,曝光过程^{32}P 等核素核衰变同时发射 β 射线,首先激发磷屏上分子,使磷屏吸收能量分子发生氧化反应,以高能氧化态形式储存在磷屏分子中。激光扫描磷屏,对于激发态高能氧化态磷屏分子发生还原反应,即从激发态回到基态时多余的能量以光子形式释放,从而在PMT捕获进行光电转换,磷屏分子回到还原态。计算机接受电信号,经处理形成屏幕图像,并进一步分析和定量。

2. 荧光芯片扫描仪 由于杂交时产生序列重叠,会有成百上千的杂交点出现在图谱上,形成极为复杂的杂交图谱。序列重叠虽然可为每个碱基的正确读出提供足够的信息,可提高序列分析的可靠性,但同时信息处理量也大大增加了。一般说来,这些图谱的多态性处理与存储都由专门设计的软件来完成,而不是通过对比进行人工读谱。用计算机处理即可给出目的基因的结构或表达信息。扫描一张 $10cm^2$ 的芯片大概需要 $2\sim6$ 分钟的时间。目前专用于荧光扫描的扫描仪根据原理不同大致分为两类:一是激光共聚焦显微镜的原理,是基于光电倍增管(photomultiplier tube,PMT)的检测系统;另一种是电荷偶合装置(charge-coupled devices,CCD)摄像原理检测光子。CCD一次可成像很大面积的区域,而以PMT为基础的荧光扫描仪则是以单束固定波长的激光来扫描,因此或者需要激光头,或者需要目的芯片的机械运动来使激光扫到整个面积,这样就需要耗费较多的时间来扫描。但是CCD有其缺点:目前性能最优的CCD数字相机的成像面积只有 $16mm\times12mm$(像素为 $10\mu m$),因此要达到整个芯片的面积 $20mm\times60mm$ 的话,需要数个数码相机同时工作,或者也可以降低分辨率为代价来获得扫描精度不是很高的图像(图 $10-4$)。由于灵敏度和分辨率较低,比较适合临床诊断用。

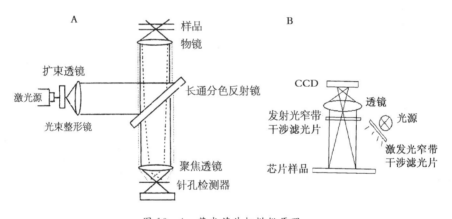

图 10-4 荧光芯片扫描仪原理。
A:激光共聚焦显微镜的原理;B:CCD摄像原理

3. 基因芯片上各克隆荧光信号的分析 用激光激发芯片上的样品发射荧光,严格配对的杂交分子,其热力学稳定性较高,荧光强;不完全杂交的双键分子热力学稳定性低、荧光信号弱(不到前者的 $1/35\sim1/5$),不杂交的无荧光。不同位点信号被激光共焦显微镜或落射荧光显微镜等检测到,由计算机软件处理分析得到有关基因图谱。

四、微阵列数据分析

微阵列(microarray)数据分析简单来说就是对微阵列高密度杂交点阵图像处理,并从中提取杂交点的荧光强度信号进行定量分析,通过有效数据的筛选和相关基因表达谱的聚类,最终整合杂交点的生物学信息,发现基因的表达谱与功能可能存在的联系。微阵列数据分析主要包括图像分析(biodiscovery imagene 4.0\quantarray)、标准化处理(normalization)、ratio值分析、基因聚类分析(gene clustering)。

1. **图像分析** 激光扫描仪 scaner 得到的 Cy3/Cy5 图像文件通过划格（griding），确定杂交点范围，过滤背景噪声，提取得到基因表达的荧光信号强度值，最后以列表形式输出。

2. **标准化处理（normalization）** 由于样本差异、荧光标记效率和检出率的不平衡，需对 cy3 和 cy5 的原始提取信号进行均衡和修正才能进一步分析实验数据，标准化处理正是基于此种目的。标准化处理的方法有多种：一组内参照基因（如一组看家基因）校正 microarray 所有的基因、阳性基因、阴性基因、单个基因。

3. **ratio 分析（ratio analysis）** cy3/cy5 的比值，又称 R/G 值，一般 0.5～2.0 范围内的基因不存在显著表达差异，该范围之外则认为基因的表达出现显著改变。由于实验条件的不同，此域值范围会根据可信区间有所调整。处理后得到的信息再根据不同要求以各种形式输出，如柱形图、饼形图、点图、原始图像拼图等。将每个 spot 的所有相关信息如位标、基因名称、克隆号、PCR 结果、信号强度、ratio 值等自动关联并根据需要筛选数据。每个 spot 的原始图像另存文件，可根据需要任意排序，得到原始图像的拼图，对于结果分析十分有利。

4. **聚类分析（clustering analysis）** 实际是一种数据统计分析。通过建立各种不同的数学模型，可以得到各种统计分析结果，确定不同基因在表达上的相关性，从而找到未知基因的功能信息或已知基因的未知功能。基因聚类分析就是根据统计分析原理，对具有相同统计行为的多个基因进行归类的分析方法，归为一个簇的基因在功能上可能相似或关联。目前以直观图形式显示基因聚类分析结果的程序已有人开发出来，可将抽象的数据结果转化成直观的树形图，便于研究人员理解和分析。

尽管基因芯片技术受到了广泛关注，但在基因表达谱分析中起着关键作用的生物信息学却没能引起大家的足够重视，认为简单人工处理一下原始数据就可以得到有价值的生物学信息，大量有价值的信息就这样被浪费和湮没了。可以肯定地说，没有生物信息学的有效参与，基因芯片技术就不能发挥最大效能，加大基因芯片技术中生物信息学的研究开发力度已成为当务之急。

第三节 生物芯片在遗传病中的应用

目前发现的人类遗传病有 1 万多种，在人群中的发病率约为 5%，我国为 13 亿人口的大国，每年约出生 2 000 万名婴儿，按上述发病率估算每年大约出生的婴儿中约有 40 万成为遗传性疾病的患者。因此对于广大医务工作者来说，为了预防遗传病患儿的出生，有必要了解遗传病的发病机制及遗传病的诊断方法，基因芯片作为最近出现的基因诊断，具有大通量、高容量的特点，因此了解基因芯片及其在遗传病中的应用，具有重要的现实意义。

一、遗传病基因芯片阵列的设计

基因芯片最关键的技术是探针阵列的设计，不同的靶序列常采用不同的探针阵列设计策略，当进行遗传病基因突变或基因多态性检测时，常采用以下几种方案。

1. **叠瓦阵列（tiled array）** 又称砌砖式阵列，是一种最常用的检测遗传病基因突变或基因多态性的阵列。为了检测某一基因突变或基因多态性的位点，一般设计 4 条探针，该阵列探针一般长 15～25bp，除了探针最中间的一个碱基外，4 条探针其他碱基序列完全相同，而 4 条探针中间的碱基则分别是 A、T、G 和 C，当此 4 条探针与靶序列杂交时，只有碱基完全配对发出的荧光信号最强，根据荧光强弱就可以确定该处的碱基是否发生突变，同样对于一个长度为 L 的待测序列，只要按此方法设计 4L 个探针阵列，就可以检测所有的突变位点。例如，为了检测序列 AAGGCCATGCXTTACATACAC 中 X 位点是否发生突变，可设计如下探针序列：

TTCCGGTACGTAATGTATGTG

TTCCGGTACGAAATGTATGTG

TTCCGGTACGGAATGTATGTG

TTCCGGTACGCAATGTATGTG

2. 根据基因突变的类型 如缺失、插入或点突变,直接设计与突变序列互补的探针(突变探针),同时设计与正常序列互补的探针(参考探针),组成一个阵列,然后将待测序列与阵列进行杂交,可根据荧光信号强度的强弱确定是否发生突变以及基因分型,如正常序列为 TTCCGGTACG TAATGTATGTG,突变序列为 TTCCGGTACGGAATGTATGTG,则相应的探针分别为 AAGGC CATGC **A** TTACATACAC 和 AAGGCCATGC **C** TTACATACAC。

3. 杂交测序用探针阵列 该阵列探针较短,为 7～8 个碱基,包括所有 4 种碱基出现的可能排列组合,以 8 个碱基的阵列为例,有 $4^8 = 65\ 536$ 种组合,以一定规律相互重叠排列,通过大量阵列反应的结果,就可以判定待测靶序列,当然也可用于了解遗传性疾病的基因突变或多态性位点。而且该阵列还可用于发现新的基因突变或多态性位点,如为了检测 ATCCTAGCTGAA,共有 5 条探针可与待测序列互补,分别是:TAGGATCG、AGGATCGA、GGATCGAC、GATCGACT、ATC GACTT,如果待测序列突变为 ATCCTA **C** CTGAA,则完全互补的探针分别为 TAGGAT **G** G、AGGAT **G** GA、GGAT **G** GAC、GAT **G** GACT、AT **G** GACTT。

4. 邻堆杂交阵列 较短的探针(≤5bp)不能与靶序列形成稳定的双链,但是将一条较长的探针与一条较短的探针同时与靶序列杂交,且两条探针相邻,由于邻近碱基的堆积作用,则都会形成稳定双链,如相邻的一条 5bp 的探针和一条 10bp 的探针同时与靶序列杂交,会形成稳定的 15bp 的双链。此时 10bp 的探针与非突变区杂交,增加了双链稳定性的作用,而 5bp 的探针根据突变的特征设计,与突变区域杂交,因此根据 5bp 的探针类型以及对应的荧光强度的强弱即可判断突变类型。如为了检测序列 AGCGTGAGCTTAGAT **G** GCTTGCTAT 中 **G** 是突变为 **T** 还是缺失,可考虑设计 10bp 的探针 CACTCGAATC,而 5bp 的探针则可分别设计为 TAACG 和 TACGA。

5. 通用探针阵列 该探针长约 20bp,序列一致,也就是说相同的探针可用于不同的靶基因检测,如通用探针阵列可用于不同的遗传性疾病的突变检测,其特异性主要通过 PCR 等手段进行控制,同时在 PCR 等过程中引入探针的互补序列,以便扩增产物能与固相载体连接,如采用通用探针阵列与 PCR/LDR(连接酶链式反应)检测基因突变(图 10 - 5),首先采用 PCR 技术进行扩增,然后进行 LDR,LDR 的一条引物含有通用探针的互补序列,另一条引物则连接一荧光报告基因,两条引物只有与待测序列完全匹配时,连接酶才能将两条引物连接起来,一旦靶序列发生突变,连接酶不能将 2 条引物连接起来,荧光报告基因不能与固相载体偶联,荧光强度明显下降,因此可用于基因突变的分析,而且可明确基因型。

二、目前检测遗传病的主要芯片种类

1. 珠蛋白生成障碍性贫血基因突变检测芯片 珠蛋白生成障碍性贫血(thalassemia)是发病率最高的遗传病之一,是由于珠蛋白基因的缺失或缺陷导致一种或几种珠蛋白肽链合成受到抑制,进而引起的溶血性贫血。1989 年 Saiki RK 等根据 HLA-DQA 等位基因和珠蛋白基因突变的特点,分别设计 6 条与 9 条探针,固定于尼龙膜上,开创了基因芯片用于珠蛋白生成障碍性贫血诊断的雏形。随后 Yershov G、Dubiley S 等以 β 珠蛋白为研究对象,探讨基因芯片对珠蛋白生成障碍性贫血诊断的价值。1996 年,Gennady yershow 同时采用杂交测序方式与邻堆杂交阵列方式设置基因芯片,对珠蛋白生成障碍性贫血的基因突变进行检测,结果发现两种方式均能有效地诊断 IVS-1-1、IVS-1-5、IVS-1-6 等突变,还能有效地区分纯合子与杂合子突变。最近中国深圳赛尔公司成功地推出了 Thalachip 珠蛋白生成障碍性贫血基因诊断芯片,采用针对已知突变设计相应的寡核苷酸探

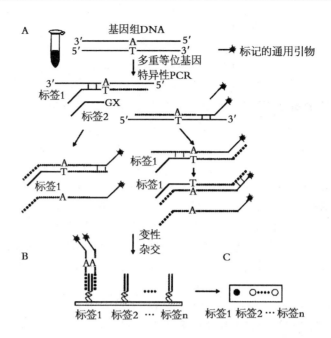

图 10-5　通用探针阵列与 PCR/LDR 检测基因突变原理图

A：多种等位基因特异性 PCR 进行不对称扩增以产生足够的单链标记 DNA 用以杂交和检测。B：变性之后，PCR 产物与通用芯片进行杂交。C：清洗过的芯片使用扫描仪进行检测。通过图像分析获得多个位点的基因分型结果。

针，同时将检测信号与正常序列进行比较，能一次性检测中国人珠蛋白生成障碍性贫血常见的 29 种突变类型，可覆盖 99％以上的突变人群。

2. 葡萄糖-6-磷酸脱氢酶缺陷症基因突变检测芯片　葡萄糖-6-磷酸脱氢酶缺陷症（glucose-6-phosphate dehydrogenase deficiency，G6PD）属 X 连锁不完全显性遗传病，由红细胞内 G6PD 缺陷所致。G6PD 基因位于 Xq28，由 13 个外显子和 12 个内含子组成，目前已鉴定的 G6PD 生化变异型有 400 余种，DNA 突变型已发现 100 多种，在中国有近 20 种。中国上海博星公司结合中国人 G6PD 基因突变的特点，开发出 G6PD 基因突变检测芯片，可以检测中国人最常见的 8 种突变，如 C1（1376G - T）、C2（1388G - A）、C6（95A - G）、C5（1024CT）等，覆盖 90％以上中国人 G6PD 缺陷的基因突变，是适合中国人实际情况的检测手段，经过在广东广西的大量验证工作，目前产品已经上市。

3. 囊性纤维化病基因突变检测芯片　囊性纤维化病（cysticfibrosisdisease，CF）是常染色体隐性遗传病，CF 致病基因定位于 7 号染色体长臂 3 区 1 带，迄今发现的 CF 基因突变已达 600 多种，大部分为罕见突变。Cronin MT 针对囊性纤维跨膜转运调节基因 11 号外显子调节区域的 37 个已知突变，建立了囊性纤维跨膜转运调节基因突变检测芯片，采用盲法对 10 个基因组 DNA 进行检测，通过杂交信号的差别成功地进行了基因分型，了解了究竟为野生型以及突变是纯合子还是杂合子。Erilich 和 Gelfand 针对胆囊纤维化患者设计的对其跨膜转运调节基因突变进行检测的一种基因芯片已于 1998 年上市，对研究该病的发病机制、诊断及其预后具有重要的价值。

4. 酪氨酸酶基因突变检测芯片　1994 年，Guo 等根据酪氨酸酶基因第 4 外显子区域的 5 个单碱基突变的特点，用玻璃作为基片，设计了针对突变的等位基因特异性寡核苷酸（ASO）微阵列，建立了简单快速地基因突变分析方法。将 ASO 共价固定于玻璃载片上，采用 PCR 扩增基因组 DNA，其一条引物用荧光素标记，另一条引物用生物素标记，分离两条互补的 DNA 链，将荧光素标记 DNA 链与微阵列杂交，通过荧光扫描检测杂交模式，即可测定 PCR 产物残在的多种突变。该方法对人的酪氨酸酶基因第 4 个外显子内含有的 5 个单碱基突变进行分析,结果显示单碱基错配与完全匹配的杂交模式非常易于区别,可快速、定量地获得基因信息。

5. 线粒体病基因芯片　线粒体基因组由线粒体 DNA(mitochondrial DNA,mtDNA)构成,是由两条链组成的环状 DNA 分子,有 37 个基因,编码 2 种 rRNA、22 种 tRNA 和 13 种多肽。Chee M 于 1996 年在 Science 发表文章,对全长约 16.6kb 人线粒体基因组基因,采用叠瓦式阵列设计基因芯片,每条探针长约 15 个 bp,共 165 000 条探针,每个探针之间的空间间隔为 35um,固定在硅化的玻璃片上形成基因芯片,对人类线粒体基因组进行测序,发现其准确率高达 99%,而且从 11 个非洲人线粒体基因组中检测出 505 个多态性位点,并在 Leber 遗传性视神经病 mtDNA 上检测出 3 个突变位点。

6. p53 基因突变检测芯片　p53 基因定位于人类染色体 17q12-13.3,在染色体基因组中跨距 20kb 的区域,由 11 个外显子组成。它的 mRNA 长 2.5kb,编码一个由 393 个氨基酸组成的蛋白质,蛋白质的相对分子质量为 53 000,p53 因此得名。p53 基因为抑癌基因,可以使细胞停留在 G1 期,也可以启动凋亡程序和细胞死亡程序,能够防止机体中有遗传损伤的细胞的繁殖,降低肿瘤克隆系出现的风险。Drmanac S 等根据杂交测序的原则,设计了一个含 8 192 个探针的基因芯片,对 p53 基因 5～8 外显子,约 1.1kb 长的片段的突变进行检测,能准确地检测 12 份样本中存在的碱基的替代、插入或缺失突变,还能区分为纯合子和杂合子。美国纽约 Roswell Park 肿瘤研究所则推出成型的 p53 基因芯片,可用于检测 p53 的基因突变与基因多态性,采用类似叠瓦阵列的方式设计探针阵列,只不过在叠瓦阵列增加一条探针,该探针不含突变位点对应的核苷酸,通过荧光强度的强弱反映是否存在基因突变,野生型的靶序列具有最强的荧光信号。Wen WH 等人分别用 DNA 测序分析和基因芯片两种方法识别 108 例卵巢癌肿瘤样本中 p53 突变,结果所有基因芯片识别的突变位点均能被 DNA 测序证实,检测准确率为 94%,灵敏度 92%,特异性 100%,证明基因芯片是一种相当有效地突变检测手段,而且发现有 p53 突变的患者其生存期明显低于没有突变的患者。中国上海博星公司也推出了有自主知识产权的 p53 基因突变检测芯片,可对该基因进行长期监控,尽可能早期发现体内产生肿瘤的迹象,检测位点为密码子 157、175、245、248、249、273、282 的突变。

7. Brca 1 基因突变检测芯片　Brca 1 为抑癌基因,位于人类染色体 17q21,长约 100kb,由 24 个外显子组成,乳腺和卵巢细胞若缺少 Brca 1 基因表达的产物便会生长失控,导致肿瘤的发生。目前发现 Brca 1 基因的突变与遗传性乳腺癌和卵巢癌的发生密切相关。

基因芯片技术可快速、准确地检测出 Brca 1 基因的突变与多态性,1996 年 Hacia 等人使用高密度基因芯片,包括 96 000 个 20 mers 的 ONG 探针,检测遗传性乳腺癌和卵巢癌患者 Brca 1 第 11 个外显子、全长 2.45 的所有可能的突变,在 15 例已知变异的样品中 14 例发现突变,20 个对照没有出现假阳性结果,检测准确率达 99%,同时检测出 8 个单核苷酸多态位点。2000 年,Reyna Favis 等报道采用通用的 DNA 阵列对 Brca 1 185 del AG、Brca 1 5382 ins C 以及 Brca 2 6174 del T 进行检测,结果发现该阵列能有效地区分这些小片段的插入或缺失引起的突变。

尽管目前遗传病基因芯片的数量有限,而且只是针对单一遗传病的部分突变,但是随着基因芯片技术的成熟以及疾病基因组计划的实施,人类遗传病的致病基因及其相关基因的明确,根据各种遗传病的特点,设计出相应的基因芯片甚至多种疾病的联合诊断芯片,应在不久的将来得以实现。

三、遗传病基因芯片的应用

1. 检测基因突变与多态性用于遗传病的普查和产前检查等　随着人类基因组草图的完成,许多遗传病的相关基因被相继定位,逐步建立了遗传病的疾病基因组学,为从基因水平认识遗传病并进行早期诊断奠定了基础,如珠蛋白生成障碍性贫血、苯丙酮尿症、血友病及 G6PD 缺陷症等。而基因芯片技术针对不同的基因突变或基因多态性,设计出不同的寡核苷酸探针,并固定在固相载体上,即基因芯片,同时采用 PCR 技术对含突变或多态性位点的基因片段进行扩增,将扩增片段与基因芯片进行杂交。从某种意义上说基因芯片技术是 PCR/ASO 技术的集合,是大通量、高容量的 PCR/ASO 技术,能同时对成百上千种基因突变或多态性位点进行检测,这是其他任何基因诊断技术所不能比拟的。因此,基因芯片技术是进行大规模遗传病基因突变检测的最有效手段。

然而检测遗传病不是医学工作者的最终目的,最终目的是预防遗传病患儿的出生,产前诊断则是预防遗传病患儿出生的最有效的手段。长期以来通过采集羊水或胎儿血细胞进行产前诊断,该方法具有较高的危险性。最近有研究者建议从母体血液中分离出胎儿有核红细胞,采用基因芯片技术检测胎儿单个有核红细胞中是否存在基因突变,用于遗传病的产前诊断,降低了产前诊断的风险,易于被广大父母所接受。因此一旦基因芯片技术研究成熟,采用基因芯片技术就能有效地对多种疾病进行产前诊断,预防遗传病患儿的出生,真正实现我国优生优育的基本国策。

同样也可采用基因芯片技术进行婚前检查,降低遗传病患儿发生的概率。我们知道染色体上的等位基因分显性、隐性,显性基因能够表达性状,而显性基因和隐性基因在一起时,它的作用就会被暂且埋没并不表现,称为携带者,只有当两个隐性基因在一起时才会致病。有许多遗传病的致病基因为隐性基因,多数人只是携带者而不发病,但如果是两个携带者结婚生子,其后代的发病率为 1/4。如果采用基因芯片,在婚前对多种遗传病进行联合检测,可以很方便地查出隐性致病基因的携带者,从而避免两个携带者结婚生子,显著降低遗传病患儿发生的概率。

2. 用于遗传病的基因分型 基因型是与表型相对应的概念,表示个体某一等位基因的组成状况。根据同源染色体某一基因座位上等位基因的变化,可以将基因型分为两大类:一类是纯合子;另一类是杂合子。基因芯片技术不仅能够明确是否存在基因突变,而且能用于遗传病的基因分型,是突变的纯合子还是杂合子。例如,根据 β 珠蛋白生成障碍性贫血 IVS-1 突变的特点,直接设计与突变序列互补的突变探针,与参考探针一起组成一个阵列,具体如下:

(1) 正常与突变序列:

正常序列:5-TGGTGAGGCCCTGGGCAGGTTGGTAT-3

IVS-1-1:5- TGGTGAGGCCCTGGGCAGaTTGGTAT-3

IVS-1-5:5- TGGTGAGGCCCTGGGCAGGTTGcTAT-3

IVS-1-6:5- TGGTGAGGCCCTGGGCAGGTTGGcAT-3

(2) 探针序列及探针在阵列的位置:

A(参考探针):3-TCCAACCATA-5

B(IVS-1-1 探针):3-TCtAACCATA-5

C(IVS-1-5 探针):3-TCCAACgATA-5

D(IVS-1-6 探针):3-TCCAACCgTA-5

(3) 检测结果如图 10-6 所示:

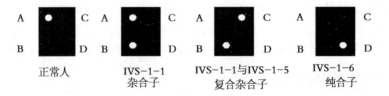

图 10-6 β 地中海贫血基因分型示意图,其中圆圈为荧光信号

3. 用于遗传病的基因组物理作图 基因组物理图(图 10-7)是用于明确基因位点在染色体上的位置及其与其他基因距离的图谱,通常以一段已知核苷酸序列的 DNA 片段为位标,以 Mb 或 kb

作为图距的基因组图,在建立物理图时,首先采用机械或限制性内切酶将基因组 DNA 切成便于操作的大片段,再将大片段克隆到适当的载体中,通过位标对各克隆进行排序,从而将 DNA 片段拼成邻接克隆群。Sapolsky 等人采用高密度 DNA 探针阵列和相应的生化与信息学方法进行基因组文库克隆排序,捕获散在于整个高分子量 DNA 中分散的短序列标志物,这些标志物可同含互补探针的高密度寡核苷酸阵列杂交。该方法对基因组文库中每一克隆均可检测出一批特征性序列标志物,而每一对克隆中,在标志物之间相似性基础上,测量其相对重叠部分,利用该重叠信息,即可连续性地将文库排列成重叠群图谱。

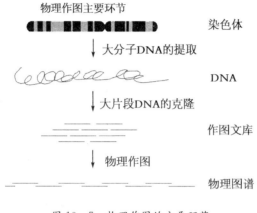

图 10-7 物理作图的主要环节

第四节 生物芯片技术在基因组功能研究中的应用

一、基因表达分析

基因表达分析是基因芯片技术在基因功能研究中最重要的应用方面。与传统的方法相比,用芯片技术研究基因的表达有如下优点:①微型检测系统,对样品的需要量小;②同时研究上万个基因的表达变化,揭示基因间的作用关系,效率明显提高;③灵敏度高,可检测低丰度基因的表达。

人类基因组编码有几万个不同的基因,要理解其功能需要具备监测大量 mRNA 的实验工具,长期以来对于同时分析多个基因的表达受到技术方法的限制。RT-PCR、Northern 印迹技术和 RNase 保护实验只能在同一时间内完成对几个基因的检测,差异显示技术难以标准化,重复性差,减数杂交在去除 rRNA 的同时造成低丰度 mRNA 的丢失,敏感性降低。1998 年,Antoine 用总 RNA 探针与寡核苷酸芯片杂交对细菌的表达基因进行定量监测时发现其重复性及敏感性均较好。基因芯片技术将大量的功能基因制成表达谱芯片,用不同的荧光染料标记不同组织或细胞的 mRNA,与芯片上的基因杂交、扫描,可得到基因在不同组织或细胞的表达谱图片。再通过计算机分析这些基因在不同组织中表达的差异,可直接快速地同时监测成千上万的基因,这是进行基因功能研究的重要而高效的手段。通过芯片获得的大量信息,可同时对一系列基因表达的个体特异性、组织特异性、发育分化的时空特异性及诱导因素特异性进行综合分析和判断,迅速确立基因与疾病间的关系。

Lockhart 等对芯片技术定量检测基因表达的敏感性、特异性进行了研究。在阵列的杂交实验中,将 10 种细胞因子的 mRNA 通过体外转录反应掺入荧光素标记,然后随机地将该 RNA 靶序列裂解为平均 50～100 个碱基大小的片段,再与来源于 B 细胞 cDNA 文库的标记 RNA 混合杂交。标记 RNA 的水平在 1:300～1:300 000 之间,40℃平行杂交 15～16 h,可重复性地检测出该 10 种细胞因子的 RNA,其杂交强度与 1:300 000～1:3 000 之间的 RNA 靶浓度呈线性关系,在 1:3 000～1:300 之间的信号呈 4 或 5 倍增强。但通过减少杂交时间,线性反应范围可延伸到较高浓度。在小鼠 B 细胞制备的 cDNA 文库中,已知 IL-10 的水平在 1:60 000～1:30 000 之间,将 1:300 000 水平的 IL-10 混合到样品中,仍能正确地检测出加入的 IL-10 的 RNA 量,这说明芯片技术能敏感地反映基因表达中的微小变化。

目前基因芯片已经可以对某些生物在整体基因组中的水平进行迅速、平行的全基因表达分析,其主要研究方法步骤是首先从公共数据库中对预测的开放阅读框(ORFs)序列信息进行查询确认,然后识别被确认的 ORFs 序列起始和终止位点两侧的碱基信息,再根据这些碱基序列选择 PCR 引物并自动合成引物序列,对基因组 DNA 所有的 ORFs 进行扩增,最后采用自动化微阵列制片装置将 PCR 扩增产物制成阵列。1999 年,Chamber 等首次利用 DNA 芯片技术对人巨细胞病毒(HCMV)基因组的几乎全部基因的 ORFs 进行了表达监测。用丙氧甲基鸟嘌呤和环己酰亚胺分别封阻病毒 DNA 的复制和蛋白质合成,根据基因开放阅读框表达的时间动力学改变进行了分类,描述了即早期基因、早期基因、早晚期基因、晚期基因在整个人巨细胞病毒(HCMV)基因组中的表达图谱,发现在各个时间之间可能 存在调节因子,值得进一步研究。以同样的方式使用高密度 DNA 点阵装置将 2 479 个酵母 ORFs 固定在载体上,可用于与一系列标记的 cDNA 样品杂交进行相关的研究。

在人类基因表达分析研究中,DNA 芯片是系统研究疾病相关基因功能的重要手段,如对肿瘤相关基因的研究。由于细胞间的基因表达差异往往能反映出这些细胞发育正常还是异常。芯片技术能够提供上千种基因差异表达的信息,不但可以确定与肿瘤发生相关的基因,而且可以初步确定可能的作用。其具体的研究步骤如下:首先将已知的或可能与肿瘤相关的基因固定于芯片上,这些特定的基因片段来源于 cDNA 文库、ESTs 序列或基因组序列。分别提取正常人群和肿瘤患者的 mRNA 进行反转录,同时荧光标记,与芯片上的基因杂交,可分别得到正常人群的基因杂交图和肿瘤患者的基因变化图,再用计算机比较它们的基因表达差异。当患者的群体足够大时,就可能得到所有的癌症相关基因。只有通过芯片技术才可能在短时间内完成如此巨大的工程,通过分析它们在基因组中的位置及与其他生物进行同源比较,可以获得关于这些基因功能的进一步线索。

基因芯片技术还可以对心血管系统进行多环节、多层次的研究。心血管系统由多种组织细胞组成,其生理和病理改变的分子机制十分复杂。Stanton 在用基因芯片技术对大鼠心肌重塑模型的表达谱的研究中使用了 7 000 个 cDNA/ESTs 的微阵列。杂交结果显示:经过 2～16 周缺血损伤引起的心肌重塑过程中有 731 个基因的表达发生了改变,多种细胞外基质如胶原蛋白、层粘连蛋白、纤粘连蛋白等的表达明显增高,一些细胞骨架蛋白的表达也有增强,但收缩蛋白的表达减弱,提示心脏的顺应性降低。伴随心力衰竭的出现,一些与脂肪酸代谢相关的酶类表达减弱,而一些与糖代谢相关的酶类表达增强,说明心脏的能量利用模式转为快捷低效的方式。而与细胞分化、细胞周期相关的基因很少发生表达水平的改变。研究结果表明基因芯片技术通过从整体水平提供不同基因的表达信息,可使我们获得特定的生理与病理状态相关的基因谱,包括已知的和未知的。

基因芯片定量监测大量基因的表达水平在阐述基因功能、发现可能的诊断及治疗靶点等方面是很有价值的。在缺乏任何序列信息的条件下,微阵列可用于基因发现和基因表达检测,既提高了实验效率,又降低了系统误差。目前,大量人类胚胎干细胞(ESTs)给 cDNA 微阵列提供了丰富的资源。数据库中 400 000 个 ESTs 代表了所有人类基因,成千上万的 ESTs 微阵列将为人类基因表达研究提供强有力的分析工具,这将大大加速人类基因组的功能研究。

二、寻找和发现新基因

为了从众多的文库克隆中找出所需要的基因克隆,传统的方法是采用菌落印迹,十分费时,而且每次只能筛选一个目的基因。而基因芯片技术(DNA chip technique)的效率高得多。将 cDNA 文库的克隆扩增,以点阵形式排列在载体上,用特定的寡核苷酸探针系统与其杂交,对杂交信号进行分析,就可以快速地对文库中代表不同基因的 cDNA 克隆予以鉴定和分类。通过相应的公式计算出克隆的相似系数(SIM),并进行比较,不但可以得到各基因的表达丰度,而且可以发现新的基因。Drmanac 等曾用 cDNA 芯片进行大范围的基因寻找,把来自婴儿脑组织的 73 536 种 cDNA 克隆点在 3 张杂交膜上,分别与数量为 320、230、200 的探针系统杂交。探针中有 1/3 是在编码区出现频率最高的寡核苷酸,1/3 是在非编码区或 ALU 重复序列中出现频率最高的寡核苷酸。杂交后成功地对 19 726 种基因进行了鉴别,发现文库中约 20 000 个基因属于组织特异性基因,比较 SIM 值发现了约 2 000 个新基因。

1996 年,Schena M 等应用 cDNA 的微阵列检测了 T 细胞经热休克或佛波酯处理后基因表达的变化,显示了芯片技术在 T 细胞人类基因表达检测、生物学功能研究和基因发现方面的应用。他们从外周血淋巴细胞 cDNA 文库中随机挑取 1 046 个未知序列的克隆,插入片段扩增后用高速点样仪连同 10 个对照点在玻片上形成微阵列。分别用两种不同的荧光素标记来自正常培养的 T 细胞、热休克处理的 T 细胞(43℃温育 4 小时)和佛波酯处理的 T 细胞(50 ng 佛波酯处理 4 小时)的 cDNA,再与芯片进行杂交。结果在热休克反应中,发现 17 个基因差异表达,其中 11 个受热休克处理诱导表达,6 个受热休克处理表达下调。经测序分析,17 个基因中 5 个表达最高的是 5 种热休克蛋白,另有 3 个为新基因。在佛波酯处理的 T 细胞中发现 6 个基因表达有差异,其中 1 个为新基因。

由于基因芯片技术可以同时检测到组织或细胞内多达 10 000 种基因 mRNA 的表达水平,因此与针对单一信号转导途径的研究方法相比可同时采集到信号转导网络中多个节点的基因表达信息。如用异丙肾上腺素(ISO)和血管紧张素Ⅱ(AngⅡ)持续注射刺激可引起明显的心肌肥厚,而撤除这种刺激可逆转这一过程。Friddle 等以含 4 000 个 cDNA/ESTs 的微阵列检测经 ISO 和 AngⅡ处理的小鼠心室的基因表达,结果发现有 55 种基因的 mRNA 发生了变化,其中 32 种仅出现在心肌肥厚的形成过程中,包括 7 种分泌蛋白,2 种结构蛋白,一些信号分子,如 ECE-2、COMT、PKC 及 9 种新基因;有 8 种基因仅在心肌肥厚的逆转过程中出现;还有 15 种基因如酪氨酸激酶受体 IGF-Ⅱ、转录因子 Id1、激酶 Jak3 和 MEKK 以及 3 种新基因同时出现在两个过程中。该研究发现了与心肌肥厚及其逆转过程相关的一系列新基因,建立了新的研究靶点。

三、DNA 序列测定与序列间比较

1. DNA 序列测定 快速测序是发展 DNA 芯片的初衷,基于凝胶的测序分析实质上是一维的分离实验,而芯片杂交实验可以很经济地进行大规模的实验,芯片技术中杂交测序(sequencing by hybridization,SBH)技术及邻堆杂交(contiguous stacking hybridization,CSH)技术就是一种高效快速测序方法。SBH 技术的原理是将未知序列的靶 DNA 与大量含不同序列的寡核苷酸集合杂交形成完整的双链体,根据碱基配对的原理确定其互补的靶核苷酸序列,在显微镜下对杂交部位进行鉴定和分析,经计算机分析处理后拼接出正确的靶 DNA 序列。可被分析的目标长度大约等于点阵上寡核苷酸数目的平方根,含 65 536 个八核苷酸的微阵列能确定约 200 个核苷酸长度的序列。SBH 技术的效率随着微阵列中寡核苷酸数量与长度的增加而提高,但同时也提高了微阵列的复杂性,降低了杂交的准确性。CSH 技术则弥补了 SBH 技术存在的这个弊端,增加了微阵列中寡核苷酸的有效长度,加强了序列的准确性,可进行较长的 DNA 测序,计算机模拟证明八聚寡核苷酸微阵列与五聚寡核苷酸邻堆杂交,可测定数千个核苷酸长的 DNA 序列。

2. 序列比较研究   在遗传分析和基因组分析中,常常需要进行大规模的序列比较,确定序列之间的相似性。基因家族各成员间的序列比较分析,对于确定基因的结构、功能、调节和进化等都很有价值,而建立在杂交技术之上的序列分析可加快人们对于不同物种的相关序列的研究。其基本原理是:特定 DNA 在芯片上的杂交特征可与已知序列的 DNA 片段相比较,杂交特征由短寡核苷酸探针集合与靶 DNA 杂交的分值组成,最高得分的特定 DNA 清单与已知序列的清单比较用来判断其相似性。这种方式可避免序列重建这个中间步骤,有利于结果识别的专一性。Hacia 等利用寡核苷酸基因芯片技术研究了黑猩猩、大猩猩和猩猩等密切相关物种的 DNA 序列,结果发现对 97% 以上核苷酸序列相同的高级哺乳动物可获得正确率为 99.91% 的碱基顺序,应用二级确认杂交芯片策略,就可以得到它们的定向进化同源基因的全部序列。

杂交测序的不足之处在于:①寡核苷酸集合的组成各不相同,在同一芯片上不可能都处于最佳杂交条件,因此难免出现假阳性和假阴性的结果;②存在碱基错配,难以检测;③SBH 不适于含大量内部简单重复序列单元的 DNA 的序列测定。

四、突变体和多态性的检测

人类基因组是一个高度变异的体系,人类基因组序列是基于个体的序列,并未反映其变异的一面。为了分析基因的多态性与生物功能和疾病的关系,需要对大量个体的基因型进行比较分析,而大多数性状和遗传性疾病是由多个基因同时决定的,分析起来非常困难,基因芯片技术恰恰解决了这一难题。SBH 技术能大规模地检测和分析 DNA 的变异及多态性。近年来,利用结合在玻璃支持物上的等位基因特异性寡核苷酸(ASOs)微阵列建立了简单快速的基因多态性分析方法,又称 DAFT(direct allele-specific fluorescence targeting)方法。主要步骤是:先将 ASOs 共价固定于玻璃载片上,采用 PCR 扩增基因组 DNA,其中一条引物用荧光素标记,另一条引物用生物素标记,分离两条互补的 DNA 链,将荧光素标记的 DNA 链与微阵列杂交,通过荧光扫描检测杂交模式,即可测定 PCR 产物存在的多种多态性。用该方法对人的酪氨酸酶基因第 4 个外显子内含有的 5 个单碱基突变进行了分析,结果显示单碱基错配与完全匹配的杂交模式非常易于区别,证明这种方法可以快速、定量地获得基因信息。Kozal 等应用基因芯片研究了未曾接触蛋白酶抑制剂的人类免疫缺陷病毒(HIV)患者中 HIV-1 clade B 蛋白酶的多态性,并用 Sanger 法进行了测序,验证基因芯片所得的结果。共分析了 114 例样本,发现了在 99 个氨基酸位置上有 47.5% 的样本出现多态性,两种方法的一致性达 98%。现在 Affymetrix 公司已经制造出商用 HIV 芯片,包括 1 040 个蛋白酶和反转录酶基因,用来研究病毒抗性发展过程中的碱基突变。Incyte 公司的微阵列技术结合 Zooseq 数据库中存有的小鼠、大鼠和 Cynomolgus 猴等的基因组序列,能够比较不同生物的基因差异,并对新药的药理学和毒理学进行研究,为临床用药提供科学的数据。目前国外已经有 10 多家从事 DNA 芯片研究的公司,实验室可以根据实验需要选择购买商品化的预制芯片,如 Affymetrix 公司、Clontech 等公司,产品质量非常可靠,也可以根据实际实验需要,量身定做特殊作用的芯片。

虽然芯片具有快捷、高效的优越性,但目前对其应用有如下局限性:①基因芯片不能对待测基因在多细胞类型组织中的精确定位进行判断,原位杂交技术可以克服此缺点,特别是在研究发育过程中基因表达的空间定位时原位杂交技术较微阵列更有效;②利用基因芯片进行表达分析检测的是转录水平的改变,如果蛋白质调节其功能不是依赖其是否表达或表达量高低,而是依赖蛋白质磷酸化-去磷酸化等方式,那么作为核酸类的芯片就没有太大的意义;③对高度重复序列的检测还应使用传统的电泳方法;④亲缘关系较远的生物基因组大片段未知序列杂交测序的准确性不够高;⑤在用芯片进行不同实验时,如何确定一个合适的比较标准,如何准确衡量低拷贝 mRNA 的微小变化,都是需要进一步完善的工作。因此,基因芯片要成为实验室研究或临床可以普遍采用的技术仍有诸多问题需要解决,如提高基因芯片的特异性;简化样品的制备和标记操作;增加信号检测的灵敏度;高度集成化样品制备、基因扩增、核酸标记及检测仪器的研制开发,这些都是国内外基因芯片技术研究的焦点。

总之,基因芯片技术虽然还存在这样那样的问题,但其在基因表达分析、基因诊断、药物筛选及序列分析等诸多领域已经呈现出广阔的应用前景。随着芯片技术向自动化、微型化、多样化的发展及其成本的降低,基因芯片技术的应用将成为我们认识生命本质的捷径。

第五节 生物芯片的未来与展望

生物芯片的成熟和应用一方面将为疾病诊断和治疗、新药开发、分子生物学、航空航天、司法鉴定、食品卫生和环境监测等领域带来一场革命;另一方面生物芯片的出现为人类提供了能够对个体生物信息进行高速、并行采集和分析的强有力的技术手段,故必将成为未来生物信息学研究中的一个重要信息采集和处理平台。

到 2001 年,全世界生物芯片的市场已达 170 亿美元,用生物芯片进行药理遗传学和药理基因组学研究所涉及的世界药物市场每年约 1 800 亿美元。在最近的 5 年之内,应用生物芯片的市场销售将达到 200 亿美元左右。根据专家统计:全球目前生物芯片工业产值最近 5 年的市场销售可达到 200 亿美元以上。到 2005 年,仅美国用于基因组研究的芯片销售额将达 50 亿美元,2010 年上升为 400 亿美元。这还不包括用于疾病预防和诊治及其他领域中的基因芯片,这部分预计比基因组研究用量还要多百倍。因此,基因芯片及相关产品产业将成为 21 世纪最大的产业。

随着"功能基因组和生物芯片"重大科技专项的实施,一个崭新的产业——生物芯片产业在我国初见端倪。在诊断检测芯片方面,SARS 病毒检测的基因芯片试剂盒已进行了试生产,并进行了 2 000 余例临床实验;"珠蛋白生成障碍性贫血检测芯片"和"丙型肝炎病毒分片段抗体检测试剂盒(蛋白芯片)"已获国家新生物制品一类新药证书,并作为生物制品新药投入使用;HLA-DRB1 及 HLA-AB 两种分型基因芯片试剂盒已完成 3 批产品的试生产,并已取得中国药品生物制品检定所颁发的检验合格报告。此外,乳腺癌转移预测基因芯片以及用于志贺氏菌、大肠埃希菌、肺炎链球菌、真菌等检测的基因芯片也正在研制之中。在高密度基因芯片方面,我国已构建了含有 2 3000 个人基因的高密度 c DNA 芯片、含有 22 000 个基因(70 个碱基长度)的人 Oligo 芯片、含有 16 500 个基因(70 个碱基长度)的小鼠 Oligo 芯片、含有 5 700 个基因(70 个碱基长度)的大鼠 Oligo 芯片和含有 6 000 个基因的酵母 cDNA 芯片。此外,还构建了按照基因功能分类的人的 4 种分类芯片,每类芯片上分别包含 200～400 个基因。生物芯片作为一种高科技引领着划时代潮流不断向前发展,具有巨大的经济军事潜力,对人类自身的发展和完善更是有着深远的影响。

生物芯片充分利用了生物科学、信息学等当今带头学科的成果,在医学、生命科学、环境科学等凡与生命活动有关的领域均有重大应用前景,它不仅为人类认识生命的起源、遗传、发育与进化,为人类的疾病诊断、治疗和防治开辟全新的途径,为生物大分子的全新设计和药物开发药物基因组学研究提供了支撑平台,而且还使生命科学研究的思维方式经历一场深刻变化,促使我们以一种综合、全面、系统观点来研究生命现象。

未来生物芯片将朝着集成化、微型化的方向发展,最终的结果是实现 Lab-On-a-Chip。其中,DNA 芯片或蛋白质芯片的发展方向主要有 3 个方面,即:无标记杂交信号检测、高度自动化的杂交流水作业系统、强大的数据处理软件。

但是,生物芯片目前的发展思路仍然停留在"微小化"上,即将大实验室工作的缩小。由于大量的酶、探针等是具有生物活性的,容易污染,而且是一次性的,因此生物芯片必然带来大量的固体废物污染和高危险化学品污染,所以生物芯片还将向环保方向发展,需要"生物探针替代品"的研究,即开发永久的、无污染的、特异性的,与生物探针或酶等拥有同等效力的化学物质,或者开发可以处理高危化学品的生物芯片。这类技术涉及化学化工领域,将是生物化学发展的方向之一。

另外,生物芯片的集成化和微型化需要微型机械手、微型温控仪等微米级甚至纳米级的技术,因此工业自动化和纳米技术等高新领域将再次联手,两者的发展势必大大推动生物芯片的发展。

由于生物芯片涉及对基因的鉴定,基因决定论、基因歧视、基因隐私和胚胎改造等社会问题可能会大量浮现,甚至成为生物芯片发展最大的挡路石。因此,相关方面的立法、社会伦理等方面的研究需要跟上此类技术的发展。

生物芯片从诞生至今虽然时间较短,但已展现出广阔的市场前景是可以预测的,随着科学技术的不断发展,生物芯片将从根本上改变医学行为,提高我们的生活质量,从而造福整个人类。21世纪是生命科学的世纪,也是生物芯片蓬勃发展的世纪。相信,作为生命科学最为热门的领域之一,随着科学的发展,生物芯片将越来越多地进入社会的各个领域,成为一颗闪亮的明珠。

(宋晓冬)

参考文献

[1] 丁金凤.基因分析和生物芯片技术.武汉:湖北科学技术出版社,2004.

[2] 拉塞尔[英].生物芯片技术与实践.肖华胜译.北京:科学出版社,2010.

[3] G.哈德曼[美].生物芯片技术与应用详解.陈忠斌,王升启译.北京:化学工业出版社,2006.

[4] 史蒂夫·拉塞尔[英],莉萨·梅多斯[英],罗斯林·拉塞尔[英].生物芯片技术与实践.肖华胜,张春秀,武雪梅,华友佳,刘寒梢译.北京:科学出版社,2010.

[5] 丁金凤,杨渝珍,张先恩.基因分析和生物芯片技术.武汉:湖北科学技术出版社,2004.

[6] Rossi,Jo J,Gregory J. Hannon. MicroRNA 研究方法.北京:科学出版社,2008.

[7] 方福德,余佳,何爱彬.microRNA 的研究方法与应用.北京:中国协和医科大学出版社,2008.

第十一章

细胞蛋白质组学技术及其应用

20世纪90年代初期开始实施的人类基因组计划,在多国科学家的努力下,已经取得了巨大的成就,完成了包括人类在内的10余种生物基因组全序列的测定工作。然而,基因组学虽然在基因活性和疾病的相关性方面为人类提供了有力根据,但实际上大部分疾病并不是因为基因改变所造成的。并且,基因的表达方式错综复杂,同样的一个基因在不同时空可能会起到完全不同的作用。关于这些方面的问题,基因组学是无法回答的。所以,随着人类基因组计划的逐步完成,科学家们又进一步提出了后基因组计划,蛋白质组(proteome)研究就是其中一个很重要的内容。正是鉴于基因组研究的局限性,1994年澳大利亚 Macquaie 大学的 Wilkins 和 Williams 等在意大利的一次科学会议上首次提出了蛋白质组这个概念。他们定义"蛋白质组指的是一个基因组所表达的蛋白质",即"proteome"是由蛋白质"prote"和基因组的组"ome"字母拼接而成。

那么,基因组和蛋白质组之间究竟有什么联系?传统的中心法则,即基因→ mRNA→蛋白质,构成了遗传信息的流程图。现在已经证明,一个基因并不只对应一个相应的蛋白质,可能会有很多的结果。一个具生物活性的蛋白质,往往是通过基因的转录、表达产生一个蛋白质前体,在此基础上再进行加工、修饰而形成。进而通过一系列的运输过程,到组织细胞内适当的位置才能发挥其正常的生理功能。这样的蛋白质后期加工、修饰以及转运定位的全过程必然无法完全由基因实现,期间任何一个步骤发生微细的差错都可能导致疾病发生。纽约 Rockefeller 大学的细胞和分子生物学家 Günter Blobel 博士就是因其"蛋白质内在的信号分子活性,调节自身的细胞内转运和定位"研究上的卓越成就,获得了1999年诺贝尔医学奖和生理学奖。近年来,科学家还发现蛋白质间也存在着类似于 mRNA 分子内的剪切拼接,这种变化只能通过对其最终的功能蛋白进行分析。所以,基因是遗传信息的源头,功能性蛋白则是基因功能的执行体。对蛋白质结构、定位和蛋白质-蛋白质相互作用的研究将为阐明生命现象的本质提供直接的基础。蛋白质组学研究即旨在解决这一问题。

蛋白质组学(proteomics),就是从整体的角度,分析细胞内动态变化的蛋白质组成成分、表达水平与修饰状态,了解蛋白质之间的相互作用与联系,揭示蛋白质功能与细胞生命活动规律的一个新的研究领域。与传统遗传学或生物化学相比而言,蛋白质组学不仅需要了解蛋白质的表达情况,更强调蛋白质的定位、修饰、相互作用、活性以及最终功能的实现。生命科学是实验科学,其发展极大地依赖于实验技术的发展。以 DNA 序列分析技术为核心的基因组研究技术推动了基因组研究的进行,而以基因芯片技术为代表的基因表达研究技术为科学家了解基因表达规律提供依据。在蛋白质组研究中,二维电泳和质谱技术的组合又成为科学家掌握蛋白质表达规律的有力武器。因而,蛋白质组学就是指研究蛋白质组的技术及这些研究得到的结果。

第一节 蛋白质研究的简要历史

1970 年，Kenrick 和 Margolis 发明等电聚焦电泳和梯度凝胶电泳，是双向凝胶电泳（two-dimensional gel electrophoresis，2-DE）的真正开始。

1972 年，Bernstein 等建立了拥有精选 10 个蛋白质结构晶体衍射图谱的蛋白质数据"银行"。

1975 年，O. Farrel 和 Klose 各自创建的蛋白质高分辨双向凝胶电泳。O. Farrel 对大肠埃希菌细胞抽提物双向电泳后，分离到 1 100 个蛋白质组分，科学家就萌发了测定一个有机体的基因组所表达的全部蛋白质的设想，从此拉开了蛋白质组研究的序幕。

1981 年，Anderson 等发展了 2-DE，使其成为药理学研究的核心方法。

1982 年，Anderson 提出构建人类蛋白质组的蓝图。

1986 年，Roderick 创造了"genomics"一词并将它作为某杂志的名称，次年出版。同年，瑞士的日内瓦大学成立了第一个蛋白质序列数据库。

1987 年，成立了第一个蛋白质组公司，即大规模生物公司（Large Scale Biology Corpora）。

1995 年，Wilkins 对"蛋白质组"作出定义，发表在 1995 年 7 月的 *Electrophoresis* 杂志上。1997 年，他出版了第一本关于蛋白质组学的专著。

1996 年，澳大利亚建立了世界上第一个蛋白质组研究中心：Australia Proteome Analysis Facility（APAF）。

2000 年 3 月 首次发表了一个生物体的完整蛋白质组 genitalium 支原体细菌 。

2001 年 6 月和 2001 年 2 月 公布了人类基因组框架图和序列图谱 。

2001 年 4 月，在美国成立了国际人类蛋白质组研究学会（Human Proteome Organization，HUPO）。

2002 年，在法国召开第一届人类蛋白质组研究学会年会；美国研究人员设计出蛋白质组芯片。

2003 年，美国首次绘出多细胞生物蛋白质组图谱。

2004 年 10 月在中国北京召开的三届蛋白质组学会年会；北京蛋白质组研究中心成立，成为人类肝脏蛋白质组计划国际总部。

2005 年，蛋白质组学广泛应用于多个学科领域。

2006 年，与感染相关的瘟疫蛋白质组被鉴定；人类蛋白质组折叠计划宣布进入第二期。

2008 年，酵母蛋白组的量化研究；科学家估算出人体蛋白质相互作用量。

2009 年，蛋白质磷酸化和基因表达联系；绝对蛋白定量分析方法开始实际应用。

2010 年，肺炎支原体（*Mycoplasma pneumoniae*）蛋白质图谱绘制完成；新证据支持细胞内存在两个组蛋白库。

2011 年，哺乳动物卵母细胞发育蛋白质组研究突破；种子萌发原理。

2012 年，研究比较 ES 和 iPS 蛋白质组；发现多物种间蛋白质丰度整体分布规律。

第二节　蛋白质组学的研究内容与前沿研究方向

一、蛋白质鉴定

利用一维电泳和二维电泳并结合 Western 印迹，以及利用蛋白芯片和抗体芯片及免疫共沉淀等技术对蛋白质进行鉴定研究。

二、翻译后修饰

很多 mRNA 表达产生的蛋白质要经历磷酸化、糖基化、酶原激活等翻译后修饰，这是蛋白质调节功能的重要方式，对阐明蛋白质的功能具有重要作用。

三、蛋白质功能确定

如分析酶活性和确定酶底物，细胞因子的生物分析以及配基-受体结合分析，可以利用基因敲除和反义技术分析基因表达产物——蛋白质的功能。另外采用如 Clontech 的荧光蛋白表达系统对蛋白质表达出来后在细胞内的定位研究，也在一定程度上有助于蛋白质功能的了解。

四、寻找药物的靶分子

对人类而言，蛋白质组学的研究最终要服务于人类的健康，如寻找药物的靶分子。很多药物自身就是蛋白质，而很多药物的靶分子也是蛋白质。此外，药物也可以干预蛋白质-蛋白质相互作用。

五、蛋白质组学的前沿研究方向

蛋白质组学的前沿研究方向主要包括：①针对有基因组或转录组数据库的生物体或组织/细胞，建立其蛋白质组或亚蛋白质组（或蛋白质表达谱）及其蛋白质组连锁群，即 compositional proteomics 研究；②以重要生命过程或人类重大疾病为对象，进行重要生理/病理体系或过程的比较蛋白质组学研究，即 comparative proteomics 研究；③功能蛋白质组学、肿瘤蛋白质组学、血清蛋白质组学、尿蛋白质组学等研究；④蛋白质组学支撑技术平台和生物信息学的研究。

第三节　蛋白质组研究系统构成

蛋白质组研究系统构成（图 11-1）：①2-D 电泳系统（Investigator™ 2-D Electophoresis System）；②蛋白凝胶成像系统（Investigator™ ProImage）；③蛋白质点自动切取机器人平台（Investigator™ ProPic Workstation）；④蛋白凝胶图像分析专业软件（Investigator™ HT PC Analyzer）；⑤自动化蛋白酶解工作站（Investigator™ ProGest）；⑥自动化 MALDI 点样工作站（Investigator™ ProMS MALDI Spotting Workstation）；⑦自动化蛋白质酶解点样工作站（Investigator™ ProPrep Workstation）；⑧RADARS/MS™ 快速数据管理和检索系统（Rapid Data Archival and Retrieval System）。

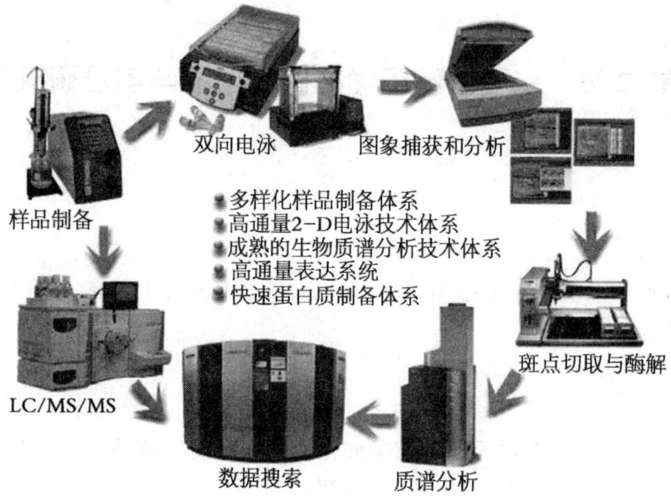

图 11-1 蛋白质组研究方案

第四节 蛋白质组研究技术与方法

蛋白质组学的发展既是技术所推动的也是受技术限制的。蛋白质组学研究成功与否,很大程度上取决于其技术方法水平的选择。蛋白质研究技术远比基因研究技术复杂和困难,不仅因为其氨基酸残基种类远多于核苷酸残基,而且因为它有着复杂的翻译后修饰,如磷酸化和糖基化等,这给分离和分析蛋白质带来很多困难。此外,通过表达载体进行蛋白质的体外扩增和纯化也并不容易,因而较难制备大量的蛋白质。传统的蛋白质研究注重探究单一蛋白质,而蛋白质组学研究注重参与特定生理或病理状态的所有蛋白质种类及其与周围环境的关系。因此,蛋白质组学的研究通常是高通量的。为适应这个要求,蛋白质组学相关研究工具通常都是高度自动化的系统,对应通量高而速度快,配合分析软件和数据库的使用,研究者可在最短的时间内处理最多的数据。蛋白质组学的兴起对技术有了新的需求和挑战。蛋白质组的研究实质上就是在细胞水平上对蛋白质进行大规模的平行分离和分析,这往往要同时处理成千上万种蛋白质。因此,发展高通量、高灵敏度、高准确性的研究技术平台是当今乃至今后相当长一段时间内蛋白质组学研究的主要任务。当前在国际蛋白质组研究技术平台的技术基础和发展趋势有以下几个方面。

一、蛋白质组研究中的样品制备

通常采用细胞或组织中的全蛋白质组分进行蛋白质组分析,也可以进行样品预分级,即通过各种方法将细胞或组织中的全体蛋白质分成几部分,分别进行蛋白质组研究。样品预分级的主要方法包括根据蛋白质溶解性和蛋白质在细胞中不同的细胞器定位进行分级,如特定分离出细胞核、线粒体或高尔基体等细胞器的蛋白质成分。它不仅可以提高低丰度蛋白质的上样量,还可以针对某一细胞器的蛋白质组进行研究。

而对临床组织样本进行研究,以寻找疾病标记,也是蛋白质组研究的重要方向之一。临床样本往往都是各种细胞或组织混杂,且状态不一,如肿瘤组织中,发生癌变的往往是上皮类细胞,而这类细胞在肿瘤中常与血管、基质细胞等混杂。所以,常规采用的癌和癌旁组织或肿瘤与正常组织进行差异比较,实际上是多种细胞甚至组织蛋白质组混合物的比较。但蛋白质组研究需要的通常是单一的细胞类型。最近在组织水平上的蛋白质组样品制备方面也有新的进展,如采用激光捕获微解剖(laser capture microdissection,LCM)方法分离癌变上皮类细胞,该技术可以精确地从组织切片中取出研究者感兴趣的细胞类型,因此 LCM 技术实际上是一种原位技术。取出的细胞用于蛋白质样品的制备,结合抗体芯片或二维电泳—质谱的技术路线,可以对蛋白质的表达进行原位的高通量的研究。

二、蛋白质组研究中的样品分离和分析

利用蛋白质的等电点和相对分子质量通过双向凝胶电泳的方法将各种蛋白质区分开来是一种很有效的手段。它在蛋白质组分离技术中起到了关键作用。如何提高双向凝胶电泳的分离容量、灵敏度和分辨率以及对蛋白质差异表达的准确检测是目前双向凝胶电泳技术发展的关键问题。国外的主要趋势有第一维电泳采用窄 pH 梯度胶分离以及开发与双向凝胶电泳相结合的高灵敏度蛋白质染色技术,如新型的荧光染色技术。

质谱技术是目前蛋白质组研究中发展最快,也最具活力和潜力的技术。它通过测定蛋白质的质量来判别蛋白质的种类。当前蛋白质组研究的核心技术就是双向凝胶电泳—质谱技术,即通过双向凝胶电泳将蛋白质分离,然后利用质谱对蛋白质逐一进行鉴定。

三、蛋白质组研究的新技术

(一)新型分离技术的发明

蛋白质组研究的发展以双向电泳(2-DE)技术作为核心。双向电泳由 O'Farrell's 于 1975 年首次建立,并成功分离约 1 000 个 *E. coli* 蛋白,同时显示蛋白质谱不是稳定的,可随环境变化。双向电泳原理:第一向进行等电聚焦,蛋白质沿 pH 梯度分离,至各自的等电点;第二向再沿垂直的方向进行相对分子质量的分离。随着技术不断进步,目前已能分离出 10 000 个斑点(spot)。当双向电泳斑点的全面分析成为现实的时候,蛋白质组的分析更加可行。

前面提到的样品制备(sample prepareation)和溶解同样事关 2-DE 的成效,其目的是尽可能扩大其溶解度和解聚,以提高样品分辨率。采用化学法和机械裂解法破碎以尽可能溶解和解聚蛋白,两者联合有协同作用。近来,在"变性剂鸡尾酒"中,含 14~16 个碳的磺基甘氨酸三甲内盐(ASB14~16)的裂解液效果最好。在保持样品的完整性的前提下,可利用超离和核酸内切酶去除核酸(DNA)。此外,机械力被用来对蛋白分子解聚,如超声破碎等。另外,添加 PMSF 等蛋白酶抑制剂,可保持蛋白完整性。目前商品化的 IPG 胶条是干燥脱水的,可在其水化的过程中加样,覆盖整个IPG 胶,避免在样品杯中的沉淀所致的样品丢失。由于碱性 pH 范围内凝胶基质的不稳定及逆向电渗流(EOF)的产生,对等电点(PI)超过 10 的碱性蛋白,通过产生 0~10% 的山梨醇梯度和 16% 的异丙醇可减少之。也可用双甲基丙烯酰胺来增加基质的稳定性。

较早期相比,2-DE 有两个主要的进步:首先,极高的重复性使有机体的参考图谱可通过Internet 获得,从而比较不同组织类型、不同状态的基因表达;其次,高加样量使得 2-DE 成为一项真正的制备型技术。

双向凝胶电泳操作具有繁琐、不稳定和低灵敏度等缺点。发展可替代或补充双向凝胶电泳的新方法已成为蛋白质组研究技术最主要的目标。目前,二维色谱(2D-LC)、二维毛细管电泳(2D-CE)、液相色谱-毛细管电泳(LC-CE)等新型分离技术都有补充和取代双向凝胶电泳之势。另一种策略则是以质谱技术为核心,开发质谱鸟枪法(shot-gun)、毛细管电泳-质谱联用(CE-MS)等新策略直接鉴定全蛋白质组混合酶解产物。随着对大规模蛋白质相互作用研究的重视,发展高通量和高精度的蛋白质相互作用检测技术也被科学家所关注(图 11-2)。

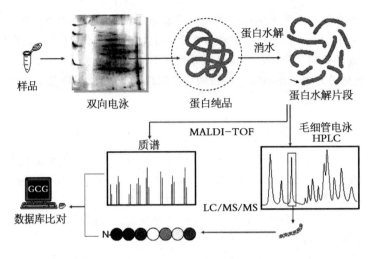

图 11-2　蛋白质组研究新方法

（二）蛋白质芯片

蛋白质芯片的发展也十分迅速，并已经在临床诊断中得到应用。它可以说是 DNA 芯片的"堂兄弟"。DNA 芯片是在一张邮票大小的表面点上核酸序列，它可以一次追踪组织中成千上万的基因活性。尽管 DNA 芯片技术早已商品化并广泛应用于科研实验室，但科学家们为了做成分析全部蛋白质组的相似芯片，搜集组织中甚至一个器官中所有蛋白质花费了很多年的时间。目前最多的蛋白芯片也只能分析很少数的不同蛋白。而这个最高纪录已被耶鲁大学的生物学家 Michael Snyder 和他的助手所创造。他们首先克隆了酵母中 5 800 个基因，然后将这些基因插入到其他酵母细胞中来过量表达这些蛋白，然后纯化并搜集这些蛋白。之后他们使用了目前一种标准的 DNA 芯片机器人将微量的每种酵母蛋白样品一行行地涂在一台玻璃显微镜的载玻片上。为了找到酵母蛋白结合了什么，他们用一种测试蛋白的溶液喷在了载玻片上，再加上一种荧光显色剂就可以使与测试蛋白相结合的点发光。在先后使用了这种技术的好几个版本后，Snyder 和他的同事可以迅速鉴定出能与成千上万排列有序的酵母蛋白相互作用的蛋白，他们共发现了 33 中可以结合钙调蛋白（calmodulin）的新蛋白——钙调蛋白是一种参与钙离子信号的广泛存在的蛋白；52 种可以结合 phosphotidylinositides 的蛋白，phosphotidylinositides 是一种与细胞生长、分化及细胞骨架重排有关的细胞膜蛋白。图 11-3 显示了一种镍包被的显微载玻片上点了代表 5 800 种不同蛋白的 6 566 个样品。这一蛋白芯片，它可以在一次同时分析 5 800 个酵母蛋白，迅速揭示参与成千上万的蛋白质相互作用的物质，可以辅助研究以及做临床诊断。罗彻斯特大学的 Eric Phizicky 评价说："这是生物学家的一个梦想，它为能够发现全部蛋白的活性提供了可能"。

在技术发展方面，蛋白质组学的研究方法将出现多种技术并存、各有优势和局限的特点，而难以像基因组研究一样形成比较一致的方法。除了发展新方法外，更强调各种方法间的整合和互补，以适应不同蛋白质的不同特征。另外，蛋白质组学与其他学科的交叉也将日益显著和重要，这种交叉是新技术、新方法的活水之源，特别是蛋白质组学与其他大规模科学如基因组学、生物信息学等领域的交叉，所呈现出的系统生物学（systems biology）研究模式，将成为未来生命科学最令人激动的新前沿。

（三）鉴定技术

鉴定技术（identification）是蛋白质组技术的支柱。在蛋白质组研究中，我们通常不考虑传统的蛋白鉴定方法，如免疫印迹法、内肽的化学测序、已知或未知蛋白的迁移（comigration）分析，或者在一个有机体中有意义的基因的过表达。这并不是因为此类方法无效,而是因为它们耗时、耗力,不适合高流通量的筛选。目前,所选用的技术包括对于蛋白鉴定的图像分析、微量测序;进一步对肽片段进行鉴定的氨基酸组分分析和与质谱相关的技术。

1. **图像分析技术(image analysis)** 2-DE 图谱中每一个图像上斑点的上调、下调或出现、消失,都可能在生理和病理状态下产生,这必须依靠计算机为基础的数据处理来进行定量分析。在一系列高质量的 2-DE 凝胶产生的基础上,图像分析包括斑点检测、背景消减、斑点配比和数据库构建。首先,采集图像通常所用的系统是 CCD(charge coupled device)照相机、激光密度仪(laser densitometers)和荧光成像(fluoro imagers),它们对图像进行数字化,并转为以像素为基础的空间和网格。接着,在图像灰度水平上过滤和变形,进行图像加工,以开展斑点检测。第二,利用 Laplacian、高斯(Gaussian)、DOG(difference of Gaussians) opreator 使有意义的区域与背景分离,从而精确限定斑点的强度、面积、周长等要素。图像分析检测的斑点应与肉眼观测的斑点一致。在这一前提下,多数系统以控制斑点的重心或最高峰来进行分析,并通过边缘检测的软件精确描述斑点外观,进行边缘检测和邻近分析,从而增加精确度。通过阈值分析、边缘检测、销蚀和扩大斑点检测的基本工具还可以恢复共迁移的斑点边界。第三,对图像进行分析比较、增加、消减或均值化。由于在 2-DE 中出现 100% 的重复性是很困难的,因而凝胶间的蛋白质配比对于图像分析系统是极大地挑战。这里,IPG 技术的出现使斑点配比变得更加容易。因此,较大程度的相似性通过斑点配比向量算法在长度和平行度观测,用来配比的著名软件系统包括 Quest、Lips、Hermes、Gemini 等,计算机方法如相似性、聚类分析、等级分类和主要因素分析也已被广泛采用。配比通常由一人操作,其手工设定大约 50 个突出的斑点作为"路标",进行交叉配比,进而扩展至整个胶条。如精确的 PI 和相对分子质量(MW)的估计通过参考图上 20 个或更多的已知蛋白所组成的标准曲线来计算未知蛋白的 PI 和 MW。在凝胶图像分析系统上根据已知蛋白质的 PI 值产生 PI 网络,使得凝胶上其他蛋白的 PI 按此分配。所估计的精确度则大大依赖于所建网格的结构及标本的类型。已知的未被修饰的大蛋白应该作为标志,变性的修饰的蛋白的 PI 估计约在 ±0.25 个单位。同理,已知蛋白的理论相对分子质量可以从数据库中计算,利用产生的表观分子量的网格来估计蛋白的相对分子质量。依此法,未被修饰的小蛋白的错误率大约 30%,而翻译后蛋白的出入更大,需联合其他的技术完成鉴定。

2. **微量测序(microsequencing)** 目前已实现蛋白质微量测序的自动化。蛋白质的微量测序已成为蛋白质分析和鉴定的基石,从而提供足够的信息。尽管氨基酸组分分析和肽质指纹谱(PMF)可鉴定由 2-DE 分离的蛋白,但最常规的埃德曼降解法(Edman degeneration)仍然是进行蛋白鉴定的主要技术。首先使经凝胶分离的蛋白质直接印迹在聚偏二氟乙烯(PVDF)膜或玻璃纤维膜上,染色、切割,直接置于测序仪中,可用于 subpicomole 水平的蛋白质鉴定。此处需注意以下几点:埃德曼降解很缓慢,序列以每 40 分钟 1 个氨基酸的速率产生;与质谱相比,埃德曼降解消耗大,试剂昂贵,每个氨基酸花费 3~4 美元。这都说明泛化的埃德曼降解蛋白质不适合分析成百上千的蛋白质。然而,如果在一个凝胶上仅有几个有意义的蛋白质需关注,或者无其他技术可测定而克隆其基因是必需的,则需要进行泛化的埃德曼降解测序。

近来,应用自动化的埃德曼降解可产生短的 N-末端序列标签,即将质谱的序列标签概念用于埃德曼降解,已成为一种强有力的蛋白质鉴定。对埃德曼的硬件进行简单改进,以迅速产生 N-末端序列标签达 10~20 个/天,序列检签将适于在较小的蛋白质组中进行鉴定。若同时联合其他蛋白质属性,如氨基酸组分分析、肽质质量、表观蛋白质相对分子质量、等电点等,就可以更加可信地鉴定蛋白质。同时选择局部序列比对基本检索工具(BLAST)程序,可与数据库相配比。采用一种 Tagldent 的检索程序,还可以进行种间比较鉴定,更提高了其在蛋白质组研究中的作用。

3. **与质谱(mass spectrometry)相关的技术** 用来分析蛋白质或多肽的质谱有两个主要的部

分:①样品入机的离子源;②测量被介入离子的相对分子质量的装置。首先,基质辅助激光解吸附电离飞行时间质谱(MALDI-TOF)是一脉冲式的离子化技术,它从固相标本中产生离子,并在飞行管中测其相对分子质量。在 MALDI-TOF 中,最重要的进步是离子反射器(ion reflectron)和延迟离子提取(delayed ion extraction),可达相当精确的相对分子质量。其次,电喷雾质谱(ESI-MS),是一连续离子化的方法,它在液相中产生离子,联合四极质谱或在飞行时间检测器中测其相对分子质量。在 ESI-MS 中,纳米级电雾源(nano-electrospray source)的出现使得微升级的样品在 30~40 min内分析成为可能。近年来,质谱的装置和技术有了长足的进展。将反相液相色谱和串联质谱(tandem MS)联用,可在数十个皮摩尔(picomole)的水平检测;若利用毛细管色谱与串联质谱联用,则可在低皮摩尔到高飞摩尔(femtomole)水平检测;当利用毛细管电泳与串联质谱连用时,可在小于飞摩尔的水平检测,甚至可在 attomole 水平进行。目前大多采用酶解、液相色谱分离、串联质谱及计算机算法的联合应用鉴定蛋白质。

下面以肽质指纹术和肽片段的测序来说明怎样通过质谱来鉴定蛋白质。

(1) 肽质指纹术(peptide mass fingerprint,PMF):是由 Henzel 等人于 1993 年提出。用酶(最常用的是胰酶)对由 2-DE 分离的蛋白在胶上或膜上于精氨酸或赖氨酸的 C-末端处进行断裂,断裂所产生的精确分子量通过质谱来测量(MALDI-TOF-MS,或为 ESI-MS),这一技术能够完成的肽质量可精确到 0.1 个分子量单位。所有的肽质量最后与数据库中理论肽质量相配比,其结果是按照数据库中肽片段与未知蛋白共有的肽片段数目做一个排行榜。"冠军"肽片段可能代表一个未知蛋白,若冠亚军之间的肽片段存在较大差异,且这个蛋白可与实验所示的肽片段覆盖良好,则说明鉴定正确的可能性较大。

(2) 肽片段(peptide fragment)的部分测序:就肽质指纹术自身而言,它不能揭示所衍生的肽片段或蛋白质。为进一步鉴定蛋白质,出现了一系列的质谱方法用来描述肽片段。如用酶或化学方法从 N-或 C-末端按顺序除去氨基酸,形成梯形肽片段(ladder peptide):以一种可控制的化学模式从 N-末端降解,产生大小不同的一系列的梯形肽片段,所得一定数目的肽质量由 MALDI-TOF-MS 测量。另一种方法涉及羧基肽酶的应用:从 C-末端除去不同数目的氨基酸形成肽片段,化学法和酶法可产生相对较长的序列,其相对分子质量精确至以区别赖氨酸和谷氨酰胺,或者在质谱仪内应用源后衰变和碰撞诱导解离,目的是产生含有仅差异一个氨基酸残基质量的一系列肽峰的质谱,从而允许推断肽片段序列。肽片段电源功率光谱密度(PSD)的分析在基质辅助激光解吸电离(MALDI)反应器上能产生部分序列信息。首先进行肽质指纹鉴定;之后,一个有意义的肽片段在质谱仪被选作"母离子",在飞行至离子反应器的过程中被降解为"子离子";在反应器中,用逐渐降低的电压可测量至检测器的不同大小片段,但经常产生不完全的片段。现在用肽片段来测序的方法始于 20 世纪 70 年代末的 CID,可以在一个三联四极质谱 ESI-MS 或 MALDI-TOF-MS 联合碰撞器内来完成。在 ESI-MS 中,由电雾源产生的肽离子在质谱仪的第 1 个四极质谱中测量,有意义的肽片段被送至第 2 个四极质谱中,惰性气体轰击使其成为碎片,所得产物在第 3 个四极质谱中测量。与 MALDI-PSD 相比,CID 稳定、强健、普遍,肽离子片段基本沿着酰胺键的主架被轰击产生梯形序列。连续的片段间差异决定此序列在那一点的氨基酸的质量。由此,序列可被推测。由 CID 图谱还可获得的几个序列的残基,叫做"肽序列标签"。这样,联合肽片段母离子的分子量和肽片段距 N 端、C 端的距离将足以鉴定一个蛋白质。

4. 氨基酸组分分析 1977 年首次作为鉴定蛋白质的一种工具出现,是一种独特的"脚印"技术。利用蛋白质异质性的氨基酸组分特征,成为一种独立于序列的属性,它不同于肽质量或序列标签。Latter 首次表明氨基酸组分的数据能用于 2-DE 凝胶上,从而鉴定蛋白质。通过放射标记的氨基酸来测定蛋白质的组分,或者将蛋白质印迹到聚偏 二氟乙烯(PVDF)膜上,在 155℃进行酸性水解 1 小时,通过这一简单步骤的氨基酸的提取,每一样品的氨基酸在 40 分钟内自动衍生并由色谱分离。常规分析为 100 个蛋白质/周。依据代表两组间数目差异的分数,对数据库中的蛋白质进行排榜,"冠军"蛋白质具有与未知蛋白质最相近的组分,考虑冠亚军蛋白质分数之间的差异,仅处于冠军的蛋白质的可信度大。Internet 上存在多个程序可用于氨基酸组分分析,如 AACompIdent、ASA、FINDER、AAC-PI、PROP-SEARCH 等,其中,在 PROP-SEARCH 中,组分、序列和氨基酸的位置被用来检索同源蛋白质。但它仍存在一些缺点,如由于不足的酸性水解或者部分降解会产生氨基酸的变异,故应联合其他的蛋白质属性进行鉴定。

（四）酵母双杂交系统的使用与发展

双杂交系统的建立得力于对真核生物调控转录起始过程的认识。细胞起始基因转录需要有反式转录激活因子的参与。转录激活因子在结构上是组件式的(modular),即这些因子往往由两个或两个以上相互独立的结构域构成,其中有 DNA 结合结构域(DNA binding domain,DB)和转录激活结构域(activation domain,AD),它们是转录激活因子发挥功能所必需的。单独的 DB 虽然能和启动子结合,但是不能激活转录。而不同转录激活因子的 DB 和 AD 形成的杂合蛋白仍然具有正常的激活转录的功能。如酵母细胞的 Gal4 蛋白的 DB 与大肠埃希菌的一个酸性激活结构域 B42 融合得到的杂合蛋白仍然可结合到 Gal 4 结合位点并激活转录。

Fields 等人的工作标志双杂交系统的正式建立,他们是以与调控 SUC 2 基因有关的两个蛋白质 Snf 1 和 Snf 2 为模型,将前者与 Gal 4 的 DB 结构域融合,后者与 Gal 4 的 AD 结构域的酸性区域融合。由 DB 和 AD 形成的融合蛋白分别称之为"诱饵"(bait)和"猎物"或靶蛋白(prey 或 target protein)。如果在 Snf 1 和 Snf 2 之间存在相互作用,那么分别位于这两个融合蛋白上的 DB 和 AD 就能重新形成有活性的转录激活因子,从而激活相应基因的转录与表达。这个被激活的、能显示"诱饵"和"猎物"相互作用的基因称之为报道基因(reporter gene)。通过对报道基因表达产物的检测,反过来可判别作为"诱饵"和"猎物"的两个蛋白质之间是否存在相互作用。Fields 等人采用编码 β-半乳糖苷酶的 LacZ 作为报道基因,并且在该基因的上游调控区引入受 Gal 4 蛋白调控的 GAL1 序列。这个改造过的 LacZ 基因被整合到酵母染色体 URA 3 位上,而酵母的 GAL 4 基因和 GAL80 基因(Gal80 是 Gal 4 的负调控因子)被缺失,从而排除了细胞内源调控因子的影响。已知在 Snf 1 和 Snf 2 之间存在相互作用,结果发现只有同时转化了 Snf 1 和 Snf 2 融合表达载体的酵母细胞才有 β-半乳糖苷酶活性,单独转化其中任何一个载体都不能检测出 β-半乳糖苷酶活性。

目前发展起来的各种双杂交系统大多是以 Fields 等人建立的系统为基础的。这些新系统主要对报道基因、"诱饵"表达载体以及"猎物"表达载体等做了一些改进。其中一个重要改进是引入额外的报道基因,如广泛采用的 HIS3 基因。经过改造带有 HIS3 报道基因的酵母细胞,只有当 HIS3 被启动表达才能在缺乏组氨酸的选择性培养基上生长。HIS3 报道基因的转录表达是由"诱饵"和"猎物"的相互作用所启动的。大多数双杂交系统往往同时使用 2 个甚至 3 个报道基因,其中之一是 LacZ。这些改造后的基因在启动子区有相同的转录激活因子结合位点,因此可以被相同的转录激活因子(如上述的 Gal 4 蛋白)激活。通过这种双重或多重选择,既提高了检测灵敏度又减少了假阳性现象。其他还有针对"诱饵"或"猎物"表达载体等所做的改进。

但是,在双杂交鉴定过程中要经过两次转化,这个工作量是相当大的,尤其是寻找新的作用蛋白质的时候。而且,酵母细胞的转化效率比细菌要低约 4 个数量级,因而成为双杂交技术的瓶颈。在酵母的有性生殖过程中涉及两种配合类型:a 接合型和 α 接合型,这两种单倍体之间接合(mating)能形成二倍体,但 a 接合型细胞之间或 α 接合型细胞之间不能接合形成二倍体。根据酵母有性生殖的这一特点,他们将文库质粒转化 α 接合型酵母细胞,"诱饵"表达载体转化 a 接合型细胞。然后分别铺筛选平板,使细胞长成菌苔(lawn),再将两种菌苔复印到同一个三重筛选平板上,原则上只有诱饵和靶蛋白发生了相互作用的二倍体细胞才能在此平板上生长。单倍体细胞或虽然是二倍体细胞,但 DB 融合蛋白和 AD 融合蛋白不相互作用的都被淘汰。长出来的克隆进一步通过

β-半乳糖苷酶活力进行鉴定。这项改进不仅简化了实验操作,而且也提高了双杂交的筛选效率。

（五）Liquichip 液相蛋白芯片系统

为了使蛋白质研究顺利开展并取得突破,人们在技术体系的改进方面做出了不懈的努力,最新开发的液相蛋白芯片(liquichip)系统就是一种新型的蛋白质研究平台。液相芯片体系由许多不同的小球体为主要基质构成,每种小球体上固定有不同的探针分子,将这些小球体悬浮于一个液相体系中,就构成了一个液相蛋白质芯片系统,利用这个系统,可以对同一个样品中的多个不同的分子同时进行检测,这种检测技术称之为 xMAP(flexible Multi-Analyte Profiling)技术。

在液相系统中,为了区分不同的探针,每一种用于标记探针的球形基质都带有一个独特的色彩编号。在球形基质的制造过程中,掺入了两种不同的红色分类荧光,根据这两种红色分类荧光的比例不同,可以把球形基质分为 100 种。利用这 100 种球形基质,可以标记上 100 种不同的探针分子,同时对一个样本中的 100 种不同的目的分子进行检测。

为了便于探针分子的固定,在球形基质的表面进行了一系列的修饰,可适合各种蛋白、肽、核酸等生物分子的固定。球形基质、探针分子、被检测物、报告分子是液相蛋白芯片的 4 个主要构成部分。

反应主要包括 3 个步骤:①探针分子的固定;②将这种标记好探针的球形基质与样品反应。探针可以与相应的目的分子特异性结合,带有绿色报告荧光的报告分子也与目的分子特异性的结合,并对反应进行定量;③反应结果的检测。

检测的原理是使单个的球形基质通过检测通道,并使用双色激光的同时对球形基质上的红色分类荧光和报告分子上的绿色报告荧光进行检测。红色激光激发的是球形基质上的红色分类荧光,根据球形基质的不同色彩编号,可以将球形基质分类,从而将各个不同的分析反应区分开来。绿色激光激发的是绿色报告荧光分子,目的是确定球形基质上结合的报告荧光分子的数量,从而确定球形基质上结合的目的分子数量。因此,通过红绿双色激光的同时检测,可以确定被结合检测的检测物的种类和数量。

液相芯片的特点:①通量大,可对同一样本中的多种不同目的分子同时进行分析,在 35～60 分钟内可对 96 个不同样本进行检测;②灵活性好,可适用于各种蛋白质分析,可接受实验室已有的实验方案,使用者可以自行设计分析方案,也可使用成套试剂盒;③液相环境更有利于保持蛋白质的天然构象,也更有利于探针和被检测物的反应;④灵敏度高、信噪比好,只需要微量的样品即可进行检测;⑤操作简便,不需洗涤,耗时短。

液相蛋白芯片应用于:①免疫分析;②酶分析;③受体-配基分析;④蛋白质 - 蛋白质相互作用分析;⑤蛋白质 - 核酸相互作用分析。

由于液相芯片具有灵活性好、操作简单、通量大等特点,目前已经被用在细胞因子的检测、激酶的检测、抗原决定簇的筛选和疾病的检测,以及与各种抗原抗体反应相关的检测当中。美国圣祖德儿童研究医院的 Dr. Richard 等人,使用液相芯片对 $100\mu l$ 样本中的 15 种不同的细胞因子同时进行了精确的定量测定。结果说明在 T 辅助细胞 1 型与 2 型中,某些细胞因子的表达量有显著差异。在测定过程中,Dr. Richard 将 15 种不同的细胞因子的抗体分别标记在 15 种不同的球形基质上,混合后加入到一个反应体系中,对同一样本中的 15 种细胞因子进行测定。同时用酶联免疫吸附测定法(ELISA)的方法,分别对 15 种细胞因子进行检测。将两组结果进行对比后发现,趋势基本上一致,但是液相芯片可同时对多个分子进行检测,同时灵敏度和可靠性更好、操作更为简单。这样只需要使用微量的样品,在较短的时间内,就可以得到所需的数据。

（六）蛋白质组研究数据库

蛋白质组数据库(proteome database)被认为是蛋白质组知识的储存库,包含所有鉴定的蛋白质信息,如蛋白质的顺序、核苷酸顺序、2-D PAGE、3-D 结构、翻译后修饰、基因组及代谢数据库等。例如,SWISS-2DPAGE 数据库包括人类、细菌、细胞等物种的信息。

当前的计算机和网络技术,可将所有的数据库连在一起,并允许我们从一个数据库中的一条信息遨游到其他的数据库;将一个研究对象的数据与其他各种蛋白质组中的相关数据或图谱相联系。在既定的状态下,定量研究蛋白质的表达水平,或者计算机辅助数据库系统建立可将实验推进一步。

蛋白质组和基因组共同分析可以产生大量的数据,当评估每一个数据库的价值时,难免要考虑两个条件:①数据库是否在任一时刻保持最新;②何时能够相互连接,且以整体状态评估。

目前的数据库发展趋势:①信息量呈指数增长;②蛋白质组计划的实施会产生新的数据库;③致力于模拟细胞内蛋白质的相互作用的新型数据库;④建立高级、智慧型的咨询工具是必需的。

183

第五节 人类疾病的蛋白质组研究

一、肿瘤的蛋白质组研究

1. 直肠癌 直肠癌的发生是因多个基因的突变,导致肿瘤抑制基因失能所致,但确切机制仍不清楚。为探讨其发病机制,Sanchez 等对 15 例结肠癌和 13 例正常人的结肠上皮进行 2-DE,每个多肽模式用 Melanie I12-DE 分析软件进行分析。据此建立了包括 882 个和 861 个斑点的结肠癌及正常人结肠黏膜的标准胶图。结果发现在相对分子质量为 13 000 和 PI 值为 5.6 处的蛋白质仅出现在结肠癌的组织中。15 例结肠癌患者中 13/5.6 蛋白有 13 例(87%)。此外,发现 13/5.6 蛋白不仅在中度、低度分化的结肠癌及有 24 年病史的溃疡性结肠炎过度表达,而且出现在 7 例分化程度不同的腺瘤的癌前病灶,但对照组则极少出现。这表明该蛋白的出现对检测早期直肠癌有很强的提示作用。通过对该蛋白高效液相色谱法(HPLC)及测序等分析后,发现与钙粒蛋白 B(calgranulin B)及钙卫蛋白(calprotectin)有很大关系。

2. 肝癌 醛糖还原酶(aldose reductase, E. C. 1. 1. 1. 21)是醛酮还原酶超家族中的一个成员。它催化葡萄糖还原为山梨醇,通过减少内源或外源性代谢产物而起到解毒作用。Peter R 等在用 N-甲基-N-亚基脲诱导(N-methly-N-nitrosourea-induced)的小鼠肝癌中,用 2-DE 及氨基酸微型测序可分辨出一种肝癌诱导的醛糖还原酶样的蛋白质(35Kd/P17.4)。而在小鼠的晶状体中,则发现一种醛糖还原的同工酶,该酶与已知的小鼠醛糖还原酶有 98% 的同源性,而与肝癌诱导的醛糖还原酶样的蛋白质截然不同。这表明两种蛋白质是由相关的两条基因编码,在小鼠不同的器官中表达不同。肝癌诱导的醛糖还原酶蛋白质优先表达在肝癌及胎肝中,它们均受到纤维细胞生长因子的刺激,但随小鼠鼠器官的生理及病理环境而表现不同的形式。经免疫组化证实,肝癌诱导的醛糖还原酶样的蛋白质在成人肝脏中不表达,但在小鼠的肝癌 中又重新表达。同时发现该蛋白在癌前病变及肝癌中表达强烈,而在肝脏周围的正常组织不表达。表明该蛋白可能与肝癌的发病有关。

3. 膀胱癌 IFN-γ 除抗病毒外,还有一项重要的功能即抗肿瘤作用。目前其抗肿瘤作用机制不明。有资料表明,IFN-γ 可能通过在相关细胞中增强或抑制有关基因而发挥抗肿瘤作用。重组 IFN-γ 和 IL-2 已开始应用于膀胱癌的治疗中。为探明其作用机制,George 等将 4 种分级程度不同的人膀胱癌新鲜活检标本,用 50U/ml IFN-γ 作用 20 小时后,采用 2-DE、微型序列分析、等电聚集、蛋白质印迹等方法,对标本进行蛋白质组分析。结果表明有 5 种蛋白质(色按酸-tRNA 合成酶、IFN-γ 诱导的 r3、超氧化物歧化酶及两种相对分子质量为 35 800 和 11 200 的未知蛋白)的表达量增加了 75％,而醛糖还原酶表达量则下降,为研究 IFN-γ 对治疗膀胱癌的作用机制提供了一种方法。

此外,由于缺乏对膀胱鳞状细胞癌客观可靠的组织学分级标准,因而对其进行早期诊断。为此,Morten 等对 150 例膀胱癌进行双盲法 2-DE,并结合了蛋白质印迹法、微型序列分析及质谱等技术,建立了新鲜膀胱癌标本的 2-DE 数据库,且发现角蛋白 10、14 及银屑病相关的脂肪酸结合蛋白(psoriasis-associated fatty acid-binding protein,PA-FABP)等可以作为膀胱癌不同分化程度的标记物,为早期诊断提供了一种新的手段。

二、扩张型心肌病

扩张型心肌病是一种严重的可导致心衰的心脏病,大多数患者需行心脏移植术。目前其发病机制不明,推测可能为多种因素所致。1990 年已有两组人员进行该病的蛋白质组分析。其后不久心肌的 2-DE 数据库建成,并进入国际互联网。Knecht 等采用 2-DE 取得了 3 300 个心肌蛋白条带,通过氨基酸序列分析、埃德曼降解法及基质辅助的激光解吸离子化质谱(MALDI-MS)等分析了其中 150 条。经活检及术后病理证实,有 12 条为扩张性心肌病特有的蛋白。但具体资料尚在进一步分析之中。Arnott D 等对去氧肾上腺素(新福林)诱导的肥大心肌细胞进行蛋白质组分析,同对照相比亦有 8 种蛋白质的表达水平发生变化。

三、其他

目前人的各种组织、器官、细胞乃至各种细胞器已被广泛研究,为疾病诊治及了解发病机制提供新的手段。在一项利用蛋白质组研究技术进行的酒精对人体毒性的研究中发现,乙醇会改变血清蛋白糖基化作用,导致许多糖蛋白的糖基缺乏,如转铁蛋白。Jagathpala 等对免疫所致的不孕症的男性精子蛋白质进行蛋白质组分析,发现了导致不孕症的 6 种自体及异体抗精子抗体。Ekkehard Brockstedt 等利用 2-DE、埃德曼微型序列法、MALDI-MS 等对人 BL60-2 伯基特淋巴瘤细胞系进行了细胞凋亡机制的研究,结果发现 RNA 聚合酶转录因子 3a(BTF3a)和(或)BTF3b 与抗 IgM 抗体介导(anti-IgM antibody-mediated)的细胞凋亡有很大关系。

四、致病微生物的蛋白质组研究

近年来,WHO 越来越重视感染性疾病对人类健康的影响。除结核、多重耐药链球菌感染及机会致病菌外,出现了一些新的感染因素如人类免疫缺陷病毒(HIV)、博氏疏螺旋体及埃博拉病毒等。因此这些致病微生物的蛋白质组分析,对于了解其毒性因子、抗原及疫苗的制备非常重要,此外对疾病的诊断、治疗和预防也同样重要。现已获得 18 种微生物的全部基因组序列,另有 60 余种的基因序列正在研究之中。这些工作的开展为蛋白质组的研究提供了有利条件。

1. 检测博氏疏螺旋体与免疫有关的蛋白质　博氏疏螺旋体(*Borrelia burgdorferi*)是莱姆病的主要病因,表现为环形红斑及流感样症状,大约有 50％ 的未治患者发展为神经系统及关节系统疾病。该螺旋体可分为 3 种类型:*B. burgdorferi sensu stricto*、*B. garinii*、*B. afzelii*。其诊断需依靠血清学检查,但存在敏感性及特异性变化的缺点。为获得更可靠的血清学检查,Peter 等用 2-DE 从 *B. garinii* 得到 217 个银染的蛋白斑点。从中国兔多克隆抗体鉴别出 6 个已知的抗原。将不同临床表现莱姆病患者的血浆用 *B. garinii* 2-DE 图杂交。用抗 IgM 及抗 IgG 作为第 2 抗体,在 10 例有游走性红斑的患者血浆中,检测出 60～80 个抗原。同时发现在有关节炎的患者血浆中,包含有抗 15 种抗原的 IgM 抗体及抗 76 种不同抗原的 IgG 抗体。而晚期有神经系统症状的患者血浆中,则包含有抗 33 种抗原的 IgM 抗体及抗 76 种抗原的 IgG 抗体。上述 3 种类型患者的血浆中均包含有抗 6 种已知抗原的抗体,且被基质气内十二烷基硫酸聚丙烯凝胶电泳(SDS-PAGE)杂交所证实。这些抗原均是潜在的具有特异性诊断的标志物。

2. 弓形虫抗原的检测　弓形虫病是由鼠弓形虫引起的寄生虫病。全球人口大约有 30％是携带者,在欧洲是最常见的寄生虫病。如果妊娠者感染,该虫可通过胎盘引起胎儿的感染。且随着妊娠时间的增加,感染的机会也增加。大约 50％母体的感染可引起新生儿先天性疾病,因此诊断及治疗越早越好。目前要依靠血清学及 PCR,而单独采用血清学如用 IgG、IgM 或 IgA 抗体对疾病活动期敏感性不够,尤其是对于妊娠或有免疫抑制的患者。潜在感染常发生在有免疫抑制的患者中。对艾滋病患者来说,鼠弓形虫是最主要的致命性脑损伤的病因。因此,能否早期诊断对治疗来说尤为关键。Jungblut 等将鼠弓形虫 RH 株在人羊膜细胞系 FL521 中传代后,用 2-DE 得到 300 个银染的斑点。再将其与以下 3 种患者的血浆进行免疫杂交:①患有急性弓形虫病的妊娠女性($n=11$);②患急性弓形虫病的非妊娠者($n=6$);③有潜在感染的患者($n=9$)。结果有 9 个斑点对各阶段的弓形虫感染均反应,这 9 种斑点被用来当作弓形虫感染的标记。其中 7 种标记可用作区别疾病的不同阶段。但对区别急性期与潜在期仍需联合应用多种抗原。

3. 白色念珠菌　芽管结构是白色念珠菌向菌丝体转变的早期阶段,该结构能增强白色念珠菌对宿主细胞的黏附力、穿透力及破坏性。目前通过蛋白质组分析方法如 2-DE、质谱等已检测出在芽管结构所表达的一组特异蛋白如 DNA 结合蛋白等,为致病提高了一些参考指标。Monkt 等发现,在(conA)反应后的 SDS-PAGE 图中,在芽管结构的膜上,相同分子质量为 80 000 复合糖处,出现很淡的考马斯亮蓝染色,而在孢子时则未出现。提示膜的整合、出现未与刀豆球蛋白 A(ConA)结合的相对分子质量 80 000 复合糖可能与芽管结构的发生及生长有关。黏附素(adhesin)是白色念珠菌表面的组成部分,介导其与宿主的结合,是侵入宿主所需的重要蛋白,包含多种成分如白色念珠菌胞壁上的疏水蛋白等,通过增强菌株的黏附性而在其致病机制中发挥一定作用。但由于这些蛋白有很大同源性、多种糖基化作用及与胞壁或胞质膜上其他成分形成共价结合,故提纯及分析很难。现通过等电聚集、2-DE 及洗脱电泳等方法,可使这些蛋白得到很好的纯化、分离及分析。

抗真菌药通过改变真菌胞壁组分的生物合成和重组胞壁相关酶的结合位置而发挥作用。抗真菌药远少于抗细菌药就在于对真菌细胞壁蛋白分析了解太少。现在临床上用于抗真菌的药物多为咪唑类(咪康唑、酮康唑)及三唑类(氟康唑、伊曲康唑),但有很多患者出现耐药现象。在白色念珠菌中,目前发现至少有 8 种 CDR 家族的基因可产生耐药株的表现型。且有 55 种基因分别表达 ABC 及 MFS 蛋白(菌内药物输出泵)。但这些基因、蛋白与耐药之间的关系仍未清楚。应用 2-DE、免疫检测蛋白质等技术,对这些蛋白在菌内的表达量进行分析,发现 Cdrlp 及 CaMdrlp 蛋白在耐咪唑类菌株中过量表达。在对咪唑类敏感及去除 *CDR1* 基因的白色念珠菌株 CA114 中,提取并检测耐氟康唑突变子(FL3)的表达。结果发现 FL3 对氟康唑的耐药性是去除 CDR1 基因的白色念珠菌株 CA114 的 500 倍,是 CA114 的 250 倍。且 CDR1 mRNA 在 FL3 的量是 Ca114 的 8 倍。同时,对敏感性及耐药株蛋白质的 2-DE 图分析发现,在耐药株中有 25 种蛋白质增加,有 76 种蛋白质减少。推测白色念株菌是通过改变染色体数目或染色体重组来调节基因的表达量,进而产生耐药性。随着蛋白质组技术成熟完善,将对真菌壁及耐药基因分泌的各种蛋白组成分析带来重大突破,并对抗真菌的研制提供重要资料。

第六节　蛋白质组学发展趋势

在基础研究方面,近年来蛋白质组研究技术已被应用到各种生命科学领域,如细胞生物学、神经生物学等。在研究对象上,覆盖了原核微生物、真核微生物、植物和动物等范围,涉及各种重要的生物学现象,如信号转导、细胞分化、蛋白质折叠,等等。在未来的发展中,蛋白质组学的研究领域将更加广泛。

在应用研究方面,蛋白质组学将成为寻找疾病分子标记和药物靶标最有效的方法之一。在对癌症、早老性痴呆等人类重大疾病的临床诊断和治疗方面蛋白质组技术也有十分诱人的前景。目前国际上许多大型药物公司正投入大量的人力和物力进行蛋白质组学方面的应用性研究。

在技术发展方面,蛋白质组学的研究方法将出现多种技术并存,各有优势和局限的特点,而难以像基因组研究一样形成比较一致的方法。除了发展新方法外,更强调各种方法间的整合和互补,以适应不同蛋白质的不同特征。另外,蛋白质组学与其他学科的交叉也将日益显著和重要,这种交叉是新技术、新方法的活水之源,特别是蛋白质组学与其他大规模科学如基因组学、生物信息学等领域的交叉,所呈现出的系统生物学(system biology)研究模式,将成为未来生命科学最令人激动的新前沿。

虽然蛋白质组学还处在一个初期发展研究阶段,但我们相信随着其不断地深入发展,蛋白质组(学)研究在提示诸如生长、发育和代谢调控等生命活动的规律上将会有所突破,对探讨重大疾病的机制、疾病诊断、疾病防治和新药开发将提供重要的理论支持。

（刘晓宇）

参考文献

[1] Wilkins M R,Sanchez JC,Cooley AA,et al. Progress with proteome projects:why all proteins expressed by a genome should be identified and how to do it. J Biotechnol Genet Eng Rev,1996,13:19~50.

[2] Douglas HP, Justin Brumbaugh, Craig D Wenger, et al. Proteomic and phosphoproteomic comparison of human ES and iPS cells. Nat Methods,2011,8(10) 821~827.

[3] Hong Li, Xiaobin Xing, Guohui Ding, et al. A Systematic Resource for Proteomic Research on Post-translational Modifications. Molecular & Cellular Proteomics,2009,8:1839~1849.

[4] SylwiaWasiak,Enthoprotin:a novel clathrin2 associated protein identified through subcellular proteomics .JCB,2002,158:855~862.

[5] Salim M, McArthur SL, Vaidyanathan S,et al. Towards proteomics-on-chip:the role of the surface. Mol Biosyst,2011,7(1):101~115.

[6] Pardo M,Choudhary JS. Assignment of protein interactions from affinity purification/mass spectrometry data. Journal of proteome research,2012,11:3,1462~1474.

[7] Shahram Golbabapour,Wei Wei Pang, John George,et,al. Chemically Induced Breast Tumors in Rats Are Detectable in Early Stages by Contrast Enhanced Magnetic Resonance Imaging but Not by Changes in the Acute-Phase Reactants in Serum. Int J Mol Sci, 2011, 12 (2): 1030~1040.

[8] Maarten AF. Altelaar JM, Albert Heck JR. Next-generation proteomics:towards an integrative view of proteome dynamics. Nat Rev Genet,2013,14(1):35~48.

第十二章

基 因 诊 断

基因诊断(gene diagnosis)又称分子诊断(molecular diagnosis),是运用分子生物学技术在 DNA 或 RNA 水平检测致病基因或疾病相关基因的改变,或检测患者体内病原体所特有的核苷酸序列的存在与否,以此辅助疾病的诊断。由于基因诊断是对产生疾病的基因或核苷酸序列进行直接的检测,因此理论上是最准确的一种诊断方法。

基因诊断的问世使人类对疾病的诊断从传统的表型诊断步入基因型诊断的新阶段,是诊断学领域的一次革命。与传统的临床诊断方法相比,基因诊断有如下特点:①取材方便:由于一个个体的所有体细胞都来自于一个受精卵,具有完全相同的基因组成,遗传性基因突变亦存在于所有有核细胞中,因此在个体发育的任何阶段,取任何一种有核细胞为检材,都可进行基因诊断,而不必考虑突变基因在这种细胞中是否表达;②针对性强:以直接检测遗传病发生的根源——基因为目的;③特异性强:基因诊断是以 DNA 碱基互补为基础的,因而也就决定了它的强特异性;④灵敏度高:PCR 技术可使待测样本中的目的基因片段在数小时内扩增上百万倍,此技术甚至可检测样本中单一拷贝的基因,微量的待测标本或目的基因[只需钠克(ng)水平]即可被检测;⑤适应性强,诊断范围广。

基因诊断不仅能对某些临床特定疾病做出诊断,而且能对肿瘤及其他多因素常见病(如,心血管疾病、神经系统性疾病、内分泌性疾病等)进行易感性预测,对传染性及流行性疾病进行诊断和普查,并可用于对器官移植组织的组织相容性白细胞抗原(HLA)基因水平配型和法医学鉴定等。其中在遗传性疾病诊断研究中的应用最为突出,目前不但用于临症诊断、症状前诊断以及携带者检测,也被用于产前诊断、胚胎植入前诊断等;在肿瘤方面对部分癌基因与抑癌基因的发现及其在肿瘤诊断研究中都取得了令人鼓舞的效果。

第一节 基因诊断的基本类型

一、临症基因诊断

医生根据患者病史、症状,为明确或排除某一疾病而进行检查。如对疑有人乳头状瘤病毒(HPV)感染的患者进行 PCR 或 HPV 基因芯片分型检测,以明确诊断。

二、症状前基因诊断

某些单基因遗传病在临床上表现为迟发性或诱发性发病,患者可能在出现症状前已婚育,使子代受累。在家系调查和系谱分析的基础上,对可疑杂合子进行生化检查或基因诊断,可以在患者出现症状之前及早采取措施,以控制症状出现的频率及严重程度,并对其进行婚育指导,降低子代的复发风险。例如,伯氨喹类药物是 G6PD 缺陷引起的溶血性贫血的诱发因素之一,目前已有多种生化检测方法筛查未出现症状的 G6PD 缺陷男性半合子,禁服诱发性药物可防止其症状的发生,而且对其后代进行宫内药物治疗,可降低子代发病率;Huntington 舞蹈病的症状前患者可通过 *huntingtin* 基因(CAG)n 检测进行诊断,达到症状前诊断的目的。

三、产前基因诊断

产前基因诊断又称出生前诊断,主要是针对一些有生育患儿风险夫妇的胎儿进行诊断。对明确诊断为某种疾病的胎儿可采取干预措施。对目前尚无治愈可能的疾病的胎儿可实施选择性流产。产前基因诊断采用的标本常为绒毛膜标本和羊水标本,这两种标本的获取对母婴均有一定的创伤。近年来,已可用分离得到的孕妇外周血中胎儿有核细胞或游离胎儿 DNA 进行产前基因诊断。例如,可采用荧光半定量 PCR 检测妊娠早期母亲血清胎儿游离 DNA 产前诊断 Huntington 舞蹈病。

四、胚胎植入前遗传学诊断

胚胎植入前遗传学诊断(preimplantation genetic diagnosis,PGD)技术适用于有生育患儿可能又不愿经产前诊断选择性流产的夫妇。PGD 是在体外受精(*in vitro* fertilization,IVF)技术、分子生物学和显微操作的基础上,对受精 3 天后的胚胎在种植前,检查其正常后再移植到子宫的一项新技术,也即所谓第 3 代试管婴儿技术。常用的方法是待受精卵分裂至 6~8 个细胞的卵裂球阶段时,取其中 1~2 个细胞进行基因诊断,挑选正常胚胎植入母体。该技术由英国 Handyside 医生小组首创,于 1990 年第 1 例妊娠成功。目前已有用酶超微量分析测定次黄嘌呤鸟嘌呤磷酸核糖转移酶(HGPRT)诊断 Leach-Nyhan 综合征;用 PCR 技术作镰形细胞贫血、DMD、血友病 A、囊性纤维增生症、珠蛋白生成障碍性(地中海)贫血和自毁容貌综合征等单基因病的胚胎植入前遗传学诊断。

第二节 基因诊断的基本技术

1976 年,美国加州大学旧金山分校教授简悦威(Y. W. Kan)首次应用分子杂交的技术在世界上完成了 α 珠蛋白生成障碍性贫血的基因诊断。此后,基因诊断技术得到了快速的发展,先后出现了核酸分子杂交、基因酶谱分析、限制性片段多态性(RFLP)分析、PCR 扩增、DNA 测序等多种基因诊断技术方法,并相继完成了几十种遗传性疾病的基因诊断。我国一些科研机构从 20 世纪 80 年代早期陆续开展了相关的研究,建立了适合我国国情的基因诊断技术平台,完成了对一些严重危害人民身体健康的常见遗传病,如珠蛋白生成障碍性贫血、血友病、Hb Bart 胎儿水肿综合征、苯丙酮尿症、进行性假肥大性肌营养障碍(杜氏肌营养不良症)(DMD)、异常血红蛋白病、性分化异常和 Huntington 舞蹈病等主要遗传病的基因诊断和产前诊断。

但传统的基因诊断方法由于存在一些固有的缺陷,难以满足快速、高效、准确的诊断要求。因此,以提高基因诊断的灵敏度、可靠性和检测效率为目标,人们发展了变性高效液相色谱分析(denaturing high performance liquid chromatography,DHPLC)、多重连接探针扩增(multiple ligation probe amplification,MLPA)、高分辨率熔解曲线分析(high resolution melting,HRM)、基因芯片等一系列新型的基因诊断技术。

一、核酸分子杂交

核酸双链分子在某些理化因素的作用下,氢键断裂形成单链分子,称为变性。在适当条件下,变性 DNA 的两条互补单链重新结合形成双链,称为复性;来源不同的两条单链核酸分子通过碱基互补可形成异源双螺旋分子,称为分子杂交。杂交可发生在 DNA 与 DNA、RNA 与 RNA、DNA 与 RNA 之间。

核酸分子杂交是利用已知的特定核酸片段制成探针,与待测的核酸序列或基因序列发生特异性互补杂交,根据杂交信号,判断待测样品中是否存在相应的基因,分析该基因的结构和表达状态等,从而可对疾病进行确诊。核酸分子杂交的常用技术包括斑点杂交、等位基因特异性寡核苷酸探针、原位杂交、Southern 印迹和 Northern 印迹等。

1. 斑点杂交(dot hybridization) 直接将待测 DNA 或 RNA 样本固定于小孔径硝酸纤维素膜或尼龙膜上,再与已标记的探针杂交。根据杂交图谱可知目的基因是否存在,根据杂交条带的放射性强度或光密度可估计待测基因的数量。

2. 等位基因特异性寡核苷酸探针(allele specific oligonucleotide,ASO) ASO 检测法主要用于检测点突变,其前提是必须知道点突变的准确位置,然后合成对应于该位置在内的正常序列和突变序列的一对寡核苷酸,经末端同位素标记后成为探针,即一种正常探针和一种异常探针,分别与酶切后的待测基因进行分子杂交,然后洗膜。正常探针与正常基因序列完全互补而稳定杂交,但与突变基因不完全互补,因而杂交不稳定;突变探针与突变基因序列完全互补而稳定杂交,但与正常基因不完全互补,因而杂交不稳定。洗膜除去不完全互补的探针,只留下稳定杂交的信号,放射自显影后,观察 X 线片上的杂交信号进行判断。待测基因只与异常探针杂交者,是致病基因纯合子的患者;仅与正常探针杂交者,是正常纯合子个体;若与两种探针都能杂交,是杂合子携带者(图 12-1)。如患者的 DNA 与所有已知基因突变的寡核苷酸探针均不杂交,提示可能是一种新的突变。

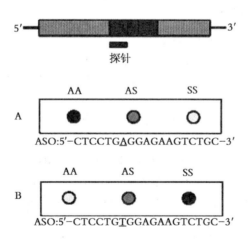

图 12-1 等位基因特异性寡核苷酸探针检测

3. 原位杂交(in situ hybridization) 是用特定的已知核酸片段作为探针,直接与细胞或组织切片中的核酸进行杂交,结合光学显微镜或电子显微镜,用来检测 DNA 在细胞核或染色体上的分布及特定基因在细胞中的表达情况。

4. Southern 印迹 由英国科学家 Southern 于 1967 年首创,是分子杂交实验中最经典、最常用的技术。其基本原理是:将待测 DNA 用限制性内切酶切割成长短不同的片段,经琼脂糖凝胶电泳分离和变性处理后,转移到对单链DNA吸附能力很强的硝酸纤维膜或其他固相支持物上,与同位素标记了的探针进行杂交,然后洗去膜上未杂交的探针,进行放射自显影,与探针特异结合的单链DNA片段所在处显示黑色杂交带。利用 Southern 印迹杂交可进行酶谱分析、基因突变分析、限制性片段长度多态性(RFLP)分析等 。

5. Northern 印迹 该杂交用于检测目的基因的 mRNA,某些疾病是因一种或多种蛋白质的低表达或不表达引起,这些疾病通过对 mRNA 的检测可直接进行诊断。

近年来,利用基因芯片将大量探针分子固定于支持物上,与标记的样品分子进行杂交,通过检测每个探针分子的杂交信号强度进而获取样品分子的数量和序列信息,可以一次性对样品大量序列进行检测和分析。通过设计不同的探针阵列制成各种不同的基因芯片,除用于基因的突变检测、多态性分析、杂交测序外,还可用于基因组文库做图及基因表达谱测定等。可用核酸分子杂交方法进行诊断的遗传病见表12-1。

表 12-1 可用基因探针诊断的遗传病

遗传病	探针	遗传病	探针
α1 抗胰蛋白酶缺乏症动脉粥样硬化症	α1 抗胰蛋白酶基因载脂蛋白 a-基因	自毁容颜综合征成骨不全	HPRT 基因 原α1(1)胶原蛋白基因
糖尿病	胰岛素基因	视网膜母细胞瘤	RB 基因
Ehlers-danlos 综合征	α(1)胶原蛋白基因	镰形细胞性贫血	β 珠蛋白基因
生长激素缺乏症	生长激素基因	α 珠蛋白生成障碍性贫血	α 珠蛋白基因
血友病 B	凝血因子Ⅸ基因	β 珠蛋白生成障碍性贫血	β 珠蛋白基因
遗传性胎儿血红蛋白持存症	β 珠蛋白基因	血友病 A	凝血因子Ⅷ基因

二、限制性片段长度多态性

限制性内切酶存在于原核生物中,能识别 DNA 双链的特定序列,并在识别位点或其附近将DNA 切割成特定的片段,即限制性片段。DNA 分子单个碱基改变可导致限制性内切酶位点发生改变,切割后所产生的限制性片段长度随之发生改变,使群体中存在两种以上等位基因,称为限制性片段长度多态性(restriction fragment length polymorphism,RFLP)。

镰状细胞贫血病的分子机制是 β 珠蛋白基因第 6 密码子 A→T 点突变。该位点恰是限制性内切酶 *Mst*Ⅱ 识别的碱基序列 CCTGAGG,可用限制性片段长度多态性分析方法进行直接诊断(图 12-2)。正常的 β^A 基因该位点碱基序列为 CCT-GAG-GAG,用 MstⅡ切割该基因片段,得到1.15kb 和 0.2kb 两个特异性片段;镰形细胞贫血基因(β^S)突变为 CCT-GTG-GAG,该酶切位点消失,MstⅡ要在下一个酶切位点才能进行切割,得到 1.35kb 的 DNA 片段。待检个体如果出现1.15kb 和 0.2kb 两个特异性片段的条带,判断为正常纯合个体;如果仅出现 1.35kb 片段的条带,判断为突变基因的纯合患者;出现 1.35kb 和 1.15kb 以及 0.2kb 3 种片段的条带者判断为杂合子。

三、聚合酶链反应

聚合酶链反应(polymerase chain reaction,PCR)是在体外迅速特异性扩增靶 DNA 序列的方法,其特异性强、灵敏度高、方法简便,可直接观察待测基因存在与否,而且只要有极微量的 DNA(如毛发血痕甚至单个细胞的 DNA)即可作为扩增的模板,并在短时间内做出准确诊断。因此,PCR 已广泛用于基因诊断、肿瘤癌基因研究、病原体 DNA 的检出、肿瘤残留细胞的检出、法医学、古人类学等各个领域。

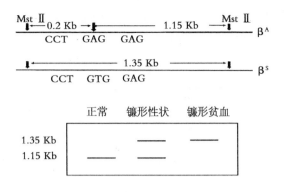

图 12 - 2　镰状细胞贫血病的基因诊断

聚合酶链反应自 1985 年问世以来,得到迅速发展和广泛应用,其原理是以体外酶促反应的方式,模拟天然的 DNA 复制过程,在体外对靶 DNA 进行快速扩增的过程。PCR 以扩增 DNA 片段为模板,根据其 5′端和 3′端的核苷酸顺序,设计一对与之互补的寡核苷酸引物(各为 17～20 余个碱基)。模板 DNA 在高温(90～97℃)变性解链;低温(30～50℃)下退火,引物与模板 DNA 单链的互补顺序结合;中温(63～65℃)条件下,通过 DNA 聚合酶作用,以 4 种单核苷酸(dNTP)为原料,单链 DNA 为模板逐步延伸,合成新的 DNA 互补链。这样的三步反应为一个周期,每一周期的产物又可作为新的模板,经高温变性、退火复性、中温延伸,进行新的合成反应。如此反复循环,每循环一次,DNA 拷贝增加 1 倍,n 次循环后,拷贝数增加 2^n 倍。一般进行 25～30 个循环,拷贝数可扩增上百万倍(图 12 - 3)。经过电泳、染色,可直接观察待测基因存在与否,不需要放射性核素标记探针的辅助就能分析基因结构,大大提高了基因诊断的灵敏度。且由于其适应性强、操作方便快捷,已被广泛应用于临床疾病的诊断,是目前使用最多的 DNA 诊断技术。如 α 珠蛋白生成障碍性贫血即可利用 PCR 技术进行直接的基因诊断(图 12 - 4、图 12-5)。

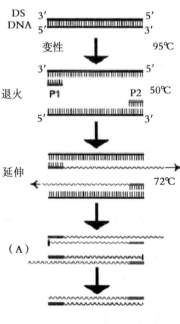

图 12 - 3　PCR 循环

A珠蛋白生成障碍性贫血的分子机制是 α 基因不同程度缺失。用 PCR 方法扩增 16 号染色体片段,由于缺失情况不同,可得到不同大小的扩增片段。

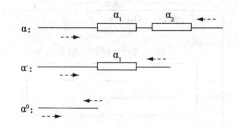

图 12-4 16 号染色体 α 基因缺失与 PCR 扩增
(虚线箭头示引物结合部位与扩增方向)

正常基因片段、α 基因缺失片段的 DNA 扩增条带长度不同,电泳速度亦不同,根据其电泳位置可判断 α 基因的缺失情况:正常基因组 α 基因($\alpha\alpha/\alpha\alpha$)只能得到一条较大的正常片段;如果缺失一个 α 基因($\alpha\alpha/\alpha-$),可得到 1 条较小的异常片段和一条较大的正常片段;缺失两个 α 基因,而且缺失位于同一条染色体($\alpha\alpha/--$),只能得到一条较弱的正常片段,如果缺失的 2 个基因分别位于同源染色体($\alpha-/\alpha-$),得到一条较强的异常片段;缺失 3 个 α 基因(血红蛋白 H 病,$\alpha-/--$)只有一条较弱的异常片段;如果 4 个 α 基因都缺失(Bart 胎儿水肿,$--/--$),则不出现任何片段的电泳条带(图 12-5)。

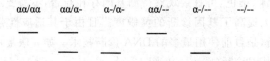

图 12-5 PCR 扩增 α 基因片段的电泳条带

为了提高诊断的准确性和灵敏性,在 PCR 技术的基础上,又衍生出多种相关便捷而灵敏的基因诊断技术。

1. PCR-SSCP 单链 DNA 由于碱基序列不同可引起构象差异,即单链 DNA 构象多态性(single strand DNA conformation polymorphisms,SSCP),这种差异将造成相同或相近长度的单链 DNA 电泳迁移率不同。PCR-SSCP 是 1989 年日本 Orita 等创建的筛查突变的新技术。它是一种简单、快速、经济的点突变筛查手段。PCR-SSCP 技术的基本原理是 PCR 扩增后的 DNA 片段经变性成单链 DNA,单链 DNA 在中性聚丙烯酰胺凝胶中电泳时形成不同的立体构象,其构象直接影响泳动速率,相同长度的 DNA 单链其核苷酸顺序仅有单个碱基的差别,就可以产生立体构象的不同,造成泳动速率的不同,产生不同的泳动带。PCR 扩增后的 DNA 片段经变性成单链后在不含有变性剂的中性胶中电泳,与正常比较出现泳动带的变位即可推测存在碱基置换。其碱基置换的性质必须经过 DNA 测序才能确定。因此,PCR-SSCP 检测是测序之前突变筛查的常用手段,已被广泛用于癌基因和抗癌基因变异的检测、遗传病的致病基因分析以及基因诊断、基因制图等领域。

为了便于观察分析结果,PCR 扩增体系中常加入 ^{a-32}P dNTP 标记 PCR 产物,电泳后放射自显影观察泳动带的位置。目前也常用银染法来染色聚丙烯酰胺凝胶上的 DNA 泳动带,此方法可避免同位素的污染及对操作者的辐射损伤,但其灵敏度不如同位素标记。

单链 DNA 片段的立体构象主要与碱基序列相关,但也受到其他条件的影响。因此,PCR-SSCP 技术的关键在于电泳时的诸多条件,如凝胶的组成、电泳的温度、离子浓度以及影响分子内相互作用的其他溶质等。PCR-SSCP 的缺点是存在假阴性和假阳性,一般对长度不超过 300bp 的待测片段的检出率为 70%～80%。

2. PCR-DGGE　变性梯度凝胶电泳(denaturing gradient gel electrophoresis,DGGE)是一种根据 DNA 片段的熔解性质不同而使之分离的凝胶系统。核酸的双螺旋结构在一定条件下可以解链,称之为变性。核酸 50% 发生变性时的温度称为熔解温度(T_m)。T_m 值主要取决于 DNA 分子中 GC 含量的多少。DGGE 将凝胶设置在双重变性条件下:温度 50～60 ℃,变性剂 0～100%。当一双链 DNA 片段通过一变性剂浓度呈梯度增加的凝胶时,此片段迁移至某一点变性剂浓度恰好相当于此段 DNA 的低熔点区的 T_m 值,此区便开始熔解,而高熔点区仍为双链。这种局部解链的 DNA 分子迁移率发生改变,达到分离的效果。T_m 的改变依赖于 DNA 序列,即使一个碱基的替代就可引起 T_m 值的升高和降低。因此,DGGE 可以检测 DNA 分子中的任何一种单碱基的替代、移码突变以及少于 10 个碱基的缺失突变。为了提高 DGGE 的突变检出率,可以人为地加入一个高熔点区 GC 夹。GC 夹(GC clamp)就是在一侧引物的 5′端加上一个 30～40bp 的 GC 结构,这样在 PCR 产物的一侧可产生一个高熔点区,使相应的感兴趣的序列处于低熔点区而便于分析。因此,DGGE 的突变检出率可提高到接近于 100%。作为一种突变检测技术,DGGE 具有如下的优点:①突变检出率高,DGGE 的突变检出率为 99% 以上;②检测片段长度可达 1kb,尤其适用于 100～500bp 的片段;③非同位素性,DGGE 不需同位素掺入,可避免同位素污染及对人体造成的伤害;④操作简便、快速,DGGE 一般在 24 小时内即可获得结果;⑤重复性好。但是,该方法需要特殊的仪器,而且合成带 GC 夹的引物也比较昂贵。

3. 多重 PCR(multiplex PCR)　在同一反应体系中利用 2 对或 2 对以上引物,同时扩增出多个核酸片段的 PCR 反应,可一次扩增、检测多个突变。适于检测有多种突变类型的致病基因或进行多种病原微生物的同时检测或鉴定。

某些病原微生物、遗传病或癌基因,型别较多,或突变或缺失存在多个好发部位,多重 PCR 可提高其检出率并同时鉴定其型别及突变。目前多重 PCR 可系统应用于:乙型肝炎病毒的分型、乳头状瘤病毒的分型、单纯疱疹病毒的分型、杜氏肌营养不良症的分型及癌基因的检测(图 12 - 6)。

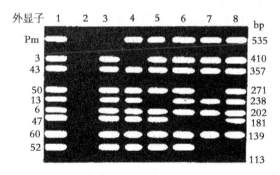

图 12 - 6　DMD 基因缺失的多重 PCR

注:Exon:外显子;pm:启动子;1:正常 9 条带;2:基因全缺失;3:启动子区缺失;4:第 3 外显子缺失;5:第 13 外显子缺失;6:第 47 外显子缺失;7:第 47～52 物资区段缺失;8:第 52 外显子缺失

多重 PCR 的特点有:①高效性,在同一 PCR 反应管内同时检出多种病原微生物,或对有多个型别的目的基因进行分型;②系统性,多重 PCR 很适宜于成组病原体的检测,如肝炎病毒、肠道致病性细菌、性病、无芽孢厌氧菌、战伤感染细菌及细菌战剂的同时检测等;③经济简便性,多种病原体在同一反应管内同时检出,将大大的节省时间、节省试剂、节约经费开支,为临床提供更多更准确的诊断信息。

4. PCR-ASO 将待测样本经 PCR 扩增后再与等位基因特异性寡核苷酸探针(ASO)杂交,可得到更强的检测信号,提高 ASO 检测的灵敏度和适用性。

5. PCR-RFLP 聚合酶链反应-限制性片段长度多态(PCR-RFLP)分析技术是在 PCR 技术基础上发展起来的。DNA 碱基置换正好发生在某种限制性内切酶识别位点上,使酶切位点增加或者消失,利用这一酶切性质的改变,PCR 特异扩增包含碱基置换的这段 DNA,经某一限制酶切割,再利用琼脂糖凝胶电泳分离酶切产物,与正常比较来确定是否存在变异。应用 PCR-RFLP,可检测某一致病基因已知的点突变,进行直接基因诊断,也可以此为遗传标记进行连锁分析及间接基因诊断。

6. RT-PCR 反转录 PCR(reverse transcription-PCR,RT-PCR)是将 RNA 的反转录(RT)和 cDNA 的聚合酶链扩增(PCR)相结合的技术。其原理是先在反转录酶的作用下,以 RNA 为模板合成互补的 cDNA,再以 cDNA 为模板,扩增合成目的片段。RT-PCR 技术灵敏且用途广泛,可用于检测细胞中基因表达水平,细胞中 RNA 病毒的含量和直接克隆特定基因的 cDNA 序列。作为模板的 RNA 可以是总 RNA、mRNA 或体外转录的 RNA 产物。与基于 DNA 的其他基因诊断技术相比,RT-PCR 所检测的 DNA 的长度大大缩小,特别适于检测外显子的碱基变化、外显子的缺失和增加,以及剪接位点突变所引起的 mRNA 加工错误等。

RT-PCR 的关键步骤是 RNA 的反转录,要求 RNA 模版为完整的且不含 DNA、蛋白质等杂质。常用的反转录酶有两种,即鸟类成髓细胞性白细胞病毒(avian myeloblastosis virus,AMV)反转录酶和莫罗尼鼠类白血病病毒(moloney murine leukemia vrius,MMLV)反转录酶。

四、DNA 测序(DNA sequencing)

分离并扩增患者相关基因片段后,测定其核苷酸序列,探寻 DNA 变异的性质,DNA 测序是最直接、最准确的基因诊断方法。

Huntington 舞蹈病(Huntington disease,HD)是一种常染色体显性遗传病。患者好发年龄为 35~50 岁,迄今尚无有效的治疗方法。由于患者常在发病前已将致病基因遗传给子代,因此进行症状前诊断及产前诊断对早期治疗和降低发病率具有重要意义。

HD 的发病机制是由于 *huntingtin*(IT15)基因(CAG)n 发生动态突变所致。正常人(CAG)$n<35$,而患者则 >36。可采用 PCR-DNA 测序法测定 HD 家系成员 IT15 基因(CAG)重复次数,即可做出准确诊断。

五、DHPLC

变性高效液相色谱(denaturing high performance liquid chromatogramphy,DHPLC)是一种高通量、自动化的基因突变检测技术。该技术已在医学、癌症、药物等研究领域开展应用,与 SSCP 和 DNA 直接测序等突变检测技术相比,DHPLC 具有灵敏性更高、特异性更强、廉价省时等优点。

DHPLC 技术的原理是基于未解链的和部分解链的双链 DNA 在部分失活条件下具有不同结构的性质而来检测 DNA 的突变。部分失活条件可以采取升高温度的手段获得。所有基因组 DNA 的单拷贝均可通过 PCR 反应大量扩增,杂合子个体的 DNA 经扩增产生异源双链,由于错配位点的氢键被破坏,因此在异源双链上形成"鼓泡",导致它与纯合子个体的 DNA 扩增产物——完全匹配的同源双链的解链特征不同。在部分加热变性的条件下,异源双链 DNA 分子更易于解链形成 Y 形结构,与固定相的结合能力降低。当流动相中乙腈浓度梯度增大时,异源双链将先于同源双链被洗脱出来,带有突变序列的样品呈现出异源双链和同源双链混合物的峰形特点,而不含突变序列的样品,则只有同源双链的峰形。据此可检测出含有单个碱基的置换、插入或缺失的异源双链片段,从而提供有无突变的信息。

DHPLC 技术最早被用于分析人 Y 染色体单核苷酸多态性位点(SNP),以进行人种进化的遗传性研究;此后被用于筛查致病基因突变位点、分析单核苷酸多态性以及基因启动子 CpG 岛甲基化修饰改变等研究。因其灵敏性及准确度均较高,操作实现了半自动化、检测周期短、费用低,尤其适合于基因结构复杂而无突变热点或突变频率低于 20% 的单基因变异,以及多基因致病突变的检测。

DHPLC 用来检测 DNA 突变和单核酸多态性,不需要制备凝胶,而做到了全自动、高效、快速、准确,在疾病相关基因突变检测方面提供了有效的技术手段,是一种快速有效的基因突变筛查方法。DHPLC 技术也有不足之处:对 PCR 要求很高;不能直接检测出纯合突变,只能提供个体样本有无突变的信息,但无法得出具体的突变类型;当有多个片段需要检测时,由于有多个解链温度,需要多步检测,增加了工作量等。尽管如此,在目前的检测手段中,DHPLC 仍是一种快速、高效、准确、经济及半自动化筛查基因杂合突变的工具。

六、MLPA 与 MLPA —微阵列芯片技术

多重连接探针扩增技术(multiplex ligation-dependent probe amplification,MLPA)于 2002 年由 Schouten 等首先报道,是近几年发展起来的一种针对待检 DNA 序列进行定性和半定量分析的新技术。该技术高效、特异,在一次反应中可以检测几十个(40~45)核苷酸序列拷贝数的改变,目前已经应用于检测染色体非整倍性的改变、SNP 和点突变等多个领域、多种疾病的研究。

MLPA 的基本原理包括探针和靶序列 DNA 进行杂交,之后通过连接、PCR 扩增,产物通过毛细管电泳分离及数据收集,分析软件对收集的数据进行分析最后得出结论。每个 MLPA 探针包括两个荧光标记的寡核苷酸片段,一个由化学合成,一个由 M13 噬菌体衍生法制备;每个探针都包括一段引物序列和一段特异性序列。在 MLPA 反应中,两个寡核苷酸片段都与靶序列进行杂交,之后使用连接酶连接两部分探针。连接反应高度特异,只有当两个探针与靶序列完全杂交,即靶序列与探针特异性序列完全互补,连接酶才能将两段探针连接成一条完整的核酸单链;反之,如果靶序列与探针序列不完全互补,即使只有一个碱基的差别,就会导致杂交不完全,使连接反应无法进行。连接反应完成后,用一对通用引物扩增连接好的探针,每个探针扩增产物的长度都是唯一的,范围在 130~480bp。最后,通过毛细管电泳分离扩增产物,Genemarker 软件分析,得出结论。只有当连接反应完成,才能进行随后的 PCR 扩增并收集到相应探针的扩增峰,如果检测的靶序列发生点突变或缺失、扩增突变,那么相应探针的扩增峰便会缺失、降低或增加。因此,根据扩增峰的改变就可判断靶序列是否有拷贝数的异常或点突变存在。

MLPA 的优缺点:MLPA 结合了 DNA 探针杂交和 PCR 技术,具有以下优点:①高效:一次反应可以检测几十个靶序列拷贝数的改变;②特异:可以检测点突变;③快速:一次实验可以在 24 小时内完成;④简便:不同的试剂盒操作基本相同,容易掌握。MLPA 虽然具有很大优点,但也有其局限性:①需要精确测量 DNA 的浓度,样本容易被污染;②不能用于单个细胞的检测;③MLPA 用于检测基因的缺失或重复,不适合检测未知的点突变类型;④不能检测染色体的平衡易位。

由于 MLPA 最终要通过毛细管电泳分辨长度差异来鉴别不同的探针,因此每一个反应最多只能整合 40~45 对探针,检测通量有限。而且由于不同探针长度不同,造成 PCR 扩增效率也有一定的差异,从而带来一定的检测误差。解决这个问题的最好方法就是将 MLPA 与芯片技术相结合,不仅可大大提高 MLPA 的检测通量,并能减少其固有的检测误差。曾溢滔教授利用 MLPA —微阵列芯片技术对 DMD 相关样本及常见染色体的非整倍性改变进行了检测,大大提高了疾病的检出率,相信作为一种新的技术,随着医学与生物学的发展,MLPA 会日益完善,其应用领域也会日益广泛。

七、高分辨率熔解曲线

高分辨率熔解曲线(high-resolution melting,HRM)是一种基于单核苷酸熔解温度不同而形成不同形态熔解曲线的基因分析新技术,具有极高的敏感性,可以检测出单个碱基的差异,并且成本低、通量高、速度快、结果准确、不受检测位点的局限,实现了真正的闭管操作。在突变检测、单核苷酸多态性分析、甲基化研究、基因分型、序列匹配等方面 HRM 分析技术发挥着重要作用。

HRM 利用 PCR 后扩增子的核苷酸序列和长度不同而引起的各碱基含量的差异,通过不同温度下实时检测升温过程的熔解曲线来反映 DNA 链中单个或多个位点的基因变化。当处于较低温度时,某些荧光染料能够与 DNA 双链牢固地结合在一起,从而可以收集到强烈的荧光信号。而随着温度的不断升高,双链 DNA 逐渐解链形成 DNA 单链,此时荧光染料解离下来,荧光信号强度开始逐渐下降。最初下降的速度比较缓慢,当达到某一特定温度时,信号强度迅速降低,这一温度就是熔解温度,即 T_m 值,在此温度下,50%的双链 DNA 解链成单链。与传统的熔解曲线不同的是,在 HRM 技术中,每步升高的温度为 0.02~0.1℃,而普通熔解曲线则为 0.5~1℃。因此,HRM 能够在相同温度变化范围内获得更多的数据点,由此体现了 HRM 的"高分辨率"。特定条件下,利用 HRM 可以分辨单个碱基差异。在扩增含有突变位点的基因片段时,由于 DNA 序列的长度,GC 含量以及碱基互补性差异,会导致突变 DNA 双链与正常 DNA 双链熔解温度的差异;双链 DNA 如果某 SNP 位点不匹配,升温过程中就会先解开,其熔解温度反映在熔解曲线上就会相应降低,根据荧光强度与温度判断升温过程中双链 DNA 荧光染料曲线就可以判断是否存在 SNP,而且不同基因位点、杂合子与否等都会影响熔解曲线的峰形。因此,HRM 分析能从荧光强度、时间曲线以及熔解曲线的形状可以判断是否存在突变位点和不同的基因型。其中野生型和突变型通过 T_m 值对应点位置的迁移来分辨,杂合子和纯合子通过不同的熔解曲线形状来进行分辨。

HRM 具有检测时间短、成本低、高通量等特点,并且所有反应都在封闭的环境中进行,因此大大减少了样本 DNA 遭受污染的可能性,在 PCR 反应结束后直接进行熔解曲线反应,不用进行样本的分离纯化。经过 HRM 分析处理后的 PCR 扩增产物还可直接进行 DNA 测序,十分方便快捷。此外,HRM 技术还具有极高的特异性和理想的灵敏度。HRM 的出现无疑为核酸研究提供了更有效、更方便的技术平台。其高通量、高特异性、高灵敏度以及闭管操作的特点更使 HRM 成为目前优秀的临床基因诊断技术之一。但是不可否认,HRM 技术也有缺点和不足,例如,对 DNA 样本的质量要求较高、无法筛查未知突变以及针对短序列片段需要追加设计探针等。这些问题的存在也意味着 HRM 技术在许多方面都有提升和改进的空间。

八、基因芯片

基因芯片(gene chips)又称 DNA 芯片(DNA chips)或生物芯片(biological chips),是用标记的探针与特定的 DNA 样品杂交,然后通过检测杂交信号的强弱判断样品中靶分子的数量。由于该技术可以将大量的探针同时固定于支持物上,所以一次可以对大量的 DNA 分子进行检测分析,从而解决了传统核酸印迹杂交技术复杂、自动化程度低、检测目的分子数量少、效率低的问题。基因芯片检测技术的主要过程:①用生物素标记扩增后的靶序列或样品;②再与芯片上大量的探针进行杂交;③用含链霉素的荧光素作为显色物质,图像的分析则用激光共聚焦显微镜或其他荧光显微镜对片基扫描,由计算机搜集荧光信号,并对每个点的荧光强度数字化后进行分析。由于完全正常的配对双链与具有错配碱基的双链分子相比有较高的热力学稳定性,所以前者的荧光强度要比后者强5%~35%。从这一点来说,该方法是具有一定特异性的,而且荧光信号的强度还与样品中靶分子含量呈一定的线性关系。因此,基因芯片已广泛用于 SNP 检测和多态性分析等方面,如基因表达谱测定、实变检测、多态性分析、基因组文库作图及杂交测序等。基因芯片具有快速、高效、自动化等独特优势,不仅能在早期诊断中发挥作用,且与传统的检测方法相比,它可以在一张芯片上,同时对多个患者进行多种疾病的检测;利用基因芯片,还可以从分子水平上了解疾病,一次微排列可对上千种甚至更多基因的表达水平、突变和多态性进行快速、准确的检测。

在基因表达检测的研究上人们已比较成功地对多种生物包括拟南芥(*Arabidopsis thaliana*)、酵母(*Saccharomyces cerevisiae*)及人的基因组表达情况进行了研究,并且用该技术(共 157 112 个探针分子)一次性检测了酵母几种不同株间数千个基因表达谱的差异 。实践证明基因芯片技术也可用于核酸突变的检测及基因组多态性的分析,例如对人 *Brca* 1 基因外显子 11、CFTR 基因 、β-珠蛋白生成障碍性贫血 、酵母突变菌株间 、HIV-1 反转录酶及蛋白酶基因(与 Sanger 测序结果一致性达到 98%)等的突变检测。Chee M 等合成了含有 135 000 个长度为 25bp 的探针的 DNA 芯片,用它分析了人类线粒体基因组的 10 个样本,共检测出 505 个多态位点,并在 Leber 遗传性是神经病患者的 mtDNA 中成功检测出 3 个致病性突变位点。此外,从正常人的基因组中分离出 DNA 与 DNA 芯片杂交就可以得出标准图谱。从患者的基因组中分离出 DNA 与 DNA 芯片杂交就可以得出病变图谱。通过比较、分析这两种图谱,就可以得出病变的 DNA 信息,基因芯片的这些优势,能够使医务人员在短时间内掌握大量的疾病诊断信息,找到正确的治疗措施。迄今,可采用基因芯片技术进行基因诊断的遗传病包括苯丙酮尿症、珠蛋白生成障碍性贫血、胰囊性纤维化、Wilson 病、先天性肾上腺皮质增生症、腓骨肌萎缩症、21 三体综合征、Prader-Willi 综合征等数十种。

Affymetrix 公司把 *p*53 基因全长序列和已知突变的探针集成在芯片上,制成 *p*53 基因芯片,将在癌症早期诊断中发挥作用。Heller 等构建了 96 个基因的 cDNA 微阵,用于检测分析风湿性关节炎(RA)相关的基因,以探讨 DNA 芯片在感染性疾病诊断方面的应用。现在,肝炎病毒检测诊断芯片、结核杆菌耐药性检测芯片、多种恶性肿瘤相关病毒基因芯片等一系列诊断芯片逐步开始进入市场。基因芯片诊断技术以其快速、高效、敏感、经济、平行化、自动化等特点,将成为一项现代化诊断新技术。

九、应用全基因组关联分析(GWAS)定位及诊断多基因遗传病易感基因

GWAS 是指在全基因组层面上,开展多中心、大样本、反复验证 SNPs 与疾病的关联研究,以揭示遗传病的相关基因。与传统的关联研究相比,GWAS 的效率更高,可重复性更强,且适用于不同种族。K1ein 等于 2005 年率先发表了应用 GWAS 方法证实年龄相关的黄斑变性与补体因子 h 基因之间存在强烈的关联,该研究很快得到同行的认可。此后 7 年已有 10 000 余篇采用 GWAS 方法研究多基因遗传病及肿瘤易感基因的论文发表。如 2010 年,Stahl 等发表了应用 GWAS 荟萃分析法识别了 7 个新的类风湿关节炎的易感基因,包括 *IL6s*、*SPRED2*、*RBPJ*、*CCR6*、*IRF5*、*PXK* 和 *AFF3*;Turnbull 等使用该法发现了 5 个新的乳腺癌易感基因,分别位于 9、10、11 号染色体以及位于 6q25.1 和 *LSP1* 基因上。可以预期,GWAS 将在多基因遗传病和肿瘤易感基因的检测,以及相关疾病的诊断中发挥越来越大的作用。

第三节　基因诊断的常用策略

一、直接基因诊断

对于已知基因异常疾病的诊断,可采用分子杂交、PCR 扩增、限制性内切酶片段分析或 DNA 测序等技术,直接检测基因点突变、缺失、插入等异常及性质。采用此策略的前提是被检基因的正常序列和结构必须已被阐明。常用的直接基因诊断的方法见表 12 - 2。

表 12 - 2　常用直接基因诊断方法

基因异常	方法	探针、引物
基因缺失(插入)	印迹杂交	缺少基因的探针
	PCR 扩增	引物包括缺失或在缺失部位内
	RFLP 分析	
点突变	ASO 杂交	正常和异常的 ASO 探针
	PCR-DGGE	
	PCR-RFLP	
	PCR-SSCP	
	DHPLC	
	MLPA	
	HRM	
	DNA 测序	
	基因芯片	

二、间接基因诊断

由于诸多疾病与基因的关系尚不明确,致病基因尚未被克隆,致病基因突变性质不明或遗传病的异质性较高等原因,使致病基因的直接检测十分复杂和困难。此时可采用间接诊断的策略,即用遗传标记确定先证者带有某种遗传缺陷,然后判断家系的其他成员是否也带有这种遗传缺陷。

间接诊断的实质是在家系中进行连锁分析,通过分析可确定个体来自双亲的同源染色体并确定其中哪一条带有致病基因,从而判断该个体是否带有该致病染色体。进行间接诊断必须具备一些先决条件,如需要较完整的家系、家系中必须有先证者、家系中的关键成员(如父母)是杂合子等。间接诊断不是寻找 DNA 的遗传缺陷,而是通过分析 DNA 的遗传标记的多态性估计被检者患病的可能性。DNA 多态性在人类基因组中普遍存在,并且按孟德尔方式遗传,因此,在某一家系中,当某致病基因与特异的多态性片段紧密连锁时,就可以把这一多态性片段作为"遗传标记",通过家系分析、检测遗传标记判断受检者是否携带致病基因。第 1 代多态性标志是限制性片段长度多态性(RFLP),第 2 代是数目可变的串联重复序列(variable number of tandem repeats,VNTR)和短串联重复序列(short tandem repeats,STR),第 3 代是单核苷酸多态性(single nucleotide polymorphism,SNP)。多态性标记的应用受到多态信息含量和基因重组等因素的影响,第 3 代标记 STR 的多态信息含量丰富,结合芯片技术在一些复杂疾病的诊断中将发挥重要作用。

成年性多囊肾是一种常染色体显性遗传,基因定位于 16p13,与 α 珠蛋白基因 3′端附近的一段小卫星 DNA 序列(3′hypervariable region,3′HVR)紧密连锁,但致病基因尚未克隆,基因产物的生化性质、功能不明。用 3′HVR 制成探针,对图 12 - 7 家系中胎儿进行间接基因诊断。用 3′HVR 探针与家系成员酶切 DNA 片段杂交,凡有 3.4kb 片段者均为患者,而无此片段者表现型均正常,表明致病基因与 3.4kb 片段连锁。胎儿不含 3.4kb 的片段,不是患者。

为了获得更准确的信息,常常采用多个遗传标记进行间接基因诊断。根据同一条染色体上限制性位点的丢失或获得而出现的一组多态位点所构成的不同片段长度的组合类型进行分析,该分析方法称为单体型分析(haplotyping)。先天性聋哑是一种常染色体隐性遗传病,遗传异质性高,不能做直接基因诊断。在图 12 - 8 的先天性聋哑家系中,利用 3 个与致病基因紧密连锁的多态性位点进行间接基因诊断,Ⅱ 2 是 B4 的纯合子,从父方得到 A2 的同时,也得到了 C8,表明父方 3 个多态性位点在 2 条 17 号染色体的连锁情况为 A1/B3/C7 和 A2/B4/C8;从母方得到 A8 的同时,也得到了

C3，表明母方3个多态性位点在2条17号染色体的连锁情况为A5/B4/C6和A8/B3/C3。Ⅱ2从父方得到了A2/B4/C8，从母方得到了A8/B3/C3，是致病基因的纯合子而发病，表明父方致病基因与A2/B4/C8连锁，母方致病基因与A8/B3/C3连锁。Ⅱ3（胎儿）得到父方的A2/B4/C8，意味着得到了父亲带有致病基因的17号染色体，得到母方的A5/B4/C6，意味着得到了母亲带有正常基因的17号染色体，是致病基因的杂合子携带者。

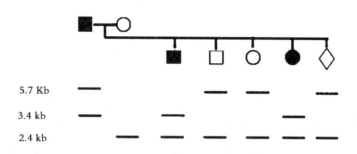

图12-7 一个成年多囊肾家系的基因诊断

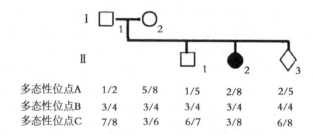

图12-8 先天性聋哑家系的单体型分析

由于间接诊断是通过分析遗传标记的多态性判断被检者患病的可能性，因此间接诊断会造成一些人为因素以外的错误，如基因重组、家系成员不够完整、所带信息量有限和遗传标杂合性不强等，对所得结果应慎重对待。

对苯丙酮尿症（PKU）家系进行RFLP法连锁分析时发现用 *Hind* Ⅲ 酶切：患儿为4.2/4.0kb杂合体，父母也均为4.2/4.0kb杂合体，单位点酶切无法分析；再用 *sph* I 酶切：患儿为7.0kb纯合子，父亲也为7.0kb纯合子，母亲为9.7kb/7.0kb杂合体（图12-9）。

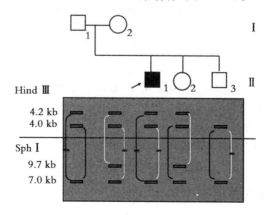

图12-9 PKU家系的单体型分析

正常同胞Ⅱ3为 *Hind* Ⅲ4.0kb 纯合子,也是 *Sph* Ⅰ 7.0kb 纯合体,故母亲、父亲的 H 4.0kb / S 7.0kb 均构成单体型,母亲的 H 4.2kb / S 9.7kb、父亲的 H 4.2kb / S 7.0kb 构成另一单体型;患儿Ⅱ1从母亲和父亲各获得一个 *Sph* Ⅰ7.0kb 突变型,故母亲 H 4.0kb / S 7.0kb、父亲 H 4.2kb / S 7.0kb 为突变单体型,母亲 H 4.2kb / S 9.7kb 和父亲 H 4.0kb / S7.0kb 为正常单体型。Ⅱ2 两个单体型分别为 H 4.2kb / S 9.7kb(母)和 H 4.0kb /S 7.0kb(父),故为正常个体;Ⅱ3 两个单体型分别为 H 4.0kb / S 7.0kb(母)和 H 4.0kb / S 7.0kb(父),为 PHU 携带者。

第四节　基因诊断技术的应用

一、基因诊断在遗传病检测中的应用

1. β 珠蛋白生成障碍性贫血的基因诊断　β 珠蛋白生成障碍性贫血多是由位于 11 号染色体上的 β 珠蛋白基因序列中的 20 多种点突变所致,少数为基因缺失。应用 PCR 及等位基因特异的寡核苷酸探针(ASO),根据杂交图谱可作出突变型的诊断,结果准确可靠,但该方法操作相当繁琐费时;很快又发展一种 3′-碱基特异的 PCR 或等位基因特异的扩增技术(ASA),该方法虽操作简便,不需杂交,但技术精度要求高。目前国内多采用反向斑点杂交膜法,即在 PCR 扩增后,对标记的 β 珠蛋白基因片段在液相中进行检测。由于点在膜上是所有几十种突变和正常的寡核苷酸片段,这样一次杂交下来,就可检出具体的突变类型,从而作出基因诊断或检出携带者,或作出高危胎儿的产前诊断。

2. 血友病 A 的基因诊断　血友病 A 也称为甲型血友病(HA),是常见的 X-连锁隐性遗传病,由Ⅷ因子的基因(*F* Ⅷ)的突变所致,已报道的突变类型有 300 多种点突变、50 余种小缺失、10 种插入、80 多种大的缺失及很长的基因倒位等。利用 1 种长距离的 PCR 技术,可直接为 40% 以上倒位型重型 HA 患者作出诊断,也可直接作携带者检查及产前诊断。对于不是倒位的 HA 家系,则采用间接基因诊断方法进行家系成员基因连锁分析,检出携带者,并进行产前诊断,而不需花费巨大的工作量去查清患者具体的突变类型。但此技术有局限性,如必须有先证者的 DNA 样品,携带者必须是某多态性的杂合子才能进行产前诊断,每种间接诊断技术的可诊断率约 70%～75%,联合应用 2 种甚至 3 种间接诊断技术,可对所有家系进行携带者检出和产前诊断。

3. 苯丙酮尿症基因诊断　苯丙酮尿症是一种常见的常染色体隐性遗传病,其病因的分子基础是苯丙氨酸羟化酶(*PAH*)基因点突变,可针对突变的类型应用 PCR 方法与 RFLP 联合检测或 PCR-测序法直接检测突变类型。此外可采用间接诊断的方法进行连锁分析,例如用限制性内切酶 *EcoR* Ⅴ酶解苯丙酮尿症(PKU)患儿及其父母的 DNA;再与苯丙氨酸羟化酶基因探针杂交,分析杂交片段后若发现父母都具有 30kb/25kb 酶特异型片段,而患儿具有 30kb/30kb 片段。这说明患儿的 2 条 30kb 片段都与致病基因连锁,分别由父母亲遗传而来,而父母亲另一条染色体的 25kb 不与致病基因连锁。在此基础上,分析另一未知胎儿,如果杂交图谱上显示 30kb/25kb 特异片段,就可以诊断胎儿为杂合分子,出生后不会患苯丙酮尿症;如果杂交图谱上显示 30kb/30kb 片段,即为患儿,从而可建议进行人工流产。

综合运用基因诊断技术,配合包括免疫化学、蛋白质化学及酶活性测定的其他分子检验技术以及传统的病理检查,目前临床上可以成功地检测几百种遗传病,并可用于胎儿的产前基因诊断及携带致病基因者的预防性监测。

二、基因诊断在感染性疾病检测中的应用

采用形态学、生物化学或血清学方法诊断细菌、病毒、寄生虫和真菌等感染性疾病,有时存在灵敏

度低、特异性差及速度慢等不足之处,因为有些病原体侵入体内后需潜伏一定时间后才出现抗体,用血清学和常规生化方法很难及时诊断。如艾滋病病毒的血清学诊断只能确定是否有这种病毒接触,而不能肯定是否存在现行感染;从细胞中分离病毒又很费时,且有时极为困难。基因诊断技术则可克服这些不足,它既能检出正在生长的病原体,也能检出潜伏的病原体;既能确定既往感染,也能确定现行感染,因此在病毒、支原体、衣原体、立克次体及寄生虫感染诊断中得到了广泛应用。

　　1. **人乳头状瘤病毒(HPV)的检测**　　HPV(双链 DNA 病毒)难以用传统病毒培养和血清学技术检测,用核酸杂交、PCR 等基因诊断方法可迅速准确地检出 HPV 感染并同时进行分型。

　　2. **结核杆菌的检测**　　传统的实验室诊断依赖痰涂片镜检和结核杆菌的培养与鉴定,但阳性率不高,所需时间长。目前应用 PCR 技术建立诊断方法,敏感度可达到至少 100 个细菌的水平,且应用针对在结核分枝杆菌中存在的特异性重复序列引物,即使菌株发生变异,也能准确检出。

　　3. **肝炎病毒的检测**　　乙型肝炎病毒(HBV)的血清学检测方法已广泛地应用于临床,但其测定的只是病毒的抗原成分和机体对 HBV 抗原的反应,基因诊断则可直接检测病毒本身,有其独特的优越性。首先肝炎病毒的基因诊断高度敏感,可在血清学方法阳性之前就获得诊断;其次,基因诊断可对患者血中的病原体定量检测,对临床评价抗病毒治疗效果、指导用药、明确病毒复制状态及传染性有重要价值,还可以检出病毒变异或因机体免疫状态异常等原因不能测出相应抗原和抗体的病毒感染。

　　基因诊断尚可用于 HIV、人类巨细胞病毒、EB 病毒、淋病奈瑟菌、幽门螺杆菌、脑膜炎奈瑟菌、螺旋体及疟原虫、弓形虫等的检测,具有灵敏、特异、能反映现行感染的优点。

三、基因诊断在肿瘤检测中的应用

　　肿瘤是一类体细胞遗传病,其发展过程复杂,是多步骤、多基因参与的分子事件,且临床表现多样,因而相对于感染性疾病及单基因遗传病来说,肿瘤的基因诊断难度较大。主要应用于以下几个方面:①肿瘤的早期诊断及鉴别诊断;②肿瘤的分级、分期及预后的判断;③微小病灶、转移病灶及血中残留癌细胞的识别检测;④在判断手术中肿瘤切除是否彻底、有无周围淋巴结转移方面也很有优势。在白血病诊断方面,PCR 阳性诊断结果可比传统的细胞学方法及临床症状出现早 5～8 个月,可检出 1×10^6 个有核细胞中的一个白血病细胞,在白血病的早期诊断、早期治疗及临床化疗后残留白血病的监测方面有着无可比拟的特异性和敏感性。

　　1998 年,Hacia 等用 DNA 芯片检测了乳腺癌和卵巢癌基因 *Brca* 1 第 11 外显子,全长 3.45kb 的突变体,检测的 15 例患者中,准确率高达 99%。抑癌基因 *p*53 是人类肿瘤中最常见的突变基因,约 50% 以上的肿瘤都存在该基因的突变。有些组织类型 *p*53 基因突变率高,如小细胞肺癌约为 75%,大肠癌约 70% 等。通过将 *p*53 基因外显子 2～11 区域内所有突变位点的突变探针以及对应的正常序列探针集成在一块芯片上,制成 *p*53 基因芯片,可为肿瘤的早期诊断、分类提供一条新途径。Ahrendt 等应用该芯片检测了 100 例早期肺癌患者的 *p*53 基因序列,并与测序结果相比较,该芯片检测突变的准确率达 98%。

第五节　基因诊断过程中涉及的伦理学

　　基因诊断中常遇到的伦理学问题包括是否有必要开展出生前诊断或基因诊断;如何将阳性诊断结果告诉症状尚未出现的患者;如何将不确定的基因诊断结果告知患者。为此建议在基因诊断过程中应严格遵循有利、无害、尊重和公正原则。遗传医学的研究与应用应维护及促进患者和当事人的利益,不能以任何理由剥夺他们的生命、健康、结婚等权力。就有益无害而言,需要医师抵抗各种名利诱惑,尽量减少各种不必要的检查,坚决不做既有害患者健康又对诊断帮助不大的检查项目。尊重是指尊重患者的个人自主权、知情同意权、保密权和隐私权。就知情同意而言,接诊医师要有极大的耐心向咨询对象解释遗传病的发生、发展、预后及目前的诊断水平。必须在征得受试者同意并签署知情同意书后方可进行基因检测。就保护隐私而言,医师必须遵守职业道德,在未得到受检者同意之前不得向任何人披露基因诊断的信息。

人类遗传资源是指含有人体基因组、基因及其产物的器官、组织、细胞、血液、制备物、重组脱氧核糖核酸(DNA)构建体等遗传材料及相关的信息资料。基因诊断时常会用到患者及其亲戚的遗传资源。按照中国科学技术部和卫生部1998年联合下发的《人类遗传资源管理暂行办法》,所有遗传资源提供者及其亲属必须知情同意,而且不能随意将遗传资源及信息提供给与基因诊断无关的实验室甚至邮寄到国外实验室。同时,建议开展基因诊断的机构在使用这些标本或信息时应接受遗传资源管理办公室的指导,并对遗传资源的安全性负责,违者必究。

第六节 基因诊断面临的问题和展望

基因诊断技术应用前景广,发展潜力大。目前,世界上已有多种基因诊断试剂盒在市场上销售,能进行基因诊断的疾病越来越多,基因诊断实验方法也越来越简便。基因诊断作为新兴的诊断模式其优越性在多方面得以充分体现。然而基因诊断也存在一些缺陷,例如许多疾病的分子病理学基础目前尚不完全清楚;对于肿瘤等多因素病,其发病由多基因多因素参与,基因变异只是因素之一,故基因诊断技术在这些疾病中的应用存在一定缺陷,还不能作为确诊或第一诊断手段;另外,有些诊断方法易出现假阳性,一些最新发展起来的诊断技术存在着成本较高和诊断费用过高等问题,以及有些基因诊断方法由于过程复杂,操作要求较高而难以在临床上推广,等等。这些问题限制了基因诊断技术在临床上的应用和普及。但可以相信随着生物科学技术、后基因组计划的深入开展,基因诊断策略与技术的不断完善与成熟,基因诊断在医学领域将发挥越来越重要的作用。

(陈 辉)

参考文献

[1] Lesko LJ, Schmidt S. Individualization of drug therapy: history, present state, and opportunities for the future. Clin Pharmacol Ther,2012,92(4):458～466.

[2] Doležel J, Vrána J, Safář J, et al. Chromosomes in the flow to simplify genome analysis. Funct Integr Genomics,2012,12(3):397～416.

[3] Lei KF. Microfluidic systems for diagnostic applications: a review. J Lab Autom,2012,17(5): 330～347.

[4] Paris F, Gaspari L, Philibert P, et al. Disorders of sex development: neonatal diagnosis and management. Endocr Dev,2012,22:56～71.

[5] Senn T, Hazen SL, Tang WH. Translating metabolomics to cardiovascular biomarkers. Prog Cardiovasc Dis,2012,55(1):70～76.

[6] Bianchi DW. From prenatal genomic diagnosis to fetal personalized medicine: progress and challenges. Nat Med,2012,18(7):1041～1051.

[7] Jayandharan GR, Srivastava A, Srivastava A. Role of molecular genetics in hemophilia: from diagnosis to therapy. Semin Thromb Hemost,2012 Feb,38(1):64～78.

第十三章
基 因 治 疗

人类基因组计划取得了超乎所有科学家预想的进展,后基因组计划、功能基因组计划、蛋白质组计划等等被相继提出。与此同时,在对自己的遗传背景有了更清楚的认识,特别是对基因与疾病的关系有了进一步而具体的了解后,由基因入手从根本上治疗人类各种棘手疾病的技术——基因治疗,成为近年来极具吸引力的研究课题和应用技术。

基因治疗(gene therapy)是指将外源正常基因导入靶细胞,以纠正或补偿因基因缺陷和异常引起的疾病,以达到治疗目的。也就是将外源基因通过基因转移技术将其插入患者的适当受体细胞中,使外源基因制造的产物能治疗某种疾病。相对于基因治疗,手术治疗、药物治疗、饮食控制等临床疗法只能通过控制或改变遗传物质以外的环境因素治"标",减轻或矫正患者的临床症状,改善患者的生活质量或延长生存时间,基因治疗则可为根治遗传病带来希望,可改变细胞中的遗传物质,达到"标本兼治"。这种方法虽然目前尚不成熟,尚未在临床广泛应用,但却具有非常诱人的应用前景。尤其是生殖细胞基因治疗技术的建立,有可能使致病基因的传代问题得到解决。

第一节 基因治疗简史

同其他所有科学研究一样,基因治疗研究的起始与发展过程也经历了一个坎坷的发展过程,其间充满了许多人类不懈的努力、大胆的尝试和可圈可点的智慧。1962 年,Szybalski 等使用人类DNA 去转化人类细胞,发现 Ca^{2+} 有刺激 DNA 转入细胞的作用,为人工转移遗传物质迈出第一步;1967 年,Nirenberg 提出遗传工程可用于人类基因治疗;1968 年,Burnett 等用 DEAE 协同转移的方法将病毒导入培养细胞;1972 年,Grahant 等对磷酸钙介导的 DNA 转移过程进行了详细研究,使这一技术得到普遍接受和应用;同一时期 Graessman 和 Dicumak 奠定了用显微注射法转移基因;1973年,美国科学家 Stanfield Rogers 和几名医生在德国进行了首次基因治疗实验,患者是患无精氨酸酶遗传病的三姐妹,研究人员将一种可提供有活力的精氨酸酶的乳头瘤病毒(*Shope papilloma virus*)注入患者体内,实验未收获疗效,但也无不良反应;1980 年,美国医生 Martin Cline 对两名严重 β 珠蛋白生成障碍性贫血患者进行基因治疗,结果也未能获得成功。失败的治疗,影响非常沉重,研究人员针对基因治疗未来的发展进行了深刻反思,随后整体基因治疗转向加强基因转移、加强外援基因在受体细胞或整体动物的结合位点、表达水平以及调控规律等基础研究。在基础研究取得了进一步扩展与深入的成果、在基因治疗的安全性与伦理问题转为常规化问题之后,1989 年 5 月美国国家卫生研究院(National Institutes of Health,NIH)的重组 DNA 顾问委员会(RAC)与美国食品和药物管理局(FDA)共同首次批准将标记基因导入肿瘤浸润淋巴细胞的实施方案,从此基因治疗逐渐解禁。

对基因治疗的研究发展影响巨大的是 1990 年 9 月 RAC 与 FDC 批准了首例临床基因治疗,研究人员把腺苷脱氢酶(adenosine deaminase,ADA)基因转入 1 名 ADA 基因缺陷导致严重免疫缺损(severe combined immunodeficiency,SCID)的 4 岁女患者体内,患者症状明显缓解,治疗获得成功,该结果在全世界引起轰动并掀起了基因治疗研究的狂潮,NCBI 上发表的标题带有"gene therapy"有关研究论文激增(图 13-1);1991 年中国复旦大学的研究人员进行了"成纤维细胞基因治疗血友病 B"项目,此外还开展了针对肿瘤和血液病的基因治疗;截至 2005 年 7 月,全世界已获准的基因治疗临床实验方案达 1 076 项,其中 66% 是针对癌症的治疗。

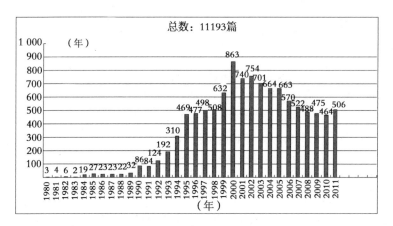

图 13-1　NCBI 检索系统 1980～2011 年发表的基因治疗论文分布示意图(总数:11193 篇)

(2012 年 11 月 23 日检索结果,检索限定标题必含"Gene therapy")

1994 年,以修饰过的腺病毒为载体,将正常 CFTR(cystic fibrosis transmembrane conductor)基因导入遗传性囊性纤维化患者肺组织中获得成功。1995 年,由美国 NIH 主持,对全球 100 多个基因治疗临床方案进行评估,加强了对基因治疗临床试验方案的审批和监管力度,基因治疗稳健发展,在基因治疗策略、构建高效、安全的基因转移载体、转移途径等各方面进行了大量的深入研究和谨慎的临床试验,使基因治疗技术逐渐完善。

我国较早在肿瘤、心血管疾病、血液系统疾病等学科领域开展了基因治疗的基础研究和临床试验。1991 年,复旦大学薛京伦教授对两例血友病 B 患者进行国内首次基因治疗临床试验;继美国之后,我国第 2 个开展了心血管疾病基因治疗临床试验;上海交通大学肿瘤研究所利用 TK 基因转移治疗脑恶性胶质瘤;2004 年,我国生产出世界上第一个获得正式批准的基因治疗产品——重组腺病毒-p53 抗癌注射液。

第二节　基因治疗分类

根据治疗的靶细胞不同把基因治疗主要分为两大类:一是体细胞基因治疗,正在广泛使用;二是生殖细胞基因治疗,因能引起遗传改变而受到限制。

一、体细胞基因治疗

体细胞基因治疗(somatic cell gene therapy)是将正常基因转移到体细胞,使之表达基因产物,以达到治疗目的。目前开展的基因治疗只限于体细胞。这种方法的理想措施是将外源正常基因导入靶体细胞内染色体特定基因座位,用健康的基因确切地替换异常的基因,使其发挥治疗作用,同时还须减少随机插入引起新的基因突变的可能性。对特定座位基因转移,还有很大困难。

体细胞基因治疗采用将基因转移到基因组上非特定座位,即随机整合。只要该基因能有效地表达出其产物,便可达到治疗的目的。这不是修复基因结构异常而是补偿异常基因的功能缺陷,这种策略易于获得成功。基因治疗中作为受体细胞的体细胞,多采取离体的体细胞,先在体外接受导入的外源基因,在有效表达后,再输回到体内,这也就是间接基因治疗法。

另外,最适合基因治疗的体细胞应该是在体内能保持相当长的寿命或者具有分裂能力的细胞,这样才能使被转入的基因能有效地、长期地发挥"治疗"作用。因此,干细胞、前体细胞都是理想的转基因治疗靶细胞。以目前的观点看,骨髓细胞是唯一满足以上标准的靶细胞,而骨髓的抽取、体外培养、再植入等所涉及的技术都已成熟;另一方面,骨髓细胞还构成了许多组织细胞(如单核巨噬细胞)的前体。因此,不仅一些涉及血液系统的疾病如 ADA 缺乏症、珠蛋白生成障碍性贫血、镰状细胞贫血、CGD(chronic granulomatous disease)等以骨髓细胞作为靶细胞,而且一些非血液系统疾病如苯丙酮尿症、溶酶体储积病等也都以此作为靶细胞。除了骨髓以外,肝细胞、神经细胞、内皮细胞、肌细胞也可作为靶细胞来研究或实施转基因治疗。

二、生殖细胞基因治疗

生殖细胞基因治疗(germ cell gene therapy)是指将正常基因转移到患者的生殖细胞(精细胞、卵细胞或中早期胚胎)以纠正缺陷基因,使其发育成正常个体,达到不仅可使遗传疾病在当代得到治疗,还能将新基因传给患者后代,使遗传病达到根治理想状态。但生殖细胞的基因治疗涉及问题较多,技术也较复杂。目前,基因的这种转移一般只能用显微注射,效率不高,且只适用排卵周期短而次数多的动物,很难适用于人类。另外,在人类实行这种将外源基因转移到生殖细胞、继而世代遗传的做法涉及许多伦理学问题。因此,就人类而言,还不能完全、广泛接受生殖细胞的基因治疗。

比较生殖细胞,体细胞基因治疗较好之处在于不必矫正所有的体细胞,因为每个体细胞都具有相同的染色体。有些基因只在一种类型的体细胞中表达。因此,治疗只需集中到某一类细胞上。另外,有些疾病,只需少量基因产物即可改善症状,不需全部有关体细胞都充分表达。

第三节　基因治疗原理

任何尝试用于基因治疗的疾病应具备以下条件:危害严重且有一定发病率;无其他治疗方法或现行治疗方法无效;已明确发病的分子机制,即基因缺陷的性质;治疗基因(目的基因)已被分离、克隆;有合适的靶细胞;已在体外培养和动物实验等方面获得成功,能确保基因治疗的安全、可靠等。

经典的基因治疗是转基因治疗(gene transfer therapy),即通过基因转移技术将外源性正常(治疗)基因导入患者细胞内,并有效地表达,发挥其生物效应,从而弥补异常基因的功能缺陷,达到治疗目的。

基因转移技术分为在体或直接法(in vivo)和间接体内或间接法(ex vivo)。直接法将正常的外源基因(治疗基因)直接输入患者体内,进入相应的靶细胞并进行表达。该法操作简便、易推广,但导入效率低、疗效短,存在免疫排斥和安全性等问题。随着基因治疗药物产业化,直接法逐渐成为转基因治疗的发展方向。间接法是将治疗基因先输入患者的离体培养体细胞中,待外源基因正常表达后,再将基因修饰后的离体培养细胞回输入患者体内,使带有外源正常基因的细胞表达特定的基因产物。间接法比较安全,效果容易控制,但步骤多、技术复杂、难度大,不容易推广。

转基因治疗主要涉及 4 个环节:克隆目的基因、选择合适的靶细胞、通过运载体将治疗基因导入靶细胞、目的基因在靶细胞内有效表达。

目的基因可以是与缺陷基因相对应的特定正常基因,也可以是与缺陷基因无关但有治疗意义的基因,如细胞因子基因等。选择目的基因应遵循几条原则:该基因异常是疾病发生的根源;基因已被克隆;该基因遗传的分子机制清楚;可在体外操作,而且安全有效;在受体细胞内最好能够完整地、稳定地整合并能适时适量表达;表达水平无须严格控制。

第四节 基因治疗策略

基因治疗直接针对遗传病发生的分子机制,在遗传信息传递的中心法则任何一个环节发挥作用,包括在 DNA 水平修正基因的结构异常、补充缺失的基因;在转录前调控环节改变基因的活性状态;在转录和翻译环节封闭异常基因的表达等。

一、基因置换

基因置换(gene replacement)又称为同源重组(gene correction),是指将外源正常基因定点导入靶细胞的基因缺陷部位,原位替换异常基因,使致病基因得到永久地更正。该法避免了发生新插入突变的潜在风险,而且解决了基因表达调控的问题,是最理想的基因治疗方法,但技术难度很大,目前尚不能施行。

二、基因增补

基因增补也称为基因添加(gene augmentation)或基因修饰,指利用基因转移技术,将外源正常基因(目的基因)导入靶细胞并随机整合于基因组中,弥补缺陷基因的功能缺陷。该法不去除原有的缺陷基因,技术较成熟,适用于治疗基因缺失或功能缺陷导致的遗传性疾病。如将组织型纤溶酶原激活剂 t-PA(tissue-type plasminogen activator)的基因导入血管内皮细胞并得以表达后,可防止经皮冠状动脉成形术诱发的血栓形成。

目前基因治疗多采用此法,但此法也有不妥之处,即外源基因向靶细胞基因组的随机插入有可能造成新的基因突变。

三、基因矫正

基因矫正(gene correction)是原位纠正缺陷基因的突变碱基,而不必替换整个基因,即可达到基因治疗的目的。此法适用于单个碱基突变而引起的单基因遗传病,是较为理想的治疗方案,但技术操作要求高,实践中有一定难度,目前也处于研究阶段。

四、基因抑制

基因抑制(gene suppression)或称为基因失活(gene inactivation),是指通过利用反义技术、核酶技术或基因敲除技术(knock-out)特异性剔除或封闭疾病相关基因,阻止有害基因产物的形成,达到治疗疾病的目的。该法适用于基因过量表达或基因产物异常而导致的遗传病,目前研究热点是在基因的转录或翻译阻止有害基因的表达,如单基因显性遗传病致病基因、肿瘤细胞中癌基因或耐药基因等。

1. **反义核酸技术** 反义核酸技术是利用碱基互补的核苷酸单链可形成同源或异源双链的原理,将反义寡核苷酸(antisenseoligonucleotide, asON)RNA 或 DNA 导入受体细胞,使其与靶 mRNA 特异性互补结合,阻止 mRNA 的翻译,从而抑制基因的表达,即在转录、翻译水平上阻断某些基因异常表达。有的反义核酸还能切割杂交分子,使之断裂,从而摧毁异常的 mRNA。例如,核酶是天然的酶性 RNA 分子,能像酶一样识别并切断异常 mRNA 的特定序列,从而阻断蛋白表达,减少有害的基因产物。然而,此方法需要不断补充反义核酸,其费用高且麻烦,临床应用受到局限。

另有选择功能强大的启动子,构建真核表达载体,可在细胞内源源不断地转录产生反义片段,是一种较好的反义治疗途径。

2. RNA 干扰技术 RNA 干扰(RNA interference,RNAi)或称为核酶技术是指在生物体细胞内,与靶基因同源的外源性或内源性双链诱导转录后引起靶基因沉默。整个过程大致可分为 3 个阶段:①启动阶段。即长内源性或外源性双链 RNA(double-stranded RNA,dsRNA)或短发夹 RNA 进入细胞后,在有 RNaseⅢ 活性的 dsRNA 特异性核酸内切酶作用下,被切割为 21～23 个核苷酸组成的片段,即小分子干扰 RNA(small interfering RNA,siRNA)。②效应阶段。siRNA 双链与一个核酶复合物结合形成 RNA 诱导沉默复合物(RNA induce silence complex,RISC),特异性识别靶 mRNA 并与其互补结合,正义链则被置换出来。继而 RISC 中的 Dicer 酶在靶 mRNA 与 siRNA 结合区域的中间将其切断,使其降解。③级联放大。在 RNA 依赖性 RNA 聚合酶的作用下,以 mRNA 为模板,siRNA 为引物,扩增产生足够数量的 dsRNA 作为底物提供给 Dicer 酶,产生更多的 siRNA,从而使效应阶段反复发生,一个完整的 mRNA 就被降解成 21-23 nt 的小片段,最终导致相应的靶基因表达沉默(图 13 - 2)。

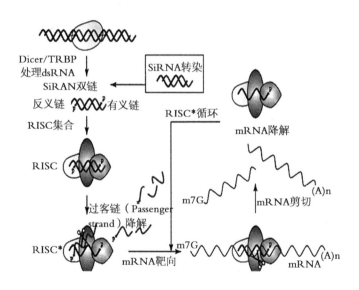

图 13 - 2 RNA 干扰技术示意图

由于 RNAi 是机体自身封闭外源核酸或内源突变基因表达的自我保护机制,因此,被认为是更有效、更安全的封闭治疗策略。以 siRNA 作为分子药物,设计高度特异性的序列,可以提高降解靶 mRNA 效率,而且不良反应很低。

五、自杀基因的应用

自杀基因的应用是利用一些基因的表达产物(酶)能将无毒、或低毒的核苷酸类化合物代谢成特殊中间产物,并进一步生成细胞毒性物而导致细胞死亡。如向肿瘤细胞中导入单纯疱疹病毒-胸苷激酶(herpes simplex virus-thymidine kinase,HSV-TK)基因,然后给予患者无毒性环氧丙苷(gancidovir,GCV)药物,由于只有含 HSV-TK 基因的细胞才能将 GCV 转化成有毒的药物,因此能达到杀死肿瘤细胞的目的,同时周围正常细胞不受影响。

六、免疫基因治疗

免疫基因治疗是指将抗体、抗原或细胞因子的基因导入患者体内,改变患者免疫状态,达到预防和治疗疾病的目的。如将白细胞介素-2 导入肿瘤患者体内,提高患者 IL-2 的水平,激活体内免疫系统的抗肿瘤活性,达到防治肿瘤复发的目的。

七、耐药基因治疗

耐药基因治疗是在肿瘤治疗时,为提高患者机体耐受化疗药物的能力,把产生抗药物毒性的基因导入人体细胞,以使患者机体耐受更大剂量的化疗。如向骨髓干细胞导入多药抗性基因中的mdr-1。

第五节 治疗基因的载体和载体投递系统

通过理想的转移载体将目的基因安全有效地导入靶细胞,是基因治疗成功的关键之一,也始终是基因治疗研究的重点和热点。载体的作用是将用于治疗基因引入患病组织,使其在患者细胞发挥作用,以达到治疗效果。选择载体(目前有学者应用治疗基因定向运送系统来定义其)首先要考虑安全性和有效性,即载体对机体的毒性、转染率、所携带启动子的启动效率,以及携带外源片段的大小等。

治疗基因的转移可分病毒载体(如反转录病毒、腺病毒、单纯疱疹病毒、腺相关病毒等)介导的转移和非病毒载体(如脂质体、分子耦联载体、裸露 DNA 等)介导的转移。基因转移使用的病毒载体要求低毒、高效、大容量,可控制基因转导及表达。病毒载体虽然转染率较高,但存在安全、靶向性、容量大小等问题。因此,非病毒性载体日益受到重视。非病毒性载体容易制备,使用安全、方便,不受基因插入片段大小的限制,适于介导表达质粒、反义核酸或反义表达质粒的靶向转移,但转染效率低、稳定性差,不能长期表达。

一、基因转移的病毒载体

未经改造的病毒侵染人体细胞是能将自身的基因组携带到胞内,并利用人体细胞完成自身繁殖,最终可使人类产生疾病,因此基因治疗所用的载体病毒是去除了其基因组中的致病基因,保留其携带基因进入人体细胞的功能,将理想的外源基因组装进去后,便成为一种病毒载体。

1. 反转录病毒载体系统 反转录病毒(retrovirus vectors, RV)为 RNA 病毒,其基因组编码在一条单链 RNA 上,这条单链 RNA 两端各有一个长末端重复序列(LTR),LTR 内侧是该病毒复制所需的一些序列。目前,常用的病毒载体有巨细胞病毒(cytomegalovirus,CMV)和猴病毒(simian virus,SV)。

反转录病毒载体系统包括 2 个重组分子:①外源基因取代病毒基因组的编码序列,插入到病毒基因组两端序列之间构建的载体分子;②病毒基因组的编码序列与包装细胞基因组的重组分子。反转录病毒载体最大的优点是转染率高达 100%,可以有效地整合入靶细胞基因组中,外源基因表达持久、稳定。但外源基因的随机整合可能引起插入突变,甚至激活癌基因,而且容纳的外源基因片段有限(8kb~10kb),只感染增殖细胞,故应用受到局限。

2. 腺病毒载体 腺病毒(adenovirus,AV)是一种线性双链 DNA 病毒,优点是宿主范围广,可感染分裂期细胞和非分裂期细胞,基因转移效率高,容易制备和操作,遗传毒性较低,比较安全,因此成为基因治疗中最常用的病毒载体。腺病毒能感染多种静止期的细胞,尤其是呼吸道上皮细胞。其基因携带量大,不插入受体细胞的基因组,以宿主染色体以外形式长期存在和表达。

第1代腺病毒的缺点是免疫原性强,缺乏靶向性,介导的外源基因不能发生整合,难以长期稳定表达,高滴度时有明显的细胞毒性。腺病毒的安全性和靶向性的研究十分活跃,经过不断的改造和完善,新构建的腺病毒载体更为安全有效,容纳外源基因片段大,免疫原性降低,靶向性增加,尤其是在免疫基因治疗和肿瘤治疗中发挥重要作用。

3. 单纯疱疹病毒载体　单纯疱疹病毒(herpes simplex virus,HSV)的基因组都是大型线性双链DNA,转染率高、宿主范围广,能感染多种分裂期和非分裂期细胞;具有嗜神经性,适于中枢神经系统靶向导入外源基因;载体容量很大(40~50kb),可以同时装载多个目的基因;呈潜伏性感染,很适于需要基因长时间表达的基因治疗,但不适合短暂高水平表达的肿瘤基因治疗;干细胞对HSV易感,适用于干细胞的基因转移。缺点是具有潜在的毒性。

4. 腺相关病毒载体　腺相关病毒(adeno-associated virus,AAV)是一种缺陷型单链DNA病毒,不能独立复制,只能在腺病毒、单纯疱疹病毒等辅助病毒共感染时才能有效复制。宿主范围广泛,能感染分裂和非分裂细胞,并将外源基因定点整合至人类19号染色体长臂,因而可以介导长期的基因表达,而且避免了引起插入突变或癌变的风险。其生物安全性高,易于分离纯化,因具有独特的优势而被广泛应用,但转染能力不如腺病毒。

5. 慢病毒载体　慢病毒(lentiviral)属于反转录病毒家族,可感染分裂细胞和非分裂细胞,对淋巴细胞、干细胞和多种肿瘤细胞具有较高的转导效率。并可整合与诉讼细胞基因组中持久表达,而无需反复转导。例如,人免疫缺陷病毒(HIV)载体容纳外源基因片段大、基因表达持久、免疫原性低,而且可以较容易的感染其他载体难以转导的组织。在干细胞基因治疗、神经系统疾病治疗等方面有较好的应用前景。

针对一些病毒载体或反转录病毒可将自身基因插入到患者DNA或打开不可预测的某致癌基因,增加癌发风险这一弊病。近年,美-欧联盟已经开发了替代载体——"自我钝化"反转录病毒载体,这种病毒载体不太可能打开其他基因,并且所有新的血细胞水平的试验性治疗正在使用这些载体。

二、基因转移的非病毒载体

1. 裸DNA载体　裸DNA(naked DNA)载体是指将治疗基因与质粒或噬菌体重组成为最简单的非病毒载体系统,此方法存在的主要问题是转导效率低、不能长时间表达。为了提高其转导速率,各种物理或化学的操作方法相继问世,如显微注射、电穿孔、微粒子轰击、磷酸钙沉淀等。目前对裸DNA的优化主要从设计组织特异性的基因调控元件等方面入手,并利用人类α1-抗胰蛋白酶启动子、载脂蛋白E肝特异性增强子。

2. 脂质体载体　脂质体(liposome)是应用最多的非病毒载体系统,是利用脂质体包裹外源基因,与靶细胞融合或直接注射到病灶区,使外源基因到达病灶区细胞内表达,脂质即被降解(图13-3),如阳离子脂质载体/DNA复合物(cationic liposome-DNA complex)。脂质体容易制备,无毒,无免疫原性,安全性高,转染过程方便,但导入效率低,无靶向性。

3. 分子耦联载体　分子耦联载体由DNA、DNA结合因子和配体3部分组成。配体经受体介导的细胞内吞途径,将目的基因转移至细胞内,形成胞内体。胞内体膜破裂后,DNA被释放入细胞质。但进入靶细胞后,可能遭到内吞小泡、溶酶体及胞质中核酸酶的降解与破坏,降低基因转移效率。

4. 人工染色体载体　人工染色体(artificial chromosome)是指人工构建的含有天然染色体基本功能单位的载体系统。可分为酵母人工染色体(YAC)、细菌人工染色体(BAC)、哺乳动物人工染色

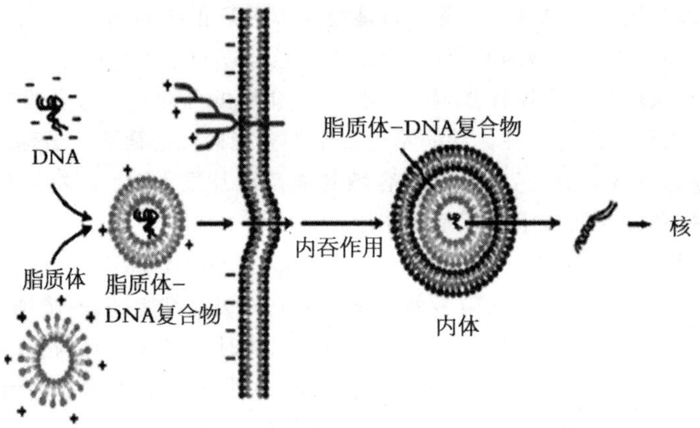

图 13-3 脂质载体-DNA 复合物示意图

(仿:Alan L. Parker 等, Lipoplex-mediated transfection and endocytosis)

体(MAC)和人类游离人工染色体(HAEC)等。人工染色体载体优点是可容纳大的基因片段和调控元件,导入靶细胞后可自主复制并保持一定拷贝数,避免了插入突变的风险。如人类凝血因子 FⅧ (coagulating factor Ⅸ,FⅧ)表达框长 7055 bp,病毒载体很难表达如此大的片段,人工染色体技术可为 FⅧ 的表达提供了可能性。

5. 转座子载体 转座子(transposon)是基因组中一段可移动的 DNA 序列,该序列可以从原位上单独复制或断裂下来,环化后插入(重新整合)另一个位置(位点),并对其后的基因起调控作用,此过程称为转座。这段序列称为跳跃基因或转座子,它可以高效地整合进哺乳动物的染色体中。转座子的这一特性被研究应用于某些遗传病的治疗,如 B 型血友病,主要是将编码 人类凝血因子 FⅨ(coagulating factor Ⅸ)的 cDNA 以转座子的形式直接传递到肝脏中,实现了 FⅨ 持久的表达,但这种方法依赖于高压传递,会对组织造成严重损伤。

从基因治疗安全性角度而言,非病毒载体应用于临床治疗具有较广阔的前景,但需不断改善非病毒载体的传递途径和提高目标基因在体内的表达效率,非病毒载体的基因治疗就能走得更远。

三、载体投递系统

在提高治疗基因转移速率方面有很多方法在各领域中被应用,如直接注射、微粒子轰击、电脉冲介导、受体介导、靶向纳米微粒等,这些治疗基因载体的投递方法因安全、简便、易于控制等优势广受青睐,发展也较快。有些研究设计常常同时兼用不同投递技术,以提高基因转移率。

1. 直接注射法 最简单、最直接的基因导入途径就是将裸 DNA 直接注射到组织中,或者直接通过肌体静脉注射,使基因在局部或全身表达而达到治疗目的。裸质粒直接组织注射方法已经应用于骨骼肌、肝脏、甲状腺、心肌、泌尿器官、皮肤、肿瘤等基因治疗中。肌体静脉注射是一种非常便利的基因传入途径,但由于裸质粒 DNA 进入血液后会立即被核酸酶或单核巨噬细胞降解和清除,总体基因转染效率低,基因表达水平低和范围小等。因此,虽然裸质粒直接注射是基因治疗中最安全、简单的基因导入方法,并且在基因治疗的应用中受到了极大的限制。

2. 微粒子轰击法 在真空状态下,利用离子加速器将外面包裹了外源 DNA 的金颗粒或钨粉微颗粒进行加速,打入完整的细胞中,从而使外源 DNA 得以在靶细胞中稳定转化并获得表达。此法被利用在皮肤、肌肉、肝、胰、胃和乳腺等组织细胞的基因治疗中,但这种载体投递方法会给组织细胞带来一定损伤。

3. 靶向纳米微粒法 靶向纳米微粒(nanocapsules)的表面存在着特殊的蛋白质,这些蛋白可以使治疗基因定向整合到靶组织。纳米微粒的表面可附着抗体或其他分子,以精确识别靶向细胞,即携带药物或治疗基因的纳米颗粒,有选择性地靶向肿瘤细胞或其他患病的细胞,同时避开健康的细胞,使患者免受副作用的不良影响。如明尼苏达大学医学院 Steer C J 研究组成功地将载有凝血因子 FⅧ基因纳米微粒静脉注射到血友病 A 鼠体内,并准确地将基因递送到肝窦状内皮细胞和肝细胞中,且正常表达。

　　由于纳米颗粒的生物可降解性,目前,靶向纳米微粒投递技术已成为各国竞相研究的热点,也是最有发展前途的治疗基因投递方法之一。

　　4. 电脉冲介导法　电脉冲介导法又称电穿孔技术,是一项利用在高压电脉冲的作用下,使细胞膜上出现瞬间微小的孔洞,从而介导不同细胞之间的原生质膜发生融合,使外源 DNA 通过细膜上出现的瞬间小孔而进入细胞。

　　Bettan M 等报道电穿孔脉冲刺激在体内促进裸 DNA 直接导入骨骼肌细胞,明显提高质粒在骨骼肌的转导效率,与单纯的质粒注射相比,骨骼肌的电穿孔传导增加了报告基因 30～150 倍的表达量,且表达在免疫缺陷小鼠体内持续了 2 个月。但这种载体投递方法也会给组织细胞带来一定损伤。

　　5. 受体介导法　通过受体对 DNA 配体复合物的特异识别和内吞,可以将外源基因导入特定的细胞内进行表达,称为受体介导的基因转移技术。由于受体介导的基因转移技术是利用特异的受体配体反应,将外源基因导入特定细胞中进行表达,以增强治疗基因产物对这些特定细胞的作用,并利用细胞生理性的内吞作用吸收外源基因,提高基因转移效率,因而不对其他细胞产生毒副作用(图 13 - 4)。

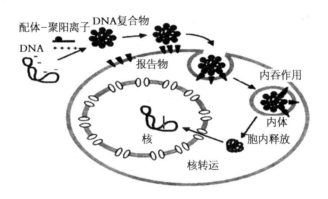

图 13 - 4　聚阳离子(polycation)受体介导的转染过程示意图

(引自:Ralf Kircheis. Surface-shielded polycation-based systems targeting reporter and therapeutic genes to distant tumors.)

第六节　基因治疗靶细胞选择策略

　　基因治疗选择靶细胞的条件是:①具有外源基因表达的组织特异性,基因导入靶细胞后不会被关闭;②细胞有增生优势且生命周期长;③易于受外源基因的转化;④耐受处理,经转化和一定时间培养后输回体内仍能成活;⑤取材容易、方便,易于培养。骨髓细胞可满足以上所有条件,而且是多种细胞的前体,因此是一种理想的常用靶细胞,可用于治疗血液系统疾病,缺点是细胞分化后基因可能关闭。此外,成纤维细胞易获取、易培养,植入患者体内方便且不分化。肝细胞虽取材不易,但对于肝病治疗和研究有特殊价值,而且存活时间长。淋巴细胞易获取、易培养、易植入,常用于基因治疗。干细胞具有自我更新和高度分裂的能力,并可在分裂过程中复制植入的外源基因,是基因治疗很有前景的靶细胞。

第七节 基因治疗的应用

目前,基因治疗的应用范围已扩展到复杂因子决定的疾病,为多种危重疾病的治疗开辟了广阔的前景,其应用范围可分为以下几种。

一、单基因遗传性疾病的治疗

基因治疗可用于现症患者、出生前患病胎儿和症状前患者。任何尝试用于基因治疗的遗传病应具备以下条件:危害严重,且有一定发病率;无其他治疗方法或现行治疗方法无效;已明确发病的分子机制,即基因缺陷的性质;治疗基因(目的基因)已被分离、克隆;有合适的靶细胞;已在体外培养和动物实验等方面获得成功,能确保基因治疗的安全、可靠等。目前基因治疗已在人类腺苷脱氨酶(ADA)缺乏引起的严重联合免疫缺陷症(SCID)、镰形贫血、血友病、珠蛋白生成障碍性贫血、苯丙酮尿症等单基因隐性遗传病的治疗方面取得显著进展。

1. ADA 缺乏症的治疗 1990 年,美国 NIH 进行了世界上首例临床基因治疗并获得成功。受治者是一名 4 岁女童,因腺苷脱氨酶 ADA 基因缺陷,体内不能合成 ADA,导致严重的先天性联合免疫缺陷(图 13-5)。该病患者通常在幼儿期死于感染性疾病,因此出生后只能在特制的封闭环境内生活。研究人员首先取出患儿的淋巴细胞进行离体培养,利用反转录病毒载体导入正常的外源 ADA 基因,然后将这些转基因淋巴细胞经静脉回输到患儿体内。外源基因可随细胞分裂被复制并分配给子细胞。经反复多次治疗后,患儿体内 ADA 水平达正常值的 25%,并能够在室外正常活动。这种治疗方法获得了较长时间的治疗效果。

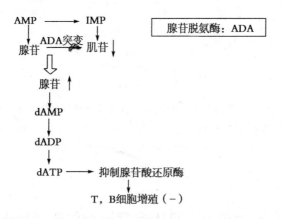

图 13-5 腺苷脱氨酶(ADA)基因缺陷致病机制示意图

2. 血友病 B 的治疗 1991 年,我国上海的复旦大学遗传所薛京伦等人对两例血友病 B 患者进行了基因治疗。他们将正常人Ⅸ因子基因经反转录病毒导入患者离体培养的皮肤成纤维细胞中,再将这些细胞回植到患者皮下。经几次治疗后,1 例患者体内凝血因子成倍上升,凝血活性提高,临床出血症状明显改善,不需再进行输血治疗,另 1 例凝血因子增加,但凝血活性未提高。

血友病是由于凝血因子的缺陷而导致的血液凝血功能的降低,是一类遗传背景明确且临床特点突出的疾病,基因治疗可能是血友病的唯一希望,非病毒载体因其安全性较高而有逐步发展成为基因治疗研究重点的趋势。

二、多基因遗传病的治疗

多基因遗传病的基因间相互作用、调控机制较单基因病复杂得多,往往难以确定对疾病起决定作用的主基因,如高血压、糖尿病等,这类疾病仅依靠某一两种基因治疗方法往往不能奏效。

用于高血压基因治疗的候选基因包括促进血管舒张的基因,以及抑制血管收缩的基因,如心房利尿肽(ANP)基因治疗、一氧化氮合酶(eNOS)基因治疗、肾上腺髓质素(AM)基因治疗、血管紧张素原(AGT)基因治疗、I 型血管紧张素 II 受体(AT I R)基因治疗、血管紧张素转化酶(ACE)基因治疗、β_1 肾上腺素能受体(β_1-AR)基因治疗等,但令人遗憾的是目前各种高血压病的基因疗法都处于临床前的动物实验阶段,有许多问题等待克服和解决。除了基因转录的高效性、安全性、长效性、定向表达、给药途径等问题,作为多基因异常疾病,其靶基因的界定和选择、多基因多因素多环节整体调节等也是实施临床治疗前要考虑的重要问题。

其他多基因病的基因治疗研究也都在近 20 年中取得了大量的宝贵资料,但也都仍处于基础研究阶段,距临床应用还有相当的距离。

三、体细胞遗传病的治疗

体细胞遗传病的治疗主要是指对恶性肿瘤所进行的基因治疗,恶性肿瘤由于发病率与死亡率高、缺乏有效的治疗方法而成为基因治疗的首选对象。其原理是将目的基因用基因转移技术导入靶细胞,使其表达此基因而获得特定的功能,继而执行或介导对肿瘤的杀伤和抑制作用,从而达到治疗目的。对恶性肿瘤所进行的基因治疗已迅速发展为肿瘤治疗领域中最有希望的热点。在肿瘤基因治疗中,目的基因选择的余地很大,可以是抑癌基因、"自杀"基因、细胞因子基因、免疫基因、耐药基因,等等。肿瘤的基因治疗不需要像治疗遗传病那样终身持续应用,也不需要外源基因持续表达,只需要较短的疗程和外援基因阶段性表达,甚至是一过性表达也可以达到杀伤肿瘤细胞的目的。

"自杀"基因的产物可使无毒性的化疗药物前体转换为强毒性药物。将"自杀"基因导入肿瘤细胞中,由于该基因编码的酶能把对正常细胞无毒的药物转化为有害物质,阻碍 DNA 复制,因而选择性地导致肿瘤细胞"自杀"。例如,碱基类似物更昔洛韦(ganciclovir, GCV)或无环鸟苷(acyclovir, ACV)在单纯疱疹病毒胸苷激酶(HSV-tk)的作用下异常磷酸化,在参与 DNA 合成时阻断 DNA 的正常复制,导致细胞死亡。利用反转录病毒载体将 HSV-tk 基因转移到恶性神经胶质瘤患者离体培养的肿瘤细胞(HSV-tk$^+$)中,再将这些 HSV-tk$^+$ 的细胞回输给患者,然后用 GCV 或 ACV 进行治疗,因反转录病载体只转染分裂细胞,而脑中尤其在肿瘤发生部位,只有肿瘤细胞及其供给肿瘤营养的血管进行分裂,因此,HSV-tk 基因对正常细胞不产生影响。HSV-tk$^+$ 肿瘤细胞中产生的毒性代谢物可能通过细胞的间隙连接对周围的 HSV-tk$^-$ 肿瘤细胞起作用,导致 HSV-tk$^-$ 肿瘤细胞随之死亡,这种现象被称为"旁观者效应"(bystander effect)。

在恶性肿瘤的基因治疗中有各种各样的巧妙设计,其中肿瘤的免疫基因治疗是肿瘤基因治疗策略中研究最多的,具体方法有细胞因子基因转移肿瘤细胞、细胞因子基因转移免疫效应细胞、细胞因子基因转移成纤维细胞、人类白细胞抗原基因转移肿瘤细胞、共刺激因子基因转移肿瘤细胞、癌抗原基因瘤苗等。直接杀伤或抑制、封闭癌基因的治疗(或称为基因沉默疗法)研究也很活跃,如 RNA 干扰技术的应用。

另有值得大力发展的是肿瘤化疗保护性基因疗法(chemotherapy protective gene therapy)。化疗是肿瘤传统治疗手段中一个重要组成部分,它对正常组织,特别是对造血系统毒副作用很大,常

213

造成白细胞和血小板计数减少,诸多副作用限制了化疗的临床应用。临床上使用一些耐药基因的表达可以有效地抵抗化学药物的毒性,如多药耐药基因(MDR)、粒细胞巨噬细胞集落刺激因子基因(GM-CSF)等,将这些基因转移到造血干细胞中再输回人体,其基因表达产物为细胞因子,可刺激造血系统产生粒细胞和血小板,大大提高造血系统对化疗的耐药性。

抑制肿瘤血管生成基因治疗、抗端粒酶疗法和多基因联合疗法等也在肿瘤的治疗中逐渐发展壮大。

四、线粒体遗传病的治疗

每个人类细胞的细胞核中通常只包含一套共46条染色体,而在每个线粒体中则存在有数万的微小 mtDNA 拷贝。在人类的大脑和肌肉等有高能量需求的组织中线粒体数量最为丰富。如果机体存有很多突变的线粒体 DNA 拷贝就会引起多种脑和神经肌肉疾病,据估计有 1 000~4 000 名美国每年出生的婴儿与线粒体疾病有关。

修复成千上万的 mtDNA 突变(卵子中可以包含多达 50 万个线粒体)是一个无法完成的任务。针对线粒体基因组拷贝数不足及大片段丢失造成严重的线粒体遗传病,有效的治疗路线有以下两种:

(1)采用将受精卵或母体卵细胞核整体取出通过显微注射技术,导入到另一已去除细胞核,但含有全套正常胞质遗传体系的供卵中,达到治疗目的。

(2)将正常的线粒体基因,如编码呼吸链 OXPHO 酶复合物的 mtDNA 片段整合上线粒体定位信号,通过载体导入到患者体细胞核中,并使其在细胞核内正常转录,利用核基因蛋白合成系统合成线粒体 OXPHO 酶复合物多肽链后,回输进线粒体内行使功能,从而达到治疗目的。

俄勒冈健康与科学大学的 Shoukhrat Mitalipov 研究小组宣布,他们已经具备将携带严重 mtDNA 突变母亲的核染色体及父亲的安全放置到另一无 mtDNA 者捐赠的卵子中去成熟的技术,可确保父母得到无突变 mtDNA 的孩子。这一成果在线发表于 2012 年 10 月 24 日的 *Nature News* 网上,Shoukhrat Mitalipov 研究小组正在等待美国食品和药物管理局的审批。

第八节　基因治疗研究的现状与未来

遗传病的治疗研究主要集中于基因治疗。截至 2009 年 12 月底,全世界范围内实施了 1 579 例基因治疗临床试验方案,其中恶性肿瘤 1 019 例(64.5%),心血管疾病 138 例(8.7%),单基因病 125 例(7.9%),感染性疾病 127 例(8%),神经系统疾病 30 例(1.9%),其他 33 例(2.2%),基因示踪 50 例(3.3%),健康志愿者 37 例(2.3%),眼部疾病 18 例(1.1%)。进入 Ⅰ 期临床方案有 952 例(60.3%),Ⅰ/Ⅱ 期 299 例(18.9%),Ⅱ 期 258 例(16.3%),Ⅱ/Ⅲ 期 13 例(0.8%),Ⅲ 期 53 例(3.4%),Ⅳ 期 2 例(0.1%)。基因治疗产品 2 个。

基因治疗的研究范围已从单基因遗传病扩展到多基因遗传的重大疾病,如肿瘤、艾滋病、乙型肝炎、心脑血管疾病、老年病等,并将越来越多地应用于目前缺乏有效治疗方法的疾病。

2011 年,美国国立卫生研究院会议 Telethon 研究所免疫学家 Maria-Grazia Roncarolo 兴奋地宣布:现在基因治疗罕见的基因疾病真的是一个成熟的领域了!基因治疗捷报纷至沓来,基因治疗方法不断改进和新的方法不断涌现,基因治疗已经取得突破性进展,为人类健康带来不可估量的利益。2010 年 10 月,美国国立卫生研究院会议上,洛杉矶加州大学的 Donald Kohn 公布从 2000 年到现在,大约有 86 例重症联合免疫缺陷症(SCID)患者通过被添加了相关功能基因的干细胞获得了有效治疗。其中一些重要的、成功的研究成果被列在表 13-1 中。

表 13-1 一些基因治疗的成功案例

疾病	病变类型	疗效	报道年份
X 连锁的重症联合免疫缺陷	免疫缺陷	17/20	2000
腺苷脱氨酶严重复合型免疫缺乏症	免疫缺陷	26/37	2002
肾上腺脑白质营养不良	神经疾病	2/4	2009
利伯先天性黑矇	视力障碍	28/30	2008
Wiskott-Aldrich 综合征	免疫缺陷	8/10	2010
β 珠蛋白生成障碍性贫血	血红蛋白病	1/1	2010
血友病	凝血障碍	6/6	2011

（资料来源：D·KOHN；CARTIER-LACAVE，REISS，W. HAUSWIRTH，NIH 2011,9,26 基因疗法研讨会；*LANCET* 2009,374,1597；NEJM 2008，358,2231；NATURE 2010，467，318）

2010 年人类（由纽约市斯隆-凯特琳癌症中心完成）第一次成功地通过基因治疗征服了常见于南亚和地中海地区 β-珠蛋白生成障碍性贫血（表 13-1），这标志着基因治疗在一个新的领域获得进展，这一结果使其他 8 个中心立即着手扩展此项目。

另一个成功的例子是美国宾夕法尼亚州费城儿童医院创建的对利伯先天性黑矇（Leber congenital amaurosis，LCA）一种遗传性失明所进行的基因治疗，该技术在 LCA 患者单侧视网膜下注射携带人类正常基因的 RPE65 腺病毒相关病毒（AAV2-hRPE65v2），30 例中 28 例患者通过治疗可以显著改善视力（表 13-1）。虽然，目前尚不清楚长期丧失感知的视觉皮质对复苏功能的视网膜有什么反应，美国宾夕法尼亚州费城儿童医院仍然计划将 2011 年秋季美国食品和药物管理局进行 III 期试验这种治疗。

2011 年 12 月，伦敦大学学院的 Amit Nathwani 和田纳西州孟菲斯圣犹大儿童研究医院的 Andrew Davidoff 领导的研究小组公布其研发的一种可经静脉注射递送、不易引发免疫反应、携带有人类优化 IX 因子基因的、新的 AAV（scAAV2/8-LP1-hFIXco）对 6 个严重 B 型血友病患者进行的转基因治疗成功，该方法克服了以往经由肝细胞导入含 IX 凝血因子基因的腺相关病毒（AAV）而引起的早期免疫问题，接受治疗的所有患者体内 IX 因子达到 2%～11% 的正常水平，长达 16 个月中其中 2 个患者可削减每周 2～3 次输入 IX 因子，另 4 个可完全摆脱输液。应该指出的是，前两个参与者有轻微增加肝酶水平，经短疗程的糖皮质激素治疗后转氨酶水平迅速规范化，且转基因的表达未受影响。

2010 年，美国制药业巨头 Glaxo Smith Kline 获签了 7 种疾病实施基因治疗的商业化协议。2012 年 11 月，欧洲药品管理局（European Medicines Agency，EMA）欧洲人用药委员会（CHMP）正式批准 uniQure 公司的 glybera 药物可以使用。glybera 是利用病毒载体将编码一种脂质加工酶的 DNA 传递给由于基因突变导致缺乏功能拷贝的患者。这一治疗适用于具有严重症状如危及生命的胰腺炎发作的患者，将于 2013 年底开始在欧洲出售。这是基因治疗的一个里程碑事件，它标志着根据欧洲和美国所采用的监管标准，第一次判定一种基因治疗"安全、有效"，适用于人类临床使用。

毫无疑问，基因治疗将在人类各种疑难疾病的治疗中很快为我们带来更多、更大的惊喜！

（程晓丽）

参考文献

［1］ 陈竺. 医学遗传学. 北京：人民卫生出版社，2005.

［2］ 夏家辉，刘德培. 医学遗传学. 北京：人民卫生出版社，2004.

［3］ 李璞，医学遗传学. 北京：北京大学医学出版社，2003.

［4］ Nussbaum RL，et al. Thompson & Thompson Genetics in Medicine［M］. 7th ed. WB Saunders，2007.

［5］ Gelehrter TD. Principles of Medical Genetics［M］. 2nd ed. Williams & Wilkins，1998.

［6］ Tobias Neff，Brian C. Beard，and Hans-Peter Kiem. Survival of the fittest：in vivo selection and stem cell gene therapy. Blood，2006，107(5)1751～1760.

［7］ Nathwani AC，Tuddenham EG，Rangarajan S，et al. Adenovirus-associated virus vector-mediated gene transfer in hemophilia B. N Engl J Med，2011，365(25)：2357～2365.

［8］ Ashtari M，Cyckowski LL，Monroe JF，et al. The human visual cortex responds to gene therapy-mediated recovery of retinal function . J Clin Invest，2011，121(6)：2160～2168.

［9］ Bettan M，Emmanuel F，Darteil R，et al. High-level protein secretion into blood circulation after electric pulse-mediated gene transfer into skeletal muscle. Molecul Ther，2000，2（3）：204～210.

［10］ David Cyranoski. DNA-swap technology almost ready for fertility clinic. *Nature* doi：doi：10.1038 / nature. 2012.11651

［11］ http：//www. genetherapynet. com

［12］ http：//www. wiley. co. uk/wileychi/genmed

［13］ http：//www. pharmaprojects. com/therapy_analysis/genether_current_0409. htm

［14］ http：//www. ornl. gov/sci/techresources/Human_Genome/medicine/genetherapy. shtml♯5

［15］ http：//wiki86. com/

［16］ http：//www. nature. com/nature/index. html

图书在版编目(CIP)数据

遗传医学进展/左伋,刘晓宇主编. —上海:复旦大学出版社,2014.5
21世纪复旦大学研究生教学用书
ISBN 978-7-309-10292-5

Ⅰ.遗… Ⅱ.①左…②刘… Ⅲ.医学遗传学-研究生-教材 Ⅳ.R394

中国版本图书馆 CIP 数据核字(2014)第 010423 号

遗传医学进展
左 伋 刘晓宇 主编
责任编辑/肖 英

复旦大学出版社有限公司出版发行
上海市国权路 579 号 邮编:200433
网址:fupnet@ fudanpress.com http://www.fudanpress.com
门市零售:86-21-65642857 团体订购:86-21-65118853
外埠邮购:86-21-65109143
江苏省句容市排印厂

开本 787×1092 1/16 印张 14.25 字数 382 千
2014 年 5 月第 1 版第 1 次印刷

ISBN 978-7-309-10292-5/R·1362
定价:48.00 元